MEDICAL BIOETHICS

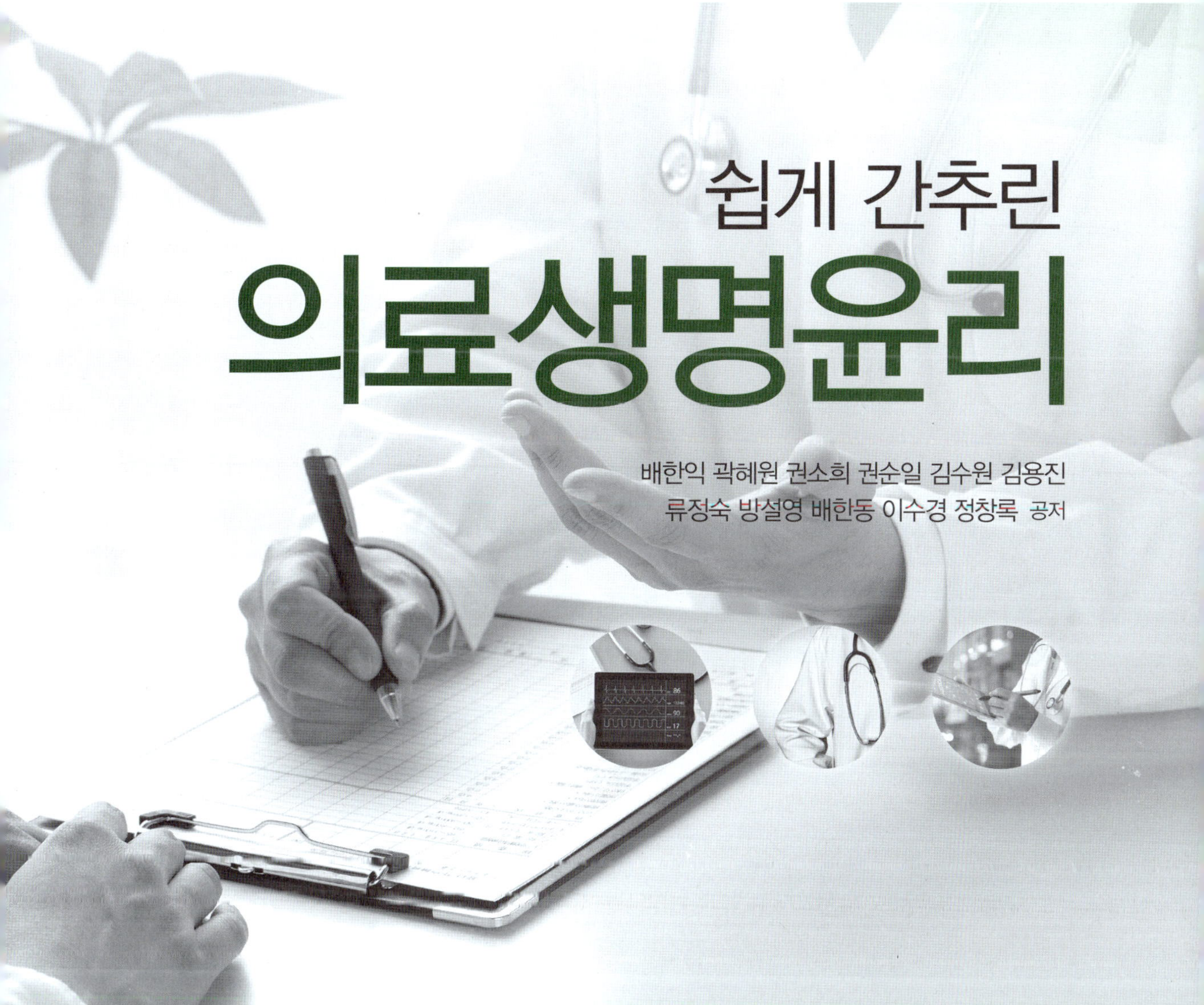

쉽게 간추린

의료생명윤리

배한익 곽혜원 권소희 권순일 김수원 김용진
류정숙 방설영 배한동 이수경 정창록 공저

JMK

머리말

오늘날 생명과학의 발달은 의료기술의 획기적인 발전을 초래하였습니다. 그러나 과학기술의 발달이 역으로 인간 생명의 존엄성 파괴 등 심각한 윤리적 문제를 야기하고 있는 것도 부정할 수 없습니다. 우리가 생명윤리나 의료윤리에 특별한 관심을 가져야 할 이유도 여기에 있습니다. 우리나라에서는 아직 이 분야에 관한 연구도 부족하고 학습도 제대로 되지 않는 것이 우리의 현실입니다.

병원에서 근무하는 의료인들도 진료현장에서 실질적으로 도움이 되는 생명윤리의 지식 재무장에 갈증을 느끼고 있습니다. 의생명과학자들 또한 제4차 산업혁명시대 또는 인더스트리 4.0이라고도 불리는 지능정보기술시대의 도래와 함께 의료생명윤리에 관한 새로운 지식을 필요로 합니다. 아울러 급변하는 연구개발 환경은 대학과 기업연구소의 실험 연구실 현장에서도 생명윤리 및 인전, 개인정보보호, 인체조직안전 및 바이오뱅크의 이용에 관한 정확한 정보와 함께 생명윤리 교육을 필요로 합니다.

이 책은 보건의료인을 육성하는 우리나라의 간호대학, 보건과학대학, 의과대학과 의생명과학대학원의 학생이나 연구원들이 의료생명윤리를 쉽게 접근하도록 기획하여 공동 저술한 책입니다. 그러므로 이 저서의 출판 목적은 현실적인 문제를 기반으로 하는 "쉽게 간추린 의료생명윤리"(Problem-based easy and summarized medical bioethics)라는 교과서를 집필하는 데 있었습니다. 진료현장의 의료인, 바이오뱅크 직원, 기관생명윤리위원회(IRB), 임상시험 및 인간대상 연구의 실무자나 심사위원, 과학자는 이 책을 통해 생명윤리에 관한 새로운 식견을 터득하시길 바랍니다.

이 교과서를 통해서 바라는 의료생명윤리 교육의 학습목표는 다음과 같습니다.

- 철학, 윤리, 법규를 토대로 생명윤리의 정의와 그 역사를 학습하여, 생명 존엄성을 이해한다(제1부 1장, 2장).
- 질병 치료와 죽음의 현장에서 인간의 존엄성을 강조하는 비첨과 칠드레스의 의료윤리 4원칙인 자율성 존중, 악행금지, 선행, 정의의 원리를 숙지하고, 여러 가지 생명윤리 강령들을 학습한다(제1부 3장).
- 생명과학기술(줄기세포, 유전자 치료 및 유전자 가위를 이용하는 배아 유전자 교정과 편집 등)의 발달로 등장하는 인공수정, 시험관 아기, 대리모의 윤리적 이슈를 바르게 설명할 수 있다(제2부 4장, 5장).

- 정밀의료 연구에서 등장하는 유전 정보, 보건의료 빅데이터와 바이오뱅크의 역할을 이해하고, AI의사의 자율의료영상 판독, 사물인터넷과 건강산업 기술개발 등 제4차 산업혁명으로 출현하는 보건의료 신기술의 윤리적 문제를 검토한다. 나아가 환자의 내밀한 부분과 개인정보(Privacy) 보호에 관하여 학습하며, 제4차 산업혁명시대의 성공을 위한 4대 지능개발과 평생교육의 필요성을 이해한다(제2부 6장).
- 뇌사 · 식물상태 · 장기이식의 윤리적인 쟁점을 이해하고, 존엄사와 '호스피스 · 완화의료 및 임종과정에 있는 환자의 연명의료결정법'을 잘 학습한다(제3부 7장, 8장).
- 충분한 사전 설명에 입각한 환자의 사전 동의서(informed consent), IRB, 임상시험, 바이오뱅크의 수집과 분양과정을 바르게 학습하고, 생명윤리 및 안전을 위한 법률적 토대를 이해하며, 의료현장 및 실험연구실에서 의료의 윤리적 · 법적 · 사회적 함의(ethical, legal and social implications/issues)를 설명할 수 있다(제4부).
- 최근 자주 대두되는 태움, 성폭력, 미투 운동과 의료진에 대한 병원폭력에 대처하고 환자안전을 지키는 방법을 학습하며, 행복한 사랑과 성의 윤리 및 그 영향을 미치는 요인들을 학습한다(제5부).

의료생명윤리학의 학습은 병원에서의 의료활동에 도움이 되고, 윤리적 · 법적 · 사회적 이슈에 대처할 수 있는 인문 · 사회학적 인성을 갖춘 의료인과 연구자를 배출하기 위한 필수적인 교육과정입니다. 의료현장에서는 의료인과 환자 가족 사이에 분쟁이 빈번한 것도 사실입니다. 환자와 의료진 간의 소통을 통한 신뢰관계를 유지하는 것이 무엇보다도 중요합니다. 따뜻한 의료인이 "환자의 고통을 이해하고, 잘 설명하며, 이해 관계자와의 갈등(conflict of interest)을 소통으로 해결할 수 있는 능력"을 갖춘다면 제4차 산업혁명 시대에도 우리 의료계는 사회로부터 더욱 신뢰를 확보할 것입니다.

이 책의 저술을 위하여 대학의 교육과 연구, 진료 등 바쁜 일정에도 사명감을 가지고 각 전문 분야의 집필과 교정에 참여해 주신 교수님들께 특별한 감사를 드리고, 보건의료인을 위한 의료생명윤리 교과서 집필의 기준을 조언해 주시고, 제1부 생명과 인간의 이해를 집필해 주신 배한동 교수님께도 깊이 감사드립니다.

2018년 10월

편집위원장 배한익

차례

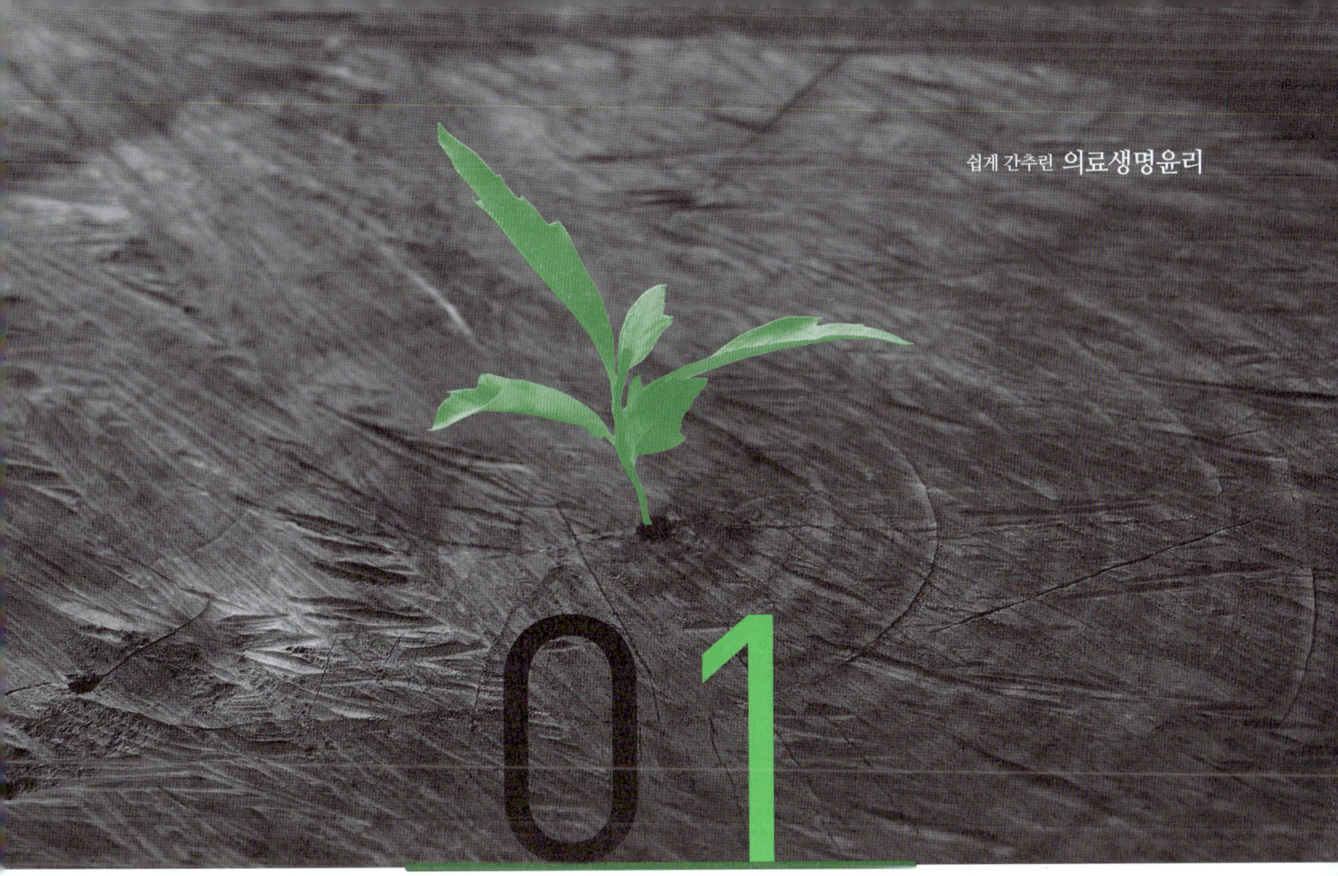

생명과 인간의 이해

1장. 윤리학: 철학 · 윤리 · 도덕 · 법 · 규범 - 배한동 · 정창록

2장. 생명과 인간의 이해 - 배한동 · 정창록

3장. 생명윤리와 의료윤리 - 배한동

Chapter 01

윤리학: 철학·윤리·도덕·법·규범

= 학습목표 =

1. 윤리 · 도덕 · 철학 · 규범 · 법의 정의에 관해 자신의 생각을 말할 수 있다.
2. 절대론적 윤리학설과 상대론적 윤리학설을 비교하여 설명할 수 있다.
3. 공리주의 윤리의 입장과 의무론적 윤리의 입장의 차이를 안다.
4. 응용윤리학의 기본개념을 말할 수 있다.

1. 윤리란 무엇인가?

우리는 여러 사회 규범을 도덕과 비교하여 구분해 볼 필요가 있다. 관습은 가장 오래된 규범이지만 불합리성, 맹목성, 습관성을 포함한 점이 도덕과는 다른 점이다. 법은 강제성이 있는 타율적 규범이다. 그러나 옐리네크(Jellineck)가 말한 것처럼 '법은 도덕의 최소한의 규범'이다. 그러므로 윤리나 도덕은 관습이 자기수정과정을 거쳐 가장 합리적이고 세련된 경지에 이른 자율적인 규범이면서도 때로는 관습이나 법을 평가할 수 있는 기준 규범이다. 윤리(倫理, ethics)는 인간이 살아가는 데 있어서 꼭 지켜야 할 도덕(道德, moral) 규범이며, 흔히 도덕과 동의어로 사용된다. 윤리와 도덕을 구분하자면, 윤리는 논리적이고 이론적인 측면이 강한 반면 도덕은 현실적이고 경험적 측면이 강한 개념이다. 윤리는 인간이 공동체 생활에서 지켜야 할 사회 규범 중 지고지선(至高至善)의 규범이다. 윤리학은 철학의 중요한 부분이다. 우리가 말하는 도덕적인 인간(moral man)은 윤리적 기준에 따라 올바르게 행동하는 사람을 말한다. 도덕적인 사람은 하루아침에 탄생하지 않는다. 윤리도덕교육이 필요한 이유도 여기에 있다. 우리는 윤리교육을 통해 바람직한 인성, 합리적 태도를 기를 수 있다. 윤리학이란 어떤 학문인가? 윤리학은 도덕의 본질이 무엇인지를 규명하여 체계적으로 정리한 학문이다. 윤리학은 선악(善惡, good & bad), 정오(正誤, right & wrong)에 관한 기준이나 판단 근거를 제시하는 학문이다. 윤리학은 철학의 한 분야로써, 인간이 무엇을 위하여 어떻게 살아야 할 것인지에 관한 기준을 연구하는 학문이다.

2. 윤리학설의 대립

윤리학의 분야에서는 언제 어디서나 인간이 지키고 따라야만 할 보편적인 기준이 있다고 여기는 절대적인 윤리학설과 장소와 상황에 따라서 인간이 지키고 따라야만 할 기준은 바뀐다고 여기는 상대적인 윤리학설이 대립하고 있다. 절대적 윤리학설이란, 도덕적 원리는 시공을 초월하여 통용될 수 있으며 일반화된 보편적인 원리가 존재해야 한다는 학설이다. 이 학설은 규범윤리학의 이론적 근거이며 토대가 되고 있다. 이 학설에서도 삶의 이상이 무엇인지를 추구하는 목적론과 삶의 원칙이나 방식을 중시하는 법칙론이 대립한다. 이에 반하여 상대적 윤리학설은 도덕적 원리가 구체적 상황에서 결정된 지엽적이고 잠정적이고 상대적인 원리이기 때문에 신뢰하기 어렵다는 입장을 취한다. 상대적 윤리학설에서 윤리는 일종의 상황 윤리이기 때문에 절대적인 신뢰를 할 수 없으며, 도덕적 원리인 정의, 진리, 자유, 기쁨, 선(善) 등과 같은 덕목 중 어느 것이 가장 가치 있는 것인가를 판단하기는 어렵다는 입장이다. 즉, 도덕 원리는 사실적이고, 감정을 유발하고, 명령적인 상대적 원리라고 본다. 이러한 도덕적 원리에 대한 회의는 메타윤리학(meta ethics)의 학문적 근거를 마련하고 있다. 윤리적 회의론은 상대적 윤리학설에 근거하여 도덕적 원리나 규범 자체를 상대적 가치로 보고 회의하는 입장이다. 한편 상대적 윤리학설은 도덕 현상도 경험적 지식이 되어야 하며 현실에 대한 과학적 서술이라고 보는 기술윤리학(descriptive ethics)의 토대를 마련하고 있다.

3. 윤리학의 분류

1) 규범윤리학

규범윤리학(normative ethics)은 윤리나 도덕의 선천성을 인정하면서 절대성을 인정하는 입장을 가장 잘 반영한 윤리학이다. 규범윤리학은 인간 행위의 도덕적 표준과 규칙의 선천성과 절대성을 옹호하고 정당화하려는 윤리학이다. 우리가 일반적으로 윤리학이라고 하면 대체로 규범윤리학을 의미한다. 규범윤리학도 목적론적 입장과 법칙론적 입장이 대립하고 있다. 목적론적 입장은 인간의 삶의 목적을 중시한다. 플라톤(Platon)이 추구하는 '선의 이데아', 아리스토텔레스(Aristoteles)의 '행복', 그린(T. H. Green)의 '자아 실현'이 여기에 해당된다. 또한 신앙인들이 추구하는 궁극적인 목표인 불교의 '열반'이나 그리스도교의 '천국'도 모두 여기에 해당된다. 법칙론적 입장은 인간의 삶의 방식에서 법칙을 중시한다. 칸트(I. Kant)가 추구하는 이성의 법칙인 정언명법, 프라이스(R. Price)가 중시하는 신중, 감은, 공정, 인자, 성실, 신에 대한 의무와 같은 덕목은 이와 같은 입장을 반영한 것이다. 유교의 삼강오륜도 내세보다는 현세에서 지켜야 할 도덕적 원리로서 법칙론에 가깝다고 볼 수 있다.

2) 기술윤리학

기술윤리학(descriptive ethics)은 도덕 윤리 현상을 사회과학적으로 분석 · 기술하려는 윤리학이다. 기술윤리학은 윤리의 선천성과 절대성보다는 윤리를 사회과학적으로 해석하려는 입장이며, 역사, 문화, 사회, 민족, 체제에 따라서 차이가 있다. 여기에는 도덕 현상을 사회학적으로 연구하려는 뒤르켐(E. Durkheim), L. 브롤, R. 베네딕트 등의 부류가 있고, 도덕 현상을 심리학적 사실로 연구하려는 프로이트(S. Freud), 콜버그(L. Kohlberg), 레스트(J. Rest) 등이 있다. 또한 도덕 현상의 생성 발전을 역사적으로 연구하려는 부류인 웨스터 마트(E. A. Wester-mart) 등이 있다. 이러한 입장은 모두 오늘날 윤리학에 포함시키기보다는 인문사회과학에 포함시킨다.

3) 메타윤리학

메타윤리학(meta ethics)은 20세기 초 · 중반 규범윤리학의 학문으로, 성립가능성을 과학적으로 검증하려는 일종의 분석철학적 입장을 대변하는 윤리학이다. 도덕적 판단이나 가치 판단 등이 어떠한 근거에 의해 정당화될 수 있는가라는 물음에 답하고자 도덕성의 중립성(moral neutrality)을 견지하면서 분석하려고 한다. 무어(G. E. Moore)가 「윤리학원론(Principia Ethica)」에서 선(善, goodness)의 의미를 분석하여 정의할 수 없는 단순 개념(simple concept)이라고 주장한 이래 메타윤리학은 20세기의 서양 분석 철학계에서 주요한 관심의 대상이 되었으며, 그로부터 여러 윤리학설이 전개되었다. 도덕적 지식의 본질이나 선악 시비의 준거를 도덕적 언어나 용어를 분석하여 윤리학의 성립 가능성을 탐구하려고 하는데, 다음과 같이 세 가지 입장에서 접근하고 있다.

① 자연주의(naturalism)적 입장: 페리(R. B. Perry) 등은 윤리적 가치나 도덕적 판단의 고유성을 인정하지 않고, 도덕을 경험적 사실이나 기술적 판단으로 환원할 수 있다는 견지에서 자연주의적 입장에서 규범윤리의 정당성을 입증하려고 하였다.

② 직관주의(institutionism)적 입장: 직관(直觀)은 경험, 판단, 추리 등의 사유(思惟) 작용을 거치지 않고 대상을 직접적으로 파악하는 작용이다. 무어(GE Moore) 등은 윤리적 언사는 직관적인 비사실적, 객관적 성질을 나타내는 것이라고 보는 입장에서 윤리학의 학문적 성립 가능성을 탐구하였다.

③ 감정주의(cmotivism)적 입장: 윤리적 언사는 발언자의 정서나 감정을 환기하거나 태도의 변화를 기대하는 구실이라는 입장에서 접근해야 한다는 것이다.

이러한 메타윤리학의 접근 방식이 윤리학의 학문으로서 성립 가능성을 뒷받침하고 있지만 그 입장이 다양함을 알 수 있다. 특히 비드겐슈타인(L. Wittgenstein)의 영향을 받은 엄슨(J. O. Urmson), 헤어(R. M. Hare), 툴민(S. Toulmin), 베이어(K. Baier) 등이 계승하여 전개한 분석적 윤리학의 이론들은 매우 다양하게 전개된다.

4. 규범윤리의 판단 근거 논쟁

규범윤리학은 선과 악, 정의와 부정의 판단 근거나 기준에 관해 두 가지 관점이 대립하고 있다. 공리주의적 관점과 의무론적 관점의 대립이 그것이다. 이 상반된 관점은 규범윤리의 일종인 생명윤리나 의료윤리의 적용 기준이 되고 있다.

공리주의(utilitarianism)는 '최대 다수의 최대 행복'을 인간 행위의 준거로 해야 한다는 입장이며, 벤담(J. Bentham, 1748~1832)이나 밀(J. S. Mill, 1806~1873)에 의해 주장되었다. 공리주의에서는 인간의 행복 증진에 유용한 것이 선이고, 행복을 방해하는 것은 악이다. 공리주의에서 공리(功利, utility)는 일종의 유용성이며, 그것이 쾌락이며 행복을 증진시킨다. 벤담이 양적 공리주의를 채택했다면 밀은 질적 공리주의를 선호하였다. 공리주의는 다음과 같은 세 가지 특징을 지니고 있다.

① 공리주의적 행위들은 과정보다는 결과에 의해 옳고 그름(正邪)을 판단한다.
② 공리주의는 유용하고 옳은 행위를, 불행을 최소화하고 행복의 양을 최대화하는 것으로 본다.
③ 공리주의는 행복을 누구나 추구하고 있으며 누구에게나 적용되어야 한다고 본다.

이러한 특성을 가진 공리주의는 자유, 생명, 인간 존엄성, 행복 등에 이바지한 최종 결과를 중시한다. 그러므로 공리주의는 입법이나 공공 정책 차원의 문제 해결에 부합되는 이론이며, 사회 정책 확산의 판단 기준으로 준용되고 있다.

의무론적 관점이란, 인간은 시공을 초월하여 지켜야 할 근본 원칙이나 법칙이 있으며, 이것을 인간은 의무적으로 지켜야 한다는 입장이다. 칸트(I. Kant, 1724~1804)의 법칙론은 대표적인 의무론적 입장이다. 예를 들어, 거짓말을 해서는 안 된다는 원칙을 반드시 지키는 것이 선이고 어기는 것이 악이라는 것이다. '타인에 대한 존중'이라는 도덕률도 개인의 의무를 강조하는 입장에서 반드시 지켜야 한다는 것이다. 이러한 법칙론의 특징은 다음과 같다.

① 의무론은 선악의 결정을 결과보다는 선의지라는 동기를 우선한다는 동기주의이다.
② 의무론은 도덕적 명령과 법칙을 칸트의 '정언명법'처럼 반드시 준수해야 한다고 여긴다.
③ 의무론은 개인이 따라야 할 도덕적 준칙이 보편성을 지녀야 한다고 주장한다.

의무론의 한 유형인 칸트 윤리학은 가언명법이 아닌 정언명법을 진정한 도덕법칙으로 여겼다. 칸트는 정언명법을 '네 의지의 준칙이 언제나 보편타당한 입법의 원리가 될 수 있도록 행위하라'라고 정리하였다. 이러한 칸트의 의무론은 현대 사회철학자 존 롤즈의 사상에도 영향을 미쳤다.

5. 응용윤리학

규범윤리학은 순수 규범윤리학과 응용 규범윤리학(applied ethics)으로 구분할 수 있다. 순수 규범윤리학에서는 목적론자이든 법칙론자이든 윤리의 선천성과 절대성을 신뢰한다. 그러나 응용윤리학은 규범윤리의 원칙이나 원리를 현실에 적용하거나 응용하려는 윤리학을 말한다. 그러므로 응용윤리학은 다음과 같은 특성을 가진다.

① 응용윤리학은 규범윤리학의 원리를 환경, 생명, 의료, 정보, 연구, 공직자 등 현실 생활의 윤리적 문제에 적용, 분석, 해석하는 윤리학이다.
② 응용윤리학은 규범윤리학의 근본 원리나 규칙을 현실의 개개 사례에 적용하여 그 방법이나 기법 등 실천적 해답을 얻고자 한다.
③ 응용윤리학은 규범윤리의 원리와 규칙과 개별적인 사례 사이의 문제의 해법을 탐구하며, 역으로 원리 규칙을 재검토하여 현실에 적용 · 응용하려고 한다.

현대 사회의 복잡다단한 발전은 응용윤리의 필요성을 증대시켰다. 존 로빈슨(John. A. T. Robinson)은「신에 대한 정직」(1963)을 통하여 '새로운 도덕' 개념의 설정 문제를 제기하여 응용윤리의 필요성을 제기하였다. 폴 레만(Paul Lehmann)도 1963년 이와 비슷한 입장에서 그리스도교적 '컨텍스튜얼 윤리(contextual ethics)'의 필요성을 제시하였다. 인간의 타락상이 하느님과 너무 멀어져 그리스도의 가르침에 접목할 윤리의 필요성을 강조한 것이다. 조지프 플레처(J. Fletcher) 역시 1966년 생명을 경시하는 사회적 상황을 고려하여「상황윤리」라는 저서를 통해 응용윤리의 필요성을 강조하였다. 이러한 여러 학자의 주장들은 결국 응용윤리학의 탄생을 촉진하는 계기를 마련하였다.

그러므로 시대적 상황의 변화에 따라 요구되는 응용윤리학의 범주는 확대될 수 있다. 표 1-1은 오늘날 점차 중요성이 증가하는 응용윤리학의 주요 범주이다.

표 1-1. 응용윤리학의 주요 범주

범주 분류	기본 개념
환경윤리	환경 파괴, 오염 문제 관련 윤리
의료 · 생명윤리	의료인이나 생명 관련 연구자의 윤리
정보윤리	정보화 시대의 네티즌 관련 윤리
연구윤리	연구 부정 행위 방지 등 연구자의 윤리
경제윤리	소득의 분배, 경제 민주화 관련 윤리
공직 · 직업윤리	공직자나 직업인에 요구되는 윤리
평화윤리	공동체의 갈등과 세계평화를 위한 윤리
성윤리	인간의 성의 사회성에 관한 문제를 연구하는 윤리

학습과제

1. 윤리는 보편적일까 상대적일까?
2. 한국 자본주의 사회에서 윤리적으로 살아가기 위하여 무엇을 고민해야 할 것인가?
3. 의과학 기술은 사회에 영향을 미칠까?

○ 참고문헌

1. 고수현.「생명윤리학」. 양서원. 2013.
2. 네이버 지식백과. '분석적 윤리학(分析的倫理學, analytic ethics)'. 교육학용어사전. 하우동설. 1995.
3. 배한동. 생명의료윤리. 2017.

Chapter 02

생명과 인간의 이해

= 학습목표 =

1. 생명을 자연과학적, 철학적, 종교적, 인격론적 관점에서 비교하여 설명할 수 있다.
2. 막스 셀러의 철학적 인간관에 대하여 이해한 바를 설명할 수 있다.
3. 프로이트의 정신분석적 인간관에 대하여 이해한 바를 설명할 수 있다.
4. 매슬로의 인본주의 심리학적 인간관에 대하여 이해한 바를 설명할 수 있다.
5. 의료영역에서 인간의 고통에 대한 자신의 생각을 발표할 수 있다.

1. 생명의 이해

생명이란 무엇인가? 이 장에서는 생명에 관한 다양한 관점을 보다 구체적으로 살펴보기로 한다.

1) 자연과학적 정의

「브리태니커 사전」에 나와 있는 생명에 관한 과학적 정의는 다음과 같다.

① 생리적 정의(physiological definition): 생명체의 각종 기능과 작용 원리에 관한 정의이다. 인간이 먹고, 마시고, 배설하고, 호흡하고, 생식 작용을 하는 등 외부 자극에 대한 일정한 생리적 반응을 생명 현상으로 본다.

② 대사적 정의(metabolic definition): 묵은 것은 없어지고 새것이 생겨나는 신진대사적 입장에서 본 생명에 관한 정의이다. 인간은 생명체의 가장 본질적인 영양분을 섭취하고 노폐물을 배설해야 생명이 유지되며, 이는 결국 외부와 끊임없이 물질 교환을 수행해야 한다는 것이다.

③ 유전적 정의(genetic definition): 생명의 본질적 특성이 한 개체가 자신과 닮은 다른 개체를 생성하는 생식 작용이라고 보는 정의이다.

④ 생화학적 정의(biochemical definition): 생명의 특성을 나타내는 가장 기본적인 물질 형태가 유전적 정보인 DNA 분자를 함축한다는 소재적 입장에서 본 정의이다.

⑤ 열역학적 정의(thermodynamic definition): 생명을 자유 에너지 출입이 가능한 하나의 열린 체계로 보고 생명을 지속적으로 유지해 가는 신체의 물리적 기능에서 본 정의이다.

2) 철학적 관점

인간 생명은 고대철학에서부터 현대철학에 이르기까지 다양 다기한 방법으로 이해되고 해석되었다. 생명윤리를 공부하기에 앞서 생명에 관한 철학자들의 다양한 입장과 주장을 검토하기로 한다.

플라톤(BC 427~347?)은 육체와 영혼이 다르다는 이원론적 입장에서 인간을 이해하였다. 그는 '생명'을 동식물적인 요소인 '질료'에 이데아로부터 왔다고 여겨지는 '혼'이 불어넣어져 탄생한 것으로 보았다. 이에 비해 아리스토텔레스(BC 384~322)는 「영혼론」에서 생명을 혼(魂), 즉 프시케(psyche)가 몸과 결합하면서 탄생하는 것으로 보았다. 그는 일원론적 입장에서 육체와 영혼을 통합하여 생명을 이해하고 생명은 개체, 자연, 우주에서 자기 목적성을 보유한다고 주장하였다. 즉, 영혼과 육체라는 두 개의 불완전한 실체가 협동해서 비로소 인간 생명이라는 단일의 완전 실체가 형성된다는 것이다.

교부 철학자 아우구스티누스(Augustinus, 354~430)는 초대 그리스도교 교회가 낳은 위대한 철학자이자 사상가이다. 그의 주요 저서인 「고백록」에서 그는 인간의 생명을 하느님을 닮은 영혼과 물질적 육체로 구성되어 있다고 보았다. 그는 영혼과 육체를 서로 갈등하는 요소로 보았는데, 이는 플라톤의 이원론적 전통을 계승하고 있는 것이라 할 수 있겠다. 또한 그는 영혼이 기억(memoria), 지성(intellegentia), 의지(voluntas)라는 세 가지 기능을 가진다고 보았다.

중세 철학의 또 다른 거장인 성 토마스 아퀴나스(Thomas Aquinas, 1225~1274)는 아우구스티누스와는 달리 아리스토텔레스적인 전통을 따르고 있다. 그는 「영혼론」에서 인간의 생명을 '형상'인 영혼과 '질료'인 육체의 결합으로 보았다. 또한 그는 물질인 육체와 정신인 영혼은 분리될 수 없는 합일체이며, 영혼에는 생장 혼, 감각 혼, 지성 혼이 존립한다고 보았다. 그는 '영생론'에서 죽음은 육체와 영혼의 분리라고 보고 새로운 생명은 영혼과 결합하여 육신의 부활로 완성된다고 보았다.

근대의 데카르트(René Descartes, 1596~1650)는 '나는 생각한다. 그러므로 나는 존재한다'라는 명제를 제시하였다. 그는 이 명제가 유일하게 자명한 철학의 제일원리라고 여겼다. 그는 그는 이원론적 입장에서 세계의 두 실체를 물질과 정신으로 보았다. 그는 인간을 물질과 정신의 두 실체를 가진 존재로 보고, 그 외의 존재들은 물질이라는 실체를 가진 것으로 보았다.

한편 찰스 다윈(Charles Darwin, 1809~1882)은 「진화론」에서 적자생존(適者生存) 법칙에 따라 진화 발전하는 생명 존재를 인정하여 과학적 인간 이해의 토대를 마련하였다. 그는 생명을 역사와 문화를 창조하는 에너지인 힘이라고 보았다. 후에 스펜서(Spencer)는 사회도 진화한다는 '사회진화론'을 제시하였다. 생철학자 베르그송(Henri Bergson, 1859~1941)은 「창조적 진화」에서 인간 정신을 생명에너지의 관점에서 이해하고, 인간은 제1법칙인 자유를 확장하려는 의지가 제2법칙인 평형 유지 과정을 거쳐가면서 성장 발전한다고 하였다. 그러므로 그는 생철학적 관점에서 의지의 표현인 '생의 약동', '생의 약진'을 중시하였다.

현대 철학자 한스 요나스(Hans Jonas, 1903~1993)도 그의 생명(Leben) 철학인 「책임의 원리, 과학기술 문명을 위한 윤리학의 탐구」(1979)를 통해 '생명 현상'을 현상학적 입장에서 해석하였다. 그는

'생명 현상'을 '심리 물리학적 통일체'로 이해하여 생명의 세 가지 기본 단초를 제시하였다. 즉, 자유는 생명의 변증법적 정당화이며 생명체의 물질 대사적 관계를 형성하고, 초월은 존재론적 정당화인데 생명의 자기 충족성을 성취하고, 의지는 생명 가치에 대한 윤리적 정당화인데 생명에 대한 책임성을 부여한다는 것이다. 이처럼 그는 과학적인 생명 현상을 철학적으로 해석하고 있다.

3) 종교적 관점

불교에서는 모든 생명체 자체를 연기론적 입장에서 존중하고 있다. 불법에 나타난 세계관과 인간관을 살펴보기로 한다.

불교의 세계관 가운데 하나인 삼계(三界)는 욕계(欲界), 색계(色界), 무색계(無色界)로 나눈다. 욕계(欲界)는 중생의 식욕, 색욕, 재욕, 수면욕, 명예욕 등 애욕의 세계이다. 색계(色界)는 욕심은 떠났지만 아직 마음에 맞지 않는 것에 대하여 거부감을 일으키는 중생들이 사는 비교적 맑은 세계이다. 무색계(無色界)는 물질적인 것이 아닌 정신적인 욕망의 세계이다. 무색계는 탐욕과 진심이 모두 사라져서 물질의 영향을 받지는 않지만, 아직 '나(我)'라는 생각을 버리지 못하여 정신적인 장애가 남아 있는 세계이다. 이렇게 볼 때 결국 욕계는 관능과 감각의 세계, 색계는 관능은 초월했지만 아직 형상에 대한 생각이 남아 있는 세계, 무색계는 모든 형상을 초월한 순수 이념의 세계라고 할 수 있다. 결국 불교에서는 인간은 탐욕, 성냄, 어리석음(無明), 즉 탐 · 진 · 치(貪 · 瞋 · 癡)의 삼독(三毒) 때문에 항상 산란한 마음으로 살아가게 된다.

윤회설(輪廻說)은 불교의 생사관이다. 이러한 윤회설의 입장에서 볼 때 인간의 인생은 윤회전생(輪廻轉生)의 수레바퀴처럼 생사의 되풀이 과정을 겪는다. 불교의 연기설(緣起說)은 인간 생명의 생멸에 관한 원인과 결과의 법칙성을 인정한다. 불교의 업설(業說, karma)에 따르면, 중생들이 짓는 모든 행위는 인과응보(因果應報)라는 법칙에 따라 자신이 책임질 수밖에 없다. 불교는 인간은 해탈(解脫)을 통해 끝없는 윤회에서 벗어날 수 있다고 본다. 불교의 가르침에 의하면, 인간은 탐 · 진 · 치의 무명으로 발생하는 고(苦)를 소멸하기 위해서 고집멸도(苦集滅道)라는 사성제(四聖諦)를 깨닫고 바른 행실인 팔정도(八正道, 중도)를 행해야 한다.

불교에서는 인간이 죽어서 머무는 장소를 6도(六道)라고 부른다. 이는 지옥(地獄), 아귀(餓鬼), 축생(畜生)이라는 3악도와 아수라(阿修羅), 인간, 천상이라는 3선도를 말한다. 인간은 생시의 행위의 결과에 의해 지옥이나 천당에서 태어날 수 있다는 것이다. 그러므로 불교에서는 생명의 발생과 유지에 관하여 인간과 동물은 그 근원에서 연계성과 동일성을 인정하고 있다. 우리가 불교의 윤회설을 따른다면 식물과 동물을 포함한 생물도 인간과 동일하게 그 존재론적 권리를 보호해야 한다. 불교의 생명관은 불성을 지닌 중생뿐만 아니라 모든 살아 있는 생명도 존중하라고 가르쳐 생명 존중의 범위를 동물에게까지 확대하고 있다.

이제 그리스도교의 생명관에 관해 간략히 살펴보기로 하자. 그리스도교의 생명관은 전지전능한 하느님과 인간과의 관계로부터 생명을 설명한다. 즉, 생명의 기원은 하느님으로부터 출발하고 인간을 죄에서 구원할 수 있는 것도 삼위일체이신 하느님뿐이라는 입장이다. 인간이 역사와 문화를 창조하는 능력도 하느님으로부터 부여받은 능력이라고 보기 때문이다. 그리스도교에서는 창조론적 입장에서 인간을 규정한다. 그러므로 인간을 하느님에 의해 창조된 피조물로 보는 것이다. 초월적 존재인 하느님은 인간을 그의 형상대로 창조하여 인간으로 하여금 모든 만물을 다스리게 하였다. 하느님의 인간 창조는 아우구스티누스와 토마스 아퀴나스 신학의 중심 주제이다. 하느님의 만물 창조 과정은 성경 창세기에 상세히 기록되어 있다. 하느님이 태초에 하늘과 땅, 빛과 어둠, 바다와 육지, 식물과 동물, 물고기, 육축을 창조하고 마지막으로 인간을 창조하기에 이른다.

성경에는 하느님이 흙으로 사람을 짓고 생기(영혼)를 불어넣어 사람이 되게 하였다고 기록하고 있다. 그 후 하느님은 아담의 갈빗대로 하와(이브)를 지으시고 짝을 이루게 하여 아내가 되게 하였다. 이처럼 그리스도교는 하느님이 자기 모상으로 인간을 창조하여 인간과 인간생명에 대한 경외심을 가질 것을 강조한다.

그리스도교는 인간이 모두 죄인이라는 원죄관에 기초해 있다. 창세기는 뱀(사탄)이 여자인 하와(이브)를 유혹하여 에덴동산의 선악을 분별할 수 있는 금단의 과일(선악과)을 따 먹도록 유혹하여 원죄를 짓는 과정을 잘 기록하고 있다. 인간은 하느님이 주신 자유의지로 하느님과의 관계마저 끊어버리게 된다. 그러나 하느님의 명령을 거부하고 원죄를 지은 인간도 결국 하나님의 자비와 용서와 사랑에 의해서만 구원이 가능하다.

그리스도의 구원관은 피조물인 인간이 자유의지의 남용으로 에덴동산에서 추방되는 데서 출발한다. 그러나 하느님의 사랑으로 인간은 죄에서 해방되어 예수 그리스도와 함께 부활할 수 있다. 그러므로 신자들은 생시에 믿음(信), 소망(望), 사랑(愛)이라는 삼덕(三德)을 잘 지켜야 한다. 결국 영혼은 하느님의 자비, 용서, 사랑에 의해서만 구원과 재생이 가능하다는 것이다. 그러나 이 같은 그리스도교의 '창조론'은 찰스 다윈의 '진화론'과 근본적으로 대립된다. 그리스도교에서는 하느님만이 생명을 창조 주관하는 것으로 보고, 찰스 다윈의 진화론에서는 인간은 적자생존의 법칙에 의해 진화된 동물일 뿐이라고 주장한다. 결국 창조론과 진화론은 만날 수 없는 평행선을 달리게 된다. 그러므로 그리스도교에서는 생명 탄생에는 인간이 절대적으로 간여할 수 없다는 보수적 입장에 서 있다. 그것은 결국 현대생명 과학의 입장과는 상치될 수밖에 없다. 그러므로 그리스도교의 생명윤리는 DNA나 게놈 프로젝트에 대한 연구, 유전인자에 의한 멘델 법칙, 낙태, 체외 수정이나 인공수정은 인정하지 않는다. 그러나 인간이 동식물 등 만물을 지배한다는 그리스도교의 인간중심주의는 인간의 욕망에 의한 환경 파괴의 원인이 된다고 환경윤리 학자들로부터 비판받기도 한다.

4) 인격론적 관점

인격(person)의 인정 여부는 생명윤리의 중요한 단초를 제공한다. 여기에서는 서구의 대표적인 과학적 인격론자인 툴리와 엥겔하르트의 관점을 비교하기로 한다.

스탠포드 대학의 툴리(Michael Tooley)는 「영아는 인격을 갖는가」라는 저서에서 그의 인격론의 개요를 잘 설명하고 있다. 그는 인격을 '인간이 생존할 중대한 권리를 갖는다'라는 의미로 사용하였다. 툴리는 자기의식(self-consciousness)의 유무를 인격체의 근거로 삼았다. 그는 인격의 불가결의 요소로 인간의 생존 욕구, 자기의식, 도덕의식을 들고 있다. 생존 욕구를 잃어버린 인격은 생존에 대한 권리도 상실한다는 것이다. 그러므로 위의 3가지 요소를 구비해야 인격으로 인정받는다는 것이다. 그는 인격의 유보 상태를 인정하였다. 즉, 인격의 유보 상태를 개인의 생존 욕구가 감정적 착란적인 상태, 일시적 무의식 상태, 조건적 혹은 세뇌 상태로 상실되거나 약해진 상태라고 보았다. 그러므로 의식, 의지와 느낌도 없이 단순히 호흡만 유지하는 뇌사자, 심각하게 뇌의 기능이 손상된 사람은 인간성(person-hood), 즉 인격을 소유하고 있는 존재로 보기 보다는 인격이 유보된 단순히 살아 있는 영장류(a living human being)로 보았다. 또한 그는 태아와 생후 1주일 이내인 신생아는 자아의식의 부재로 인격을 인정치 않았다. 태아와 신생아는 자기의식을 가진 주체로 인정할 수 없고 생존 욕구도 가질 수 없기 때문이다. 그러므로 인격적 존재로 살아갈 수 없는 태아의 임신중절은 허용되고, 회복하기 불가능한 신생아의 7일 이내의 살해나 안락사는 허용하는 입장을 취한다.

엥겔하르트(Engelhardt)는 「바이오에식스의 기초」에서 생물학적 개념인 인간(human)과 도덕적 철학적 개념인 인격(person)을 구분하였다. 인간만이 인격을 통해 고유한 존재가 된다는 것이다. 그는 자기의식, 이성, 도덕 감각을 인격의 세 가지 구비 조건으로 제시하고, 이러한 대응능력(competent)을 갖춘 인간을 인격자로 인정하였다. 따라서 그는 태아, 유아, 심각한 지적 장애자, 불가역의 혼수상태인 자는 인간으로만 인정하고 인격을 인정하지 않았다. 이 점은 툴리의 생각과 비슷하다. 그는 인격을 본래적 인격과 사회적 인격으로 구분하였다. 도덕적 주체로서 자기의식을 가진 본래적 인격과 도덕적 주체로부터 부여받은 파생적 인격인 사회적 인격을 구분하였다. 그리하여 그는 사회적 인격의 부여로 파생된 생명, 재산, 자유에 관한 인격을 인정하여 인격의 범위를 보다 확대하였다. 그 결과 태아, 유아, 심각한 지적 장애자, 불가역적 혼수상태의 인간도 인격성을 부여받게 되었다. 결국 그는 사회적 인격의 수용으로 인격에 관한 경직된 태도를 불식하고 인격의 범위가 오늘날처럼 확대되는 계기를 마련하였다. 그로 인해 생명윤리나 의료윤리에서 낙태나 임신중절 금지 등 인간의 생명 존중에 관한 규정이 엄격하게 적용되게 되었다.

2. 인간의 이해

1) 막스 셸러의 철학적 인간관

막스 셸러(M. Scheler, 1874~1928)는 「인간과 역사」(1924)에서 철학적 인간학을 정립하였다. 서구의 대표적인 철학적 인간학을 정립한 그는 인간 이해 방식을 5가지 인간관으로 분류하였다.

① 종교적 인간관(homo religiosus): 인간의 본질을 유신론적 · 종교적 · 신앙적 입장에서 이해하는

인간관이다. 이 인간관은 인간의 창조, 원죄, 타락, 죽음과 구원, 영혼 불멸 등의 문제를 하느님을 통해 이해하는 방식이다. 신(神)이 인간을 심판하여 인간의 구원을 이룬다는 입장이다. 그리스도교 신학자들의 주장이 대체로 이 인간관을 지지하며, 중세의 대표적 신학자 토마스 아퀴나스(T. Aquinas)의 「신학대전」은 대표적인 저작이다. 그리스도교 신앙을 가진 사람들이 이 인간관을 지지하면서 그리스도교 신앙 안에서 사랑을 실천하려고 노력한다. 그러나 이 인간관에는 단지 인간의 불완전성을 반영한 것이라는 비판과 함께 타종교에 대한 배타성과 종교적 도그마에 빠질 수 있다는 한계도 따른다.

② 이성적 인간관(homo sapiens): 인간의 본질을 사고, 자의식, 자각을 존중하는 이성적 존재로 파악하는 인간관이다. 즉, 신적인 동인(動因)인 인간의 이성은 역사 발전의 원동력이며, 타동물과 구분된 특징이라고 본다. 인간이 만물의 영장인 이유도 인간 이성 때문이라고 본다. 이러한 인간 이해의 대표자는 아리스토텔레스로부터 칸트의 이성철학에 이르고 헤겔의 관념철학도 이 범주에 넣을 수 있다. 이 인간관은 서구의 인간 중심주의적 인간관을 반영하고 있으나 인간 이성의 보편성을 지나치게 강조하여 인간의 사악한 이성을 도외시했다는 비판이 따른다.

③ 도구적 인간관(homo faber): 인간이 도구를 이용하여 노동하는 존재임을 부각하려는 인간관이다. 인간은 욕구 충족을 위하여 도구를 이용하는 존재라는 의미에서 공작적 인간관이라고도 한다. 도구는 말 그대로 인간이 생존, 생활하기 위한 온갖 수단과 수단적 가치의 총칭이다. 인간은 동물과 달리 기호나 언어라는 도구를 통해 뇌를 발달시키는 존재이다. 마르크스는 노동이라는 수단을 통해 영양 충동을 만족시키고, 프로이트는 생식 충동을 성적 욕망을 통해 만족시키고, 홉스나 마키아벨리는 힘을 통해 권력 충동을 만족시킨다는 것이다. 베이컨(F. Bacon, 1561~1626)의 경험론이나 콩트(Comte, 1798 ~1857)의 실증주의, 다윈(C. Darwin, 1809~1882)의 진화론은 이러한 도구적 인간관의 범주에 포함시킬 수 있다. 그러나 이 인간관은 자연주의적이고 실증적, 과학적 인간관이지만 인간의 이성보다는 욕망 충동적 존재로만 파악하는 한계가 따른다. 나아가 비이성적인 도구의 남용이 인류를 파멸시키고 도덕성은 물론 지성조차도 퇴락시켰다는 점은 이 인간관이 지닌 한계이다.

④ 염세적 인간관(homo dionysus): 인간의 본질을 극도로 비하하고, 비관하는 인간관이다. 인간의 병적인 절망은 인간 스스로 생명의 도피자로 유도할 수 있다는 것이다. 인간의 사고, 자유, 이성, 정신은 생명에 항거하는 파괴적인 원리로 작용하기 때문이다. 레싱(Th. Lessing)은 염세적 인간관에 입각하여 인간의 역사는 '막다른 골목(Sack Gasse)'으로 치닫는 '필연적인 몰락 과정'이라고 보고 타락의 역사로 규정하고 있다. 레싱이나 클라게스(L. Klages)의 생명철학이 이에 속하고, 쇼펜하우어(A. Schopenhauer, 1788~1860)의 염세주의 철학이 대표적이다. 생철학자들은 '생(生, living)'을 세계의 모든 사물에 우선되는 근본적인 것으로 간주하고, 이것을 파악하고 이해하는 데에는 합리적인 지적 인식으로는 불가능하고, 합리적인 직관이나 심정적 체험에 의지할 수밖에 없다고 주장한다. 염세적 인간관은 인간 본질을 지나치게 부정적 · 자기 비하

적 · 염세적 측면을 부각하고 있다는 비판이 따른다.

⑤ 초인적 인간관(homo pathos): 인간은 정념(pathos)에 의해 스스로 문제를 해결할 수 있는 창조적 존재로 보는 인간관이다. 즉, 인간은 이성(logos)이 아닌 정념(pathos)을 통해 초월적 존재가 될 수 있다는 긍정적인 인간관이라고 볼 수 있다. 그러므로 초인적 인간관은 인간이 정념이나 인격을 최대한 발휘하면 신은 더 이상 존재할 수 없다는 무신론적 입장과 결합한다. 니체(Friedrich Wilhelm Nietzsche)의 무신론이나 하르트만(Nicolai Hartmann)의 요청적 무신론이 초인적 인간관과 상통한다. 실존철학자인 니체는 종래의 합리적 철학, 기독교 윤리 등 모든 부르주아 자유주의의 이데올로기를 부정하고 철저한 니힐리즘(nihilism)을 주장하였다. 그는 생(生)의 허무와 무가치를 주장하고, 선악의 피안에 서서 '약자의 도덕'에 대하여 '강자의 도덕'을 가지고 '초인(超人)'에 의해서 현실의 생을 긍정하고 살아야 함을 강조하였다. 결국 니체의 이러한 초인 사상은 독일의 나치즘의 사상적 토대가 되어 버렸다. 그는 지배계급의 독재적 지배를 '군주도덕'으로 높이 내걸어 '권력에의 의지'만을 강조했다는 비판이 따른다.

2) 프로이트의 정신분석학적 인간관

프로이트(S. Freud)는 정신 분석을 통하여 심리학적으로 인간을 이해하였다. 그는 인간의 무의식 세계의 충동적인 본능을 집중적으로 탐구하여 정신분석학을 정립하였다. 그는 오스트리아 태생의 유태인이며 정신과 의사로서, 당시로서는 파격적인 주장을 하다 영국에 망명하여 말년을 보냈다. 프로이트는 히스테리를 고치려면 무의식 속에 눌려 있던 감정을 정상적 통로를 통해서 의식계(意識界)로 방출(catharsis)하면 된다는 이론을 세웠다. 그는 히스테리의 원인은 충격적 경험인 트라우마이며, 그 치료 방법은 억압된 무의식의 표출 과정에서 찾았다. 그는 이 과정에서 최면술, 압박술, 자유 연상 등의 방법을 사용하였다. 그는 인성(personality) 구조에 대하여 「자아와 그것」(1923)에서 인성 구조를 3박자 도식으로 분석하였다. 원초아(id)는 본능적이고도 동물적인 욕구와 충동의 총체이며, 무의식 속에 잠재되어 있다고 본다. 이것을 그는 애욕, 모든 인간의 에로스적 본능인 리비도(libido)라고 하며, 그것이 의식 상태의 정신적 에너지의 근원이라고 보았다. 자아(ego)는 인성의 집행자, 정신적 갈등의 조정자이며 현실원리(principle of reality)에 따라 행동하는 의식적 상태의 활동이라고 보았다. 초자아(super ego)는 인성 중 가장 나중에 발달하는 것인데 비도덕적인 행동을 억제하는 양심이라고 보고 무의식 영역에 있다고 보았다. 그는 초자아의 발달로 인간이 잘못에 대하여 항상 불안해하고 죄의식을 느끼고, 선행을 했을 때 긍지나 기쁨을 느낀다고 보았다. 프로이트는 이러한 3개의 기제가 상호작용하여 인간의 퍼스낼리티를 형성한다고 보았다.

프로이트는 인간의 성장 단계를 기본 욕구인 성적인 자기만족 단계로 파악하였다. 남아를 분석 대상으로 한 그의 다섯 단계의 성장이론은 다음과 같다.

① 구강기(oral stage): 대략 출생부터 만 2세까지의 성장기에 해당된다. 이때 어린이의 쾌락은 구

강에 의존한다. 이를 만족치 못할 때 그는 손가락을 대신 빨기도 한다. 성인이 된 후에도 나타나는 과식이나 과음, 과도한 흡연, 수다, 손톱 깨물기 등도 이와 무관치 않다고 보고 있다.

② 항문기(anal stage): 대략 만 2세부터 만 4세까지이며, 쾌락의 추구는 배설에 의존한다는 것이다. 지나친 청결이나 결벽증, 무엇이나 아끼고 보유하려는 성향은 이 단계의 불만에 대한 보상작용이라고 볼 수 있다.

③ 남근기(phallic stage)는 대략 만 4세부터 만 6세까지이며, 남아들이 성기에 관심을 가지는 시기이다. 이때 남아는 오이디푸스 컴플렉스(Oedipus complex)의 극복 과정으로 어머니에 대한 애정으로 표출되고 거세 불안(castration anxiety)을 겪게 된다는 것이다. 이에 근거하여 여자 아이의 남근 선망(penis envy)을 엘렉트라 컴플렉스(Electra complex)라고 부르기도 한다.

④ 잠복기(latent stage)는 6세부터 12세까지이며, 아동의 성적 관심과 욕구가 일시적으로 잠복되는 시기이다. 이때 아이는 이성보다 동성 친구를 선호하고 지적 활동에 에너지를 집중하여 초자아의 형성 기반을 마련한다.

⑤ 성기기(genital stage)는 만 12세부터 사춘기에 해당되며 신체적 · 생리적 능력이 증진되는 시기이다. 그러나 강력한 성적 욕구는 초자아의 강화로 순화되고 정련되는 단계라고 볼 수 있다. 이 시기 현재화된 성적 욕구는 이성을 향한 욕구로 전환되고, 사춘기의 정서적 혼돈과 방황이 올 수도 있다. 또한 이 시기는 성적 · 육체적 만족과 함께 정신적 만족을 취하려는 경향도 동시에 증대되는 시기이다.

이와 같은 프로이트의 정신분석학은 혁명적 이론인가, 아니면 사이비 과학인가? 이 논쟁은 긍정적인 평가와 부정적인 평가가 교제되어 오늘날에도 이어지고 있다. 그에 대한 긍정적 평가는 인간 행동의 무의식적 측면을 발견하고 인간의 정신을 심층적으로 분석하여 정신의학 발달에 기여했다는 점이다. 특히 인간의 행동에서 성(性)의 중요성을 새롭게 인식케 한 것은 그의 공로라고 평가할 수 있다. 그러나 그에게는 아직도 부정적 평가도 따른다. 즉, 인간 행동을 성(性)을 중심으로만 해석하는 태도에 대한 비판이다. 또한 그의 이론은 양성(兩性)이 아니라 남성(男性)만을 대상으로 삼은 것이 한계라는 지적도 있다. 특히 알프레트 아들러(Alfred Adler, 1870~1937)와 칼 융(Carl Gustav Jung, 1875~ 1961) 등은 그의 정신분석학을 비판하고 있다. 특히 융은 프로이트의 성 이론을 다음과 같이 비판하였다. "나는 꿈과 히스테리의 복잡한 메커니즘은 인정하지만, 그렇다고 프로이트처럼 어린 시절의 성적 외상(트라우마)에 유일한 의미를 부여하지는 않는다. 또 프로이트처럼 성을 과도하게 전면에 부각시키지도, 성이 심리적 보편성을 가지고 있다고 생각하지도 않는다."

3) 매슬로의 인본주의 심리학적 인간관

인본주의 심리학(humanistic psychology)은 인간의 자유 의지와 자아실현에 초점을 두고, 인간을 각자의 실존적인 경험과 주관적인 감정을 통해 세상을 지각하는 자유롭고 능동적인 존재로 인정하는 심리학이다. 미국의 심리학자 매슬로(Abraham H. Maslow, 1908~1970)는 뉴욕시립대학에서 법률 공부를 하다가 위스콘신대학으로 옮겨 심리학을 전공하였다. 그는 인간을 자아실현을 위한 인격의 주체로 보고, 인간의 자아실현 가능성을 낙관적으로 보는 인본주의 심리학을 체계화하였다.

매슬로는 인간 욕구는 위계적이라고 보고 동기 위계설(need hierarchy theory)을 체계적으로 정립하였다. 그는 인간의 욕구 5단계를 다음과 같이 설명하고 있다.

① 생리적 욕구(Physiological need) 단계 : 인간이 숨 쉬고, 먹고, 쉬고, 체온을 유지하는 등 생명 유지를 위한 가장 기본적인 생물학적 욕구 단계이다. 인간이 기본적인 의식주를 해결한 후에도 휴식을 위한 수면에 관한 욕구도 강한 것이 이를 반영한 것이다.

② 안전의 욕구(Safety need) 단계 : 인간에게는 기본적으로 위험으로부터 벗어나고 싶은 욕구가 있다. 이는 단순히 물리적인 위험뿐만 아니라, 감성적 · 심리적 스트레스로부터 벗어나려는 욕구가 포함된다. 신체적 위험을 피하고 감정적 안전을 도모하는 것이 바로 이 단계의 특징이다.

③ 사회적 욕구(Social need) 단계 : 다른 사람들로부터의 관심과 애정에 대한 욕구(belongingness and love needs)를 충족시키려는 단계이다. 즉, 소속된 가족이나 집단, 사회로부터 애정과 안정감을 바라는 단계이다. 직장을 가지고 결혼하고, 공동체 생활 등 타인과의 관계를 원활히 하고 소속감을 가지려는 것도 이 단계의 특징이다.

④ 자긍심의 욕구(Esteem need) 단계 : 타인의 칭찬과 존경을 바라고, 자신의 능력을 인정받고 싶은 단계이다. 이런 욕구가 충족되지 못하면 자기 비하나 패배주의, 열등감으로 시달리게 된다. 인간이 돈과 권력, 명예를 탐하고 입신양명(立身揚名)을 바라는 것도 자긍심에서 나온 것이라고 볼 수 있다. 이 욕구 중에서 보다 높은 욕구는 역량, 통달, 자신감, 독립심, 자유 같은 심리적 자존감이다.

⑤ 자아실현 욕구(Self-Actualisation need) 단계 : 인간이 갖는 욕구의 최상위의 단계이다. 인간의 자아 성취는 꾸준한 자기 계발과 목표 성취를 위한 노력의 결과이다. 이 피라미드의 최상층에 위치한 자아실현 욕구 단계는 자신의 모든 잠재력을 발휘하고 본인 능력의 한계까지 확장한 욕구 단계라고 볼 수 있다.

매슬로의 5단계 욕구설의 최상부에 자기 초월적 욕구 단계를 설정해 볼 수 있다. 물론 '자기 초월' 자체를 자아실현의 범주에 넣을 수도 있다. 그러나 인간이 특정의 문화와 예술에 심취하고, 종교적으로 절대적 존재인 신에 귀의하여 만족하려는 초월적 단계를 별도로 설정해 볼 수 있는 것이다(그림 2-1).

그는 인간이 기본적인 욕구가 충족되면 보다 상승된 다양한 욕구로 이동한다는 동기(motivation)의 위계설을 주장하였다. 이 과정에서 하위 2단계는 한 번 충족되면 더는 동기로서 작용하지 않는 결핍 욕구(deficiency needs)로 보고, 사회적 욕구부터 마지막 단계인 자아실현 욕구까지는 그 욕구가 충족될수록 더욱 증가하는 성장 욕구(growth needs) 단계로 보았다. 결국 이 동기 위계설은 욕망 중심의

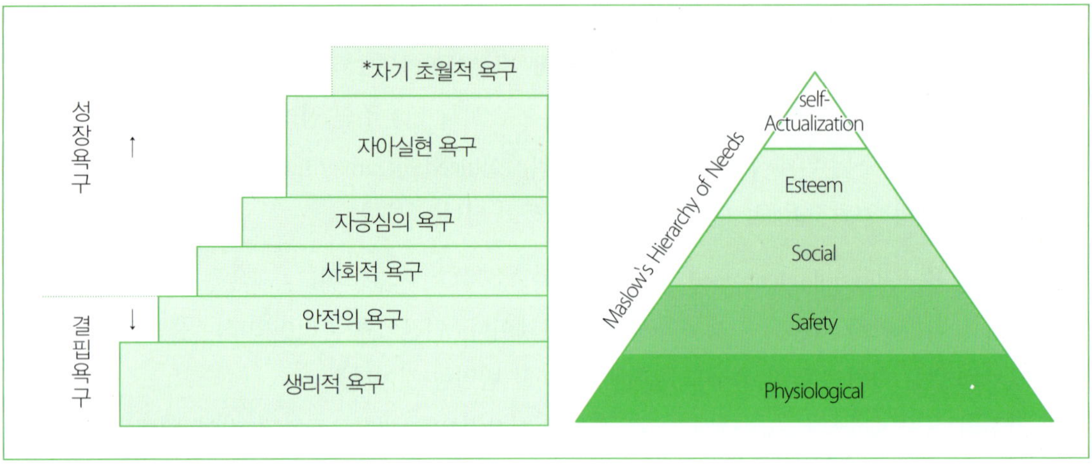

그림 2-1. 매슬로의 동기 위계설

충동적 인간관이 점차 이성적 · 초월적 인간관으로 이행되는 과정을 잘 설명하고 있다.

3. 의료 영역에서 인간의 고통

어떻게 의료가 가능한가? 어떤 사람이 평소와는 다른 생물학적인 균형 상태 때문에 이것을 해결해 줄 것이라고 믿는 다른 한 사람을 찾아가기 때문에 가능하다.

일반적으로 고통이란, '몸이나 마음의 괴로움이나 아픔'을 일컫는다. 우리는 몸에 관련한 고통을 '통증'(pain)으로, 마음에 관련한 고통을 '괴로움'(suffering)으로 본다. 그러나 이 두 가지는 서로 각각 발생하는 것이 아니라, 상호 연관되어 우리에게 나타난다. 예를 들어, 나는 갑자기 머리가 아플 수 있다. 이러한 신체적 통증인 두통으로 인해 병원을 찾았지만 단순한 두통이 아니라 뇌종양에 의해 생긴 통증이라면, 이로 인해 삶이 힘들어지는 정신적인 괴로움도 동반될 것이다. 이와는 반대로, 정신적인 괴로움인 스트레스 때문에 머리카락이 빠진다던지, 두통이 생긴다든지 하는 일도 일어날 수 있을 것이다. 이처럼 통증과 괴로움은 서로 연관 관계에 있다고 할 수 있다. 따라서 우리는 잠정적으로 고통이란 통증과 괴로움이 동반되는 현상으로 정의할 수 있다. 특히 만성질환이나 불치병을 앓는 사람들은 그들이 겪는 신체적 고통뿐만이 아니라 삶의 의미를 잃어버릴 수 있는 정신적 고통도 함께 겪는다. 이렇듯 고통은 신체적, 정신적으로 나타난다고 할 수 있다. 그럼 의학에서 고통은 어떤 의미를 갖는가? 고통의 의미를 통증에 한하여 살펴본다면, 통증이란 우리 몸에 일어나는 신체적 이상을 알려주며 이를 고치도록 하게끔 한다. 이는 우리 몸의 말초 신경들이 외부에서 들어오는 자극을 통해 경고하는 것을 의미한다. 즉, 우리가 통증을 느낀다는 것은 그 아픈 부위를 낫게 하라는 우리 몸의 신호인 것이다. 따라서 고통이란 우리 몸의 위험으로부터 피하라는 신호이며 몸의 안전과 생존을 보호하기 위한 신체 체계의 핵심이라 할 수 있다. 그러나 만성질환이나 불치병을 앓는 환자들에게 신체적 고통인 통증이란 질병에 대한 증상이 아니라 질병 그 자체이다. 왜냐하면, 그들은 통증을 항상 느끼며 삶에 대해 부정적인 태도를 가지기 쉽기 때문이다. 이러한 부정적인 체험은 정신적 고통을 일으킨다. 따라서 우리는 고통을 단순히 신체적 통증으로만 이해할 것이 아니라, 정신적 괴로움까지 동반한 것으로 이해해야 한다. 다음에 기술되는 통증에 대한 특성들은 비록 신체적 통증의 표현이라고 할지라도, 개인의 총체적 인격의 표현이라는 맥락에서 이해되어야 한다.

① 통증은 예를 들어 삶의 쾌락이나 인간에 대한 관심, 자기 신뢰 그리고 감성 체험이나 지속적인 삶의 의욕과 같이 구체적인 삶에 영향을 미친다.
② 통증을 생성하는 요소들에는 통증에 대한 기억, 통증 경험, 신체상(예를 들어 망상 고통), 통증에 대한 불안 등이 있다.
③ 대부분 통증과 고뇌가 서로 겹친다.
④ 통증은 생리적으로(그리고 심리적으로) 민감해진 상태이다.
⑤ 오로지 신경학적으로 건전한 상태에서 통증 지각은 차별적인 증상으로 나타난다.
⑥ 다양한 개인적 능력들과 그 개인의 한계 내에서 통증에 대한 지각이 생긴다.

이렇듯 우리는 고통을 단순히 생리적 반응으로서의 통증으로만 이해할 것이 아니라, 한 개인의 총체적 삶에 영향을 미치는 '주체의 괴로움'이라고도 이해해야 할 것이다.

진료환경은 바뀌어가고 있다. 이제 의료의 질은 환자에 대한 의사의 공감정도이며 의사소통을 통한 신뢰 형성에 달렸다. 현재만이 아니라 미래에도 의사는 단순히 '질병의 치료'만이 아니라 '환자의 치료'를 의료행위의 목적으로 삼아야 할 것이 요구되고 있다. 환자와 의사는 각각 개별적인 경험을 가진 존재들이다. 그러므로 환자와 의사간 의사소통이 그 무엇보다 중요하다. 한 인간으로서 환자들은 의사와의 의사소통을 통해 질병만이 대상이 아니라 자신들도 대상이 되기를 바란다. 이제 모든 의료인의 덕목은 성직자의 덕목과 점점 더 유사해지고 있다. 여러 측면을 가지는 한 인간으로서 환자들은 통증만이 아니라 자신의 전부를 온전히 인정받기를 원한다. 의사소통을 위해서는 서로의 언어의 의미를 이해하려는 노력이 필요하다. 의료인은 환자를 단순한 치료 대상이 아닌 고통의 제거를 위한 한 인격으로서 존중해야 한다 그래야만 서로의 고통에 대한 의사소통이 가능해질 수 있게 된다. 그리고 이러한 평등한 관계가 되기 위해서 양자 간 가져야 할 자세는 '상호 존중'이라 할 수 있다.

학습과제

1. 생명이란 무엇일까?
2. 인간이란 무엇일까?
3. 의료에서 한 인간을 어떻게 이해하는 것이 가장 바람직할까?
4. 의료에서 질병에 걸린 한 인간의 고통은 어떻게 이해하고 존중할 수 있을까?

○ 참고문헌

1. 고수현. 「생명윤리학」. 양서원. 2013.
2. 이마이 미치오 저. 김일방 외 역. 「삶, 그리고 생명윤리」. 서광사. 2007.
3. 네이버 지식백과. '생철학(生哲學, Philosophy of life)', 「철학사전」. 중원문화. 2009.
4. 네이버 지식백과. '니체(Nietzsche, Friedrich Wilhelm)', 「철학사전」. 중원문화. 2009.
5. F. J. Illhardt · M. Zenz. "Ethik in der Schmerztherapie", in: Zenz, M./Jurna, I.(hrsg,), Lehrbuch der Schmerztherapie. Grundlagen, Theorie und Praxis für Aus-und Weiterbildung. Stuttgart. 2002.
6. 공병혜. 「의료 영역에서의 고통에 대한 이해」, 『인간연구』 제8호. 가톨릭대학교(성심교정) 인간학연구소. 2005.
7. 정창록 · 박정식. 의료에서 고통에 관한 환자와 의사 간 의사소통의 중요성: 비트겐슈타인의 고통해명을 중심으로. 한국의료윤리학회지. 2017. 6.

Chapter 03

생명윤리와 의료윤리

= 학습목표 =

1. 생명윤리의 기본개념과 등장배경에 대하여 설명할 수 있다.
2. 의료윤리의 네 원칙에 대하여 이해하고 사례를 적용하여 발표할 수 있다.
3. 뉘른베르크 강령, 헬싱키 선언, 벨몬트 보고서의 등장배경과 그 구체적 내용을 안다.
4. 벨몬트보고서의 기본적 윤리원칙들인 인간 존중, 선행, 정의의 원칙들을 이해하고 적용할 수 있다.
5. 나이팅게일 선서의 내용을 설명할 수 있다.

1. 생명윤리

1) 개념

생명윤리는 인간 생명의 보존, 유지, 발전에 관한 도덕적 문제를 탐구하는 일종의 응용윤리이다. bioethics(생명윤리학)의 어원은 bios(생명)와 ethics(윤리)의 합성어이다. 미국의 생물학자 포터(Van Rensselaer Porter)는 '생명윤리'라는 용어를 처음으로 사용하였으며, 생명윤리는 '인간이 살아남기 위한 윤리학, 미래를 위한 가교'라고 지칭하였다. 생명윤리학은 생명과학의 발달에 따른 과학 기술의 개입 영역과 개입 정도, 허용 범위 등을 규정하는 윤리적 판단 기준에 관한 학문이다.

2) 등장 배경

현대 사회의 진전과 학문과 과학 기술의 발달로 이 분야 종사자들은 생명윤리의 기준을 절박하게 요구받게 되었다. 생명윤리가 등장한 사회적 배경과 학술적 배경을 나누어 살펴보면 다음과 같다.

(1) 사회적 배경

20세기는 인간의 인권 존중 사상과 생명 존중 사상이 광범위하게 파급되는 시기이다. 제2차 세계대전 중 전범 국가들의 인간에 대한 무자비한 생체 실험은 비난의 대상이 되었고, 1947년 뉘른베르크 재판은 당시 실험 참여자들을 단죄하고 뉘른베르크 강령을 제정하기에 이르렀다. 1970년대에 들어서자 소비자 권리 찾기 운동, 여성 존중 운동인 페미니즘 운동이 전개되자 생명윤리 제정의 필요성은 더욱 증대되었다. 1973년 미국 병원 연합회는 장기이식이 가능해지면서 생명윤리의 일환인 환자의 권리장전(Patient's Bill of Rights)을 명문화한다. 이러한 과정에서 인간의 생명 존중 의식은 더욱 고양되었고, 그것이 생명윤리 원칙과 기준의 제정 필요성을 더욱 절박하게 인식하는 계기가 되었다.

(2) 학문적 배경

1970년대 자연과학과 생명과학의 비약적인 학문적 성과와 발전이 있었다. 기초 생물학, 기초의학, 분자 생물학, 생화학 등 생명 관련 기초 학문 분야의 발전에 더하여 동 · 식물 세포 배양 기술, 수정란 미세조작기술 등 생명공학(biotechnology)도 비약적으로 진전하였다. 동시에 유전공학(genetic engineering) 분야의 세포 융합 기술, 핵치환 기술, 유전자 재조합 기술도 경쟁적으로 발달하게 되었다. 나아가 생식 기술, 생체 이식, 유전자 관련 기술도 눈부시게 발달하여 만성질환자나 식물인간에 대한 구명 기술로 승화되었다. 생명윤리는 이러한 연구와 실험의 범주, 시술의 기준에 대한 윤리적 응답이라고 볼 수 있다. 과학 기술의 발달은 인류의 생명 보존과 복지 혜택에 긍정적으로 기여하지만 이에 대한 규제나 통제도 동시에 요구하게 된 것이다.

3) 생명윤리의 범주와 연구 방법

(1) 생명윤리의 범주

오늘날 생명윤리의 대상과 범주는 점차 확대되고 있다. 생명의 치료에 직접적으로 관련되는 의료윤리, 환경오염과 관련된 환경윤리, 인간의 생명에 제도적 대책을 강구하는 복지 윤리, 사랑과 성에 관한 윤리도 생명윤리의 확대된 개념에 포함된다. 그중에서도 의료윤리는 생명윤리의 가장 핵심적 영역이 되고 있다. 오늘날 생명윤리와 의료윤리를 생명의료윤리(biomedical ethics)라는 합성어로 사용하는 이유도 여기에 있다.

(2) 생명윤리의 연구 방법

생명윤리의 연구는 윤리학자, 생명 과학자, 법학자, 사회과학자들의 종합학문적 · 학제적 접근이 필요하다. 그러나 생명윤리는 연역과 귀납의 접근법을 뛰어넘는 제3의 반성적, 균형적 방법을 모색해야 한다는 주장도 제기되고 있다. 첫째, 연역적 접근법이다. 이는 생명과학이 제기하는 도덕 문제를 도덕적 원리를 전제로 결론을 도출하는 하향적 방법이다. 의료윤리에서 '살인해서는 안 된다.'라는 명제에서 '낙태도 살인이다.' 그러므로 '낙태를 해서 안 된다.'라는 삼단 논법과 같은 접근법이다. 어떤 전제가 확실하고 신뢰하는 원리를 생명 관련 현실적인 문제에 적용하여 결론을 도출하는 방법이다. 물론 연역의 명제는 귀납적인 과정을 거쳐 도출되기도 한다. 둘째, 귀납적 접근법이다. 이는 구체적 현실 문제에서 일반적 도덕 원리를 도출하는 상향적 접근 방법이다. 유사한 사례를 많이 수집하여 유비 추론을 통해 주어진 문제에 대한 도덕적 해결책이나 결론을 도출하는 방법이다. 그러나 사례나 경험을 통하여 얻은 결론이나 원칙도 반드시 정당하다고는 볼 수 없는 한계가 있다. 셋째, 반성적 · 균형적 접근법이다. 이 방법은 연역과 귀납의 약점을 극복하는 제3의 방법이며 여기에는 3단계 해결책이 모색된다. 1단계는 상식인들의 반성적 직관, 숙고된 도덕 판단을 수렴하는 귀납법 단계이다. 2단계는 수렴된 도덕 판단을 하나의 도덕 원리로 설정하는 연역법 단계이다. 3단계는 설정된 도덕 원리에 대한 적합한 이론을 끌어 들이는 균형적 단계이다. 이러한 과정을 거치는 제3의 방법은 도덕 판단, 도덕 원리, 도덕 이론의 조화로운 균형을 이루도록 설정한 방식이다.

4) 생명윤리의 입장 대립

윤리학은 선악과 정오(正誤)를 판단하는 학문이다. 생명윤리도 윤리학의 일종이지만 생명 관련 주제를 다룰 때 입장에 따라 견해를 달리할 수 있다. 특히 의료생명윤리에서 낙태, 안락사, 장기이식, 안락사 등의 주제에 관해서는 서로 대립된 입장을 보이기도 한다.

(1) 보수주의와 자유주의적 입장

보수주의적 입장은 인간 생명의 존엄성의 절대적 보장이라는 측면에서 생명윤리에 어긋난 행위를 일체 허용해서는 안 된다는 입장이다. 가톨릭 등 기독교의 보수적 종교 단체는 낙태 등 인간의 생명을 인위적으로 해치는 행위로 보고 엄격히 반대한다. 그에 비해 자유주의적 입장은 인간 생명에 관해서도 본인의 의사를 존중하여 스스로 결정할 수 있다고 본다. 낙태에 관해서도 산모의 자유로운 의사에 따라 허용할 수 있다고 본다. 이는 서구의 개방성과 실용주의를 반영하여 당사자가 자유롭게 선택할 수 있다는 입장이다.

(2) 공리주의와 의무론적 입장

공리주의적 입장은 생명윤리의 기준을 인간의 행복을 증진시키는 공리성에 기초하여 결정해야 한다는 입장이다. 공리주의자 벤담(Bentham)이나 밀(Mill)의 '최대 다수의 최대 행복'이라는 명제는 사회적 행복 증진이라는 결과에 따라 판단해야 한다는 주장이다. 이 기준에 비추어 보면 의료행위에서 거짓말도 환자에게 희망을 부여하거나 생산적인 결과를 가져올 때는 가능하고, 낙태도 인구 조절, 산모의 건강, 태아의 유전질환 등에 따라 허용해도 된다고 주장한다. 이에 비해 의무론적 입장에서는 의료행위의 윤리적 기준은 개인의 양심과 견실한 윤리 의식에 기초하여 엄격히 의무적으로 지켜야 한다는 입장이다. 이는 행위의 결과보다는 동기를 중시하고 있으며 칸트(Kant) 윤리학의 법칙론에 근거하고 있다. 의무론적 입장은 어떤 거짓말도 정직이라는 도덕률에 위배되므로 불가하며, 낙태는 생명의 존엄성을 경시함으로 무조건 금지해야 한다는 입장이다.

2. 의료윤리

1) 개념

의료윤리(medical ethics)란 의료인들이 의료 활동이나 의료행위와 관련하여 지켜야 할 윤리이며 생명윤리의 가장 중요한 하위 개념이다. 여기에서 '의료인'이라 함은 보건복지부장관의 면허를 받은 의사 · 치과의사 · 한의사 · 조산사 및 간호사를 말한다. 결국 의료윤리는 의사, 간호사 등 의료인들이 환자의 진단, 치료, 간호 과정에서 반드시 지켜야 할 자세, 태도에 관한 총체적 도덕규범을 말한다.

2) 기원

히포크라테스(Hippocrates, BC 460~375 경)는 그리스의 의사로서 서양 의술의 창시자라고 볼 수 있다. 그의 유명한 '히포크라테스 선서'는 의사가 의료 활동을 시작하기에 앞서 관계자들 앞에서 행하는 일종의 서약이다. 이 선서는 의사의 환자에 대한 책무를 다음과 같이 구체적으로 부과하고 있다.

① 의사는 모든 지식과 능력을 발휘하여 치료에 임할 것.
② 치료 행위를 일탈하는 행위를 하지 않을 것.
③ 자신의 담당 분야를 넘어선 치료 행위를 하지 않을 것.
④ 환자나 가족 등에게 도덕적 규범을 준수하고 품격 있는 태도로 대할 것.

이 선서의 마지막에서 의사는 이 선서를 반드시 준수해야 할 책무가 있으며 그렇게 할 경우 명성을 얻을 것이며, 의무를 불이행할 시는 벌칙이 따른다는 내용으로 끝을 맺는다.

3) 의료윤리의 기본 원칙

비첨(Beauchamp)과 칠드레스(Childress)는 「생명의학 윤리」(1979)에서 환자의 치료 과정에서 의료인들이 존중해야 할 기본 원리 네 가지를 제시하였다.

(1) 자율성(autonomy)의 원리

자율성의 원칙은 의료인은 환자 개인이 스스로 생각하고 선택한 가치와 신념에 따른 행동을 존중해주어야 한다는 원칙이다. 이 원칙은 의료인들이 환자의 진료나 치료에 있어서 환자의 자기 선택을 존중해야 한다는 원리이다. 자율성 존중의 원리는 의료인들이 타인의 사생활 존중하기, 사적인 정보 보호하기, 환자 치료에 있어서 동의 구하기, 정확한 정보를 말하기 등을 포함한다. 이 원칙은 진료나 치료 시 환자나 가족에게 사전 정보 동의서(informed consent)를 구하는 절차에도 적용되어야 한다.

(2) 악행금지(無害性, non-maleficence)의 원리

이 원리는 의료인이 타인에게 의도적으로 해를 입히거나 해를 입힐 위험을 초래하는 행위는 하지 말아야 한다는 원칙이다. 즉, 의사는 환자에게 위해가 되지 않고 도움이 되는 일을 해야 한다는 원리이다. 무해성의 범주는 넓게는 개인의 명예, 재산, 사생활, 자유 등도 포함되며, 좁게는 환자의 고통, 무능력, 죽음, 신체적 장애 등에도 적용해야 한다는 것이다. 그러므로 이 원리는 의료인이 환자에게 무조건 상해나 고통을 주어서는 안 된다는 소극적 의미가 아니라 환자의 위험과 고통을 최소화해야 한다는 적극적 의미로 해석해야 할 것이다.

(3) 선행(beneficence)의 원리

선행은 일반적으로 자비, 사랑, 친절 등 이타주의적 입장에서 타인에게 이득을 주려는 행위이다. 의사는 환자의 부담 등 비용을 고려하여 환자에게 도움이 되는 치료를 해야 한다는 원리이다. 이는 단순한 악행 금지의 차원을 넘어 선의의 간섭주의(parentalism)에 기초하여 적극적으로 환자를 도와주어야 한다는 원리라고 볼 수 있다. 여기에는 대상자에게 이득을 제공하는 적극적인 선행이 이루어지고 행위의 결과에도 효용성이라는 원칙이 적용되어야 한다는 것이다.

(4) 정의(justice)의 원리

이 원리는 의료인들이 의료 자원을 정의롭게 분배해야 한다는 원리이다. 정의란 원칙적으로 공정함(fairness), 평등함(equality), 적절함(appropriate)을 말하며 '각자에게 제 몫을 돌려주는 것'을 의미한다. 정의의 원리는 결국 누가 얼마만큼 피해를 입고 누가 얼마만큼 이득을 얻었으며 궁극적으로 이들 간에 분배가 공정하게 이루어졌는가에 모아진다. 그러므로 의료윤리상의 정의의 원리는 의료 자원은 공정하게 분배되어야 한다는 분배 정의(distributive justice) 문제에 직결된다. 오늘날 의료행위에 있어서 특권층을 위한 우대조치를 없애고 장애인과 약자에 대한 배려를 중시하는 것도 분배 정의를 실현하기 위함이다.

4) 의료윤리의 범주

오늘날 의료인이 지켜야 할 의료윤리의 범주는 점차 확대되고 있다. 의료윤리는 생명의 시작에서부터 끝까지 아래와 같은 세부 주제를 필수적으로 다루어야 할 것이다. 첫째, 생명의 시작과 관련된 주제는 인공 임신중절, 인공수정과 시험관 아기, 태아의 치료, 기형적인 신생아의 치료 등이다. 둘째, 의료 자원의 분배와 관련된 주제는 예산의 분배나 최첨단 의료 장비나 시설의 사용, 환자 정보 동의 등이 포함된다. 셋째, 장기이식과 관련된 주제는 공여자의 권리 보장, 장기의 수요와 공급 확보, 수혜자의 권리, 장기 공급체계 등이 포함되어야 한다. 넷째, 생명공학 발달과 관련된 주제는 유전자 복제, 배아줄기세포 연구, 태아의 유전자 검사, 생체 실험과 동물의 생명 보호 등이다. 다섯째, 죽음과 관련된 주제는 조력 자살, 심폐소생술, 뇌사와 심폐사, 식물인간, 안락사, 호스피스 등 생명의 연장과 치료의 중단에 관련된 주제이다.

5) 의료행위 : 예방 · 진단 · 치료 윤리

(1) 예방

예방(豫防)은 병에 걸리지 않도록 미리 막는 제반 방법을 말한다. 이를 학문적으로 연구하는 분야가 예방의학이다. 예방 방법에는 다음과 같이 여러 가지가 있다.

① 올바른 의식주 생활을 영위해야 한다. 환경오염에 대한 사전 관심과 주의가 요구되며 공기나 수질 오염에 대한 대책이 우선되어야 한다.
② 전염병 예방은 백신 예방 접종이 필수적이다. 세균학의 발달에 따라 이질, 결핵, 콜레라, 페스트, 매독, 에이즈 균의 감염에도 백신 예방주사가 개발되어 있다.
③ 위생학, 공중위생학의 연구와 함께 주변 환경에 대한 소독 등 공중위생을 더욱 강화해 나아가야 한다.

예방에도 윤리적 문제가 대두된다. 예방 접종은 권리인가 의무인가 하는 문제가 바로 그것이다. 예방 접종이 의무화되거나 강제적인 접종은 인권 유린 문제가 발생할 수 있다. 그러므로 오늘날 대부분의 국가는 예방 접종은 의무가 아니라 권장으로 바뀌고 있다. 우리나라의 의료 보험법상의 정기 건강 검진도 의무는 아니다. 또한 환자의 강제 입원이나 격리도 윤리적 법적 문제가 제기될 수 있다. 법정 전염병의 경우는 반드시 격리 입원시켜야 하고, 나병이나 특수 전염병과 같은 질병도 반드시 격리 수용해야 할 것이다.

(2) 진단

의사는 환자의 질병에 대한 정확한 진찰과 진단이 선행되어야 치료 방법을 결정할 수 있다. 진단에는 양방과 한방의 차이가 있다. 양방은 과학적 계량적 검사를 통해 질병을 정확히 진단하려고 한다. 양방에서는 건강 진단을 자주 요구하는데 이는 감염을 방지하기 위한 예방적 조치라는 의미가 강하다. 한방의 진단 방식은 신체의 음과 양, 허와 실 등 사상체질에 기초한 4진(診)을 통해 이루어진다.

① 망진(望診): 환자를 눈으로 보고 진단하는 방식
② 문진(聞診): 환자의 소리, 기침을 귀로 듣고 진단하는 방식(때로는 후각도 이용)
③ 문진(問診): 환자의 증세에 대한 문답을 통해 진단하는 방식
④ 절진(切診): 의사가 손으로 환자에 대한 진맥을 통해 진단하는 방식[맥진(脈診)과 복진(腹診)이 포함됨]

진단과 관련하여 발생하는 윤리적 문제도 있는데, 진단 결과의 고지의 문제에 관한 논쟁이 있을 수 있다.

(3) 치료

치료는 질병으로부터 건강 회복을 위한 모든 의료행위 전반을 말한다. 치료의 수단에는 자연 치유, 식이 요법, 약 처방, 외과적 처치 등이 있다. 치료에도 양방과 한방, 대체 의학의 치료 방식은 다음과 같이 각기 다르다.

① 양방의 치료 방식은 현대 서양 의학의 발달에 따라 질병의 원인을 정확히 진단하여 치료하는 기계론(mechanism)적 입장이다. 즉, 병의 원인을 진단하여 그 원인인 균을 박멸하는 치료법인데 결핵균에 대한 스트렙토마이신 사용과 같은 것이다. 양방에서는 심신의 분리 치료를 원칙으로 하며, 자연치유력을 인정치 않고 물리화학적으로 접근하는 방식이다.

② 한방 치료는 환자의 증상에 따라 그것을 완화시키는 대증요법을 선호하는 생기론(vitalism)적 방식이다. 이 방식은 환자의 미열, 식욕 부진, 만성적인 기침 등 병의 증상(symptom)에 따라 대응 치료하는 방법이며, 심신의 분리가 아닌 통합적 치료 방식이다. 한방은 대체로 생물 고유의 능력인 자연 치유력을 인정한다.

③ 동서의학을 접목한 대체 의학은 인체의 자연 치유력을 증강시키려고 절충하는 입장을 취한다.

오늘날 치료와 관련된 윤리적 문제도 여러 가지가 대두될 수 있다. 여기에는 병자 진찰시의 오진과 치료 시의 과잉진료 문제가 여전히 제기되고 있다. 또한 잘못된 진단과 치료 방식에 의한 환자의 사망사고는 법적 문제로 비화하기도 한다. 또한 치료 과정에서 환자를 실험 대상이나 약물 복용 대상으로 할 경우는 반드시 환자의 동의 절차가 전제되어야 한다. 결국 진찰과 진단 치료 행위에 있어서 의료인은 단순한 의술(medical art)이 아닌 헌신적인 의료(medicine) 행위가 되도록 하는 것이 중요한 과제이다.

3. 생명의료윤리 강령들

1) 뉘른베르크 강령(Nurenberg Code, 1947)

2차 대전 직후 1946년 독일에서는 나치스에 협력한 의사에 대한 재판이 진행되었다. 이 뉘른베르크 강령은 1947년 재판 결과에 따라 의학적 허용 가능한 인체 실험의 조건을 제시하였다. 세계 최초의 이 문헌은 1948년 제네바의 세계의사 총회에서 '제네바 선언'으로 재택되고, 1949년 의료윤리 국제 강령 제정의 토대가 되었다. 주요 골자는 다음과 같다.

① 나치스에 대한 뉘른베르크 재판 결과에 따라 인체 실험 시 피 실험자의 인권을 침해해서 안 된다는 원칙이 포함되어 있다. 즉, 의학 발전, 난치병 치료, 국익을 위해 나치 인체 실험 참여자들의 변명에 대한 답변이 강령에 포함된 것이다.

② 신약 개발과 새로운 기술 적용을 위한 인체 실험의 근본적인 문제도 포함되어 있다. 위험보다

는 많은 이익을 확보한다는 공리주의적 결과론적 사고는 윤리적으로 정당화될 수 없다는 문제점을 제기한 것이다.

③ 실험 참가자의 자발적 동의 등 인권 보장 문제가 포함되어 있다. 실험 참여자에게 충분한 정보제공, 자발적 동의는 필수적 요건이라는 점이다. 실험은 참여자의 법적 능력과 자유로운 선택능력을 갖춘 상태에서 시행되어야 하며, 인체 실험 참여는 강제, 협박, 강요, 억압, 기만, 술책은 엄격히 금지해야 한다는 것이다.

④ 실험 참가자의 보상에 관한 윤리적 보상 원칙이 규정되어 있다. 실험 참가자에 대한 보상의 부족은 착취이며 보상의 과도는 보상의 유혹을 초래하기 때문이다. 여기에는 공동 연구자나 의존적인 관계자의 실험 참여는 원칙적으로 금지하고 있다.

2) 헬싱키 선언(Declaration of Helsinki, 1964)

이 선언은 1964년 18회 세계 의사 총회에서 채택한 의사 윤리 강령이며 그 후 몇 차례 내용을 수정 보완되었다. 2000년 52회 에딘버러 세계의사 총회에서 대폭 수정되었다. 이 선언은 오늘날의 인간 대상 의학 연구의 윤리 원칙(Ethical Principles for Medical Research Involving Human Subjects, 2008) 선언의 토대가 되었다. 이 선언에 포함된 인체 실험을 위한 의사 및 의학 연구자의 윤리적 원칙은 다음과 같다.

① 의학 연구를 위한 인간 대상 실험의 필요성과 그 연구 의의를 확인하였다. 치료적 실험인 임상적 연구와 건강인 대상의 비임상적 연구의 불가피성을 인정한 것이다.

② 피험자의 보호 규정를 명백히 하였다. 피험자에 대한 복리적 배려가 과학적 사회적 이익보다 우선되어야 하기 때문이다.

③ 인격 존중과 환자와 의사간의 의료정보의 설명과 동의라는 규정을 두었다. 의사는 환자의 올바른 판단을 위한 충분한 정보를 제공하고, 환자의 동의하에 치료를 해야 한다는 원칙이다. 피험자에 대한 실험도 자유로운 동의하에 자율의 원리에 따라 시행되어야 한다는 것이다.

④ 이러한 원칙을 보장하기 위한 절차 및 제도를 명시하였다. 업무 관리를 위한 위원회가 설치되고, 가능한 문서로 작성한 실험 계획서의 제출을 의무화하였다.

3) 벨몬트 보고서(The Belmont Report, 1974)

터스키기 매독 연구(Tuskegee Syphilis Study)의 심각성을 인지한 미국 의회는 1974년 7월 12일 국가연구법(National Research Act)를 통과시켰다. 이 법의 통과와 함께 보건복지부 규정(45 CFR 46), 식약청 규정(21 CFR 50)등을 비롯한 연방 규제 법안이 입법되었다. 이 해에 미국 의회는 '생명의학 및 행동 연구에서의 피험자 보호를 위한 국가위원회(The National Commission for the Protection of Human Subjects of Biomedical and Behavior Research)'를 승인하였다. 의회는 이 위원회를 통해 임상시험의 바탕이 되는 윤리원칙을 정의하도록 촉구하였으며, 이 위원회는 1978년 '임상시험의 인간 피험자를 보호하기 위한 윤리원칙과 가이드라인(Ethical Principles and Guidelines for the Protection of Human Subjects of Research)'을 발표하였고 이는 1979년 4월 18일에 '벨몬트 보고서(Belmont Report)'로 발간되었다. 벨몬트 보고서는 '인간 존중(respect for person)', '선행(beneficent)', '정의(justice)', '신의(fidelity)', '악행금지(non-maleficence)', '진실(veracity)'을 여섯 개의 기본 윤리 원칙으로 설정했으며, 이 원칙들 중에서 같거나 유사한 개념이 정리되어 현재 모든 임상시험의 기초가 되는 '인간 존중', '선행', 그리고 '정의'의 세 가지 기본 윤리 원칙들이 제시되었다.

(1) 인간 대상 연구의 윤리적 원칙과 지침

과학 연구는 상당한 사회적 이득을 제공한다. 또한 과학의 발전은 새로운 윤리적 문제들을 제기한다.

가. 시술과 연구의 경계

인간 피험자의 보호를 위해 어떤 점들을 검토해야 하는지를 알기 위해서는 생의학적 · 행동학적 연구와 이미 확립된 요법의 시술 행위를 구별하는 것이 중요하다. 시술은 보통 특정 개인의 복지 증진만을 목적으로 고안 된 의학적 개입을 뜻하지만, 간혹 타인의 복지증진을 위해 한 개인에게 의학적 개입이 행해지든지(헌혈, 피부이식, 장기이식의 경우) 또는 하나의 의학적 개입이 특정 개인의 복지 증진과 동시에 타인에게 이득을 제공하는 두 가지 목적을 가질 수도 있다(접종을 받는 당사자와 사회 일반을 동시에 보호하는 예방접종의 경우). 이런 종류의 새로운 시술은 그것이 안전하고 효과적인지를 검증 받기 위해서 초기 단계 부터 공식적인 연구의 대상이 되어야 한다. 그러므로 전에 없던 방법이 공식적인 연구 프로젝트에 통합되기 위해서는 의료시술위원회(medical practice committees) 등이 필요성을 주장할 책임이 있다. 어떤 요법의 안전성과 효율성을 평가할 목적으로 연구가 계획되었을 때는 연구와 시술은 동시에 이루어진다. 어떤 활동에 연구의 요소가 조금이라도 포함되어 있다면 피험자의 보호를 위해서 그 활동은 검토 대상이 되어야 한다.

나. 기본적 윤리 원칙들

가) 인간 존중의 원칙

인간 존중은 최소 두 가지의 윤리적 신념을 하나로 묶는다. 첫째 인간은 자율적 존재로 취급되어야 하며, 둘째 자율 능력이 부족한 인간은 보호를 받을 권리가 있다는 것이다. 그러므로 인간 존중의 원칙은 두 가지 서로 다른 도덕적 요구로 분리된다. 그 하나는 자율성 인정에 대한 요구이고 다른 하나는 자율성이 부족한 인간에 대한 보호의 요구이다. 자율적인 인간은 자의적으로 자신의 목적을 숙고할 능력 그리고 그 방향으로 행동할 능력이 있는 개인이다. 자율성 존중이란 자율적인 인간의 숙고된 의견과 선택을 그들의 행동이 다른 이들에 게 명백한 피해를 주지 않는 한 방해하지 않고 존중하는 것이다. 자기결정능력은 성장과 더불어 증대되며 어떤 사람들은 질병, 정신이상, 또는 자유가 심하게 제한되는 상황 등으로 인해 이 능력의 전체 또는 일부분을 상실한다. 미성년자와 무능력자에 대한 존중은 그들이 성장해 가는 동안, 또는 그들이 장애를 가지고 있는 동안 보호하여야 하는 원칙이다.

나) 선행의 원칙

사람들을 윤리적으로 대우하는 방식에는 그들의 결정을 존중하고 위험으로부터 보호하는 것 외에도 그들의 복지를 보증하려고 노력하는 방식이 있다. 이때 후자의 대접 방식은 선행 원칙의 범주에 포함된다. "선행(beneficence)"이라는 용어는 엄격한 의무를 넘어서는 친절, 또는 자선을 의미하는 것으로 종종 이해된다. 이 보고서에서는 선행이란 그보다는 좀 더 강한 의미로서, ① 해를 입히지 말 것, ② 가능한 한 이익을 극대화하고 가능한 한 해악을 극소화할 것을 원칙으로 한다.

다) 정의의 원칙

누가 연구에서 생기는 이득을 누리고 누가 그 부담을 감당해야 하는가? 이것은 "분배의 공정성", 또는 "합당한 응분"이라는 의미에서, 정의의 문제이다. 자격이 있는 사람에게 어떤 이득이 정당한 이유 없이 부인되거나 또는 어떤 부담이 부당하게 지워질 때 불의가 발생한다. 정의의 원칙을 이해하는 또 다른 방법은 동등한 것은 동등하게 취급해야 한다는 것이다. 그러나 이 진술은 해설을 필요로 한다. 누가 동등하고 누가 그렇지 않은가? 불균등한 분배를 정당화하려면 무엇을 고려해야 하는가? 부담과 이득의 공정한 분배를 위해 널리 받아들여지는 몇 가지 정식(定式)이 있다. 각 정식은 부담과 이득을 분배할 때 기초로 삼아야 할 관련 속성에 관해 언급하고 있다. 이러한 정식들은 ① 각자에게 똑같은 몫을, ② 각자의 개별적인 필요에 따라, ③ 각 개인의 노력에 따라, ④각자의 사회적 기여도에 따라, ⑤ 각자의 공적에 따라 분배하라는 것이다.

다. 적 용

일반적 원칙들을 연구 수행 과정에 적용하려면 다음 사항들을 고려해야 한다. 충분한 정보에 근거한 동의, 위험/이득 평가, 그리고 연구 대상의 선정이다. 충분한 정보에 근거한 동의서(informed consent)에서 인간 존중은 피험자가 그들의 능력 범위 내에서 자신들에게 일어날 또는 일어나서는 안 될 것들을 선택할 기회를 가져야 함을 요구한다. 이러한 기회는 충분한 정보에 근거한 동의를 위한 적절한 기준이 만족될 때에만 제공된다고 할 수 있다. 충분한 정보에 근거한 동의의 중요성은 의문의 여지가 없지만, 그 동의의 본성과 가능성에 대해서는 많은 논쟁이 있다. 그럼에도 불구하고 동의 절차가 다음 세 요소를 포함해야 한다는 점은 널리 인정된다. 즉, 정보, 숙지, 그리고 자발성이다.

- 정보(information): 대부분의 연구 지침은 피험자에게 충분한 정보를 제공했음을 확인할 의도에서 정보 공개에 관한 구체적인 항목을 가지고 있다. 이 항목들은 일반적으로 다음을 포함한다. 연구절차, 목적, 위험과 예상되는 이득, 대안 시술(치료법의 경우), 그리고 피험자에게 질문의 기회를 주며 언제라도 연구 참여를 그만둘 수 있음을 알리는 내용이다.
- 숙지(comprehension): 정보가 전달되는 방식과 맥락은 정보 자체만큼이나 중요하다. 예를 들어

산만하고 급하게 정보를 제시하여 숙고할 시간을 빼앗거나 질문할 기회를 줄인다면 이 모두는 충분한 정보에 근거한 선택을 할 수 있는 피험자의 능력에 부정적인 영향을 준다. 피험자의 이해능력은 지력, 합리성, 성숙 정도, 언어의 작용이기 때문에 피험자의 능력에 따라 정보 제공 방식을 조절하는 것이 필수적이다. 선택받은 제삼자는 능력이 부족한 피험자의 상황을 가장 잘 이해할 수 있고 그 사람의 최선의 이익을 위해 행동하는 사람이어야만 한다.

- 자발성(voluntariness): 연구에 참여하기로 한 동의는 오직 자발적으로 응했을 때만 효력을 가진다. 충분한 정보에 근거한 동의에 있어서 이 요소는 강압과 부적절한 영향이 없어야 한다는 조건을 요구한다. 강제는 어떤 한 사람이 다른 사람을 순종시킬 목적으로 다른 사람에게 의도적으로 명백한 위협을 가할 때 발생한다.

라. 위험과 이득의 평가

위험과 이득을 평가하기 위해서는 어떤 경우 연구에서 얻고자 하는 것과 동일한 이득을 얻을 수 있는 대안을 포함하여 관련 자료를 주의 깊게 제시해야 한다. 어떤 한 연구가 정당화되려면 위험/이득 평가가 긍정적이어야 한다는 요구는 선행의 원칙과 긴밀한 관계가 있다. 이는 충분한 정보에 근거한 동의를 얻어야만 한다는 도덕적 요구가 주로 인간 존중의 원칙으로부터 도출되는 것과 미찬가지이다.

Florence Nightingale Pledge 나이팅게일 선서

나는 일생을 의롭게 살며 전문 간호직에 최선을 다할 것을 하느님과 여러분 앞에 선서합니다.
I solemnly pledge myself before God and in the presence of this assembly to pass my life in purity and to practice my profession faithfully.

나는 인간의 생명에 해로운 일은 어떤 상황에서도 하지 않겠습니다.
I will abstain from whatever is deleterious and mischievous and will not take or knowingly administer any harmful drug.

나는 간호의 수준을 높이기 위하여 전력을 다하겠으며, 간호하면서 알게 된 개인이나 가족의 사정은 비밀로 하겠습니다.
I will do all in my power to elevate standard of my profession, and will hold in confidence all personal matters committed to my keeping, and all family affairs coming to my knowledge in the practice of my calling.

나는 성심으로 보건의료인과 협조하겠으며 나의 간호를 받는 사람들의 안녕을 위하여 헌신하겠습니다.
With loyalty will I endeavor to aid the physician in his work and devote myself to the welfare of those committed to my care.

(2) 피험자 선정

인간 존중의 원칙이 동의라는 요구사항으로 그리고 선행의 원칙이 위험/이득 평가라는 요구사항으로 표현되듯이, 정의의 원칙은 연구 대상의 선정이 공정한 절차를 거쳐야 하고 그 결과가 공정해야 한다는 도덕적 요구사항을 제기한다. 정의는 사회적 차원과 개인적 차원의 두 차원에서 피험자의 선정과 관련이 있다.

4) 간호사의 윤리 강령: 나이팅게일 선서

나이팅게일(F. Nightingale, 1820~1910)은 간호사로써 크림 전쟁 시 영국군 야전 병원에서 간호활동을 시작하였다. 그는 간호사의 역할은 마음으로부터 '의사의 일'을 돕는 직무로 규정하고 근대 간호사 제도 확립에 크게 기여하였다. 그의 나이팅게일의 맹세는 1893년 미국의 간호학교에서 간호윤리 규정으로 채택되었다. 장 앙리 뒤낭(J. H. Dunant, 1828~1910)은 인도주의 입장에서 적과 아군을 구별하지 않고 부상병의 치료를 주창한 이후 1863년 나이팅게일 등의 협조로 제네바에서 적십자를 창설하였다. 그는 간호 직은 군대와 같은 규율이 요구됨을 강조하였다. 이를 토대로 1953 국제 간호사 협회는 간호 윤리 국제 규율을 제정하였다.그 후 1973년에는 의사와 간호사의 관계, 간호사의 간호 및 다른 분야에서 일하는 사람과 협력적 관계 등을 보충하였다. 그 후 간호사는 치료에 참여하는 모든 사람을 안전하게 보호하기 위한 조치를 의무화하고, 간호의 독자적인 직무 수행을 위해 의료윤리 위원회의 설치를 규정하였다.

학습과제

1. 생명의료윤리는 왜 규제의 성격이 강할까?
2. 뉘른베르크 강령, 헬싱키 선언, 벨몬트 보고서의 공통점과 차이점은 무엇일까?
3. 의료현장의 윤리 문제에서 보수적 입장과 진보적 입장은 대립한다. 사례를 하나 들어보며 설명해 보자.
4. 비첨과 칠드레스의 의료윤리의 네 원칙으로 의료현장에서 발생하는 문제들을 모두 설명할 수 있을까?

○ 참고문헌

1. 고명숙 외.「간호학 개론」. 개정증보 3판. 수문사. 2015.
2. 고수현.「생명윤리학」. 양서원. 2005.
3. 김상득.「생명의료윤리학」. 철학과 현실사. 2000.
4. 이마이 미치오 저. 김일방 외 역.「삶, 그리고 생명윤리」. 서광사. 2007.
5. 김일순 · 손명세 · 김상득.「의료윤리의 네 원칙」. 서울, 계측 문화사. 1999.

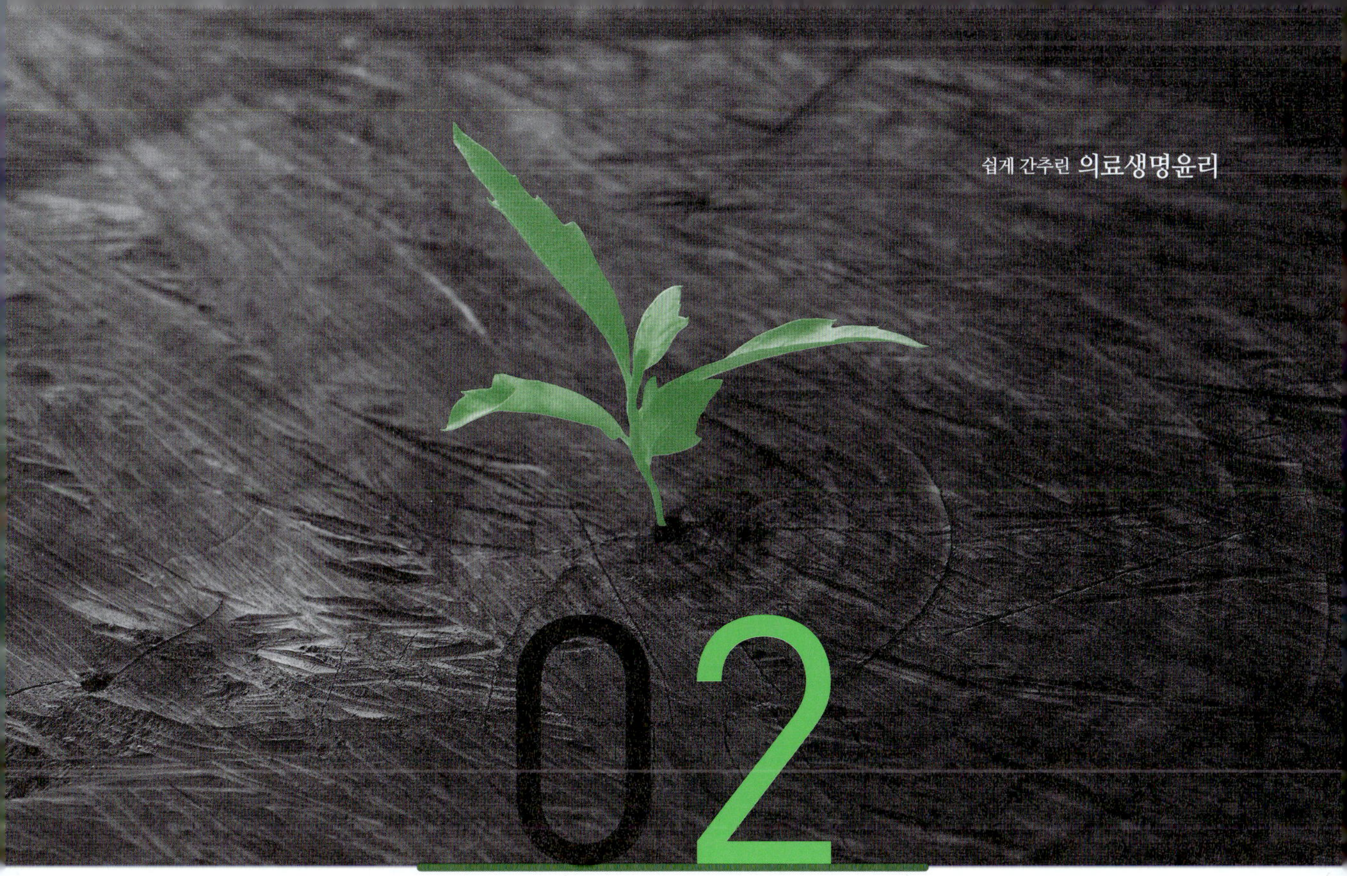

02

생식, 유전자 교정, 제4차 산업혁명 시대의 신기술

Chapter 04

생식기술·시험관 아기·줄기세포·대리모

= 학습목표 =

1. 생식기술의 정의와 그 목적을 설명할 수 있다.
2. 인공수정을 분류하고 각각을 설명할 수 있다.
3. 시험관 아기의 시술과정과 문제점에 대하여 설명할 수 있다.
4. 줄기세포 연구의 허용과 규제에 대하여 생각해 볼 수 있다
5. 대리모의 법률적, 윤리적 문제점에 대해서 생각해 볼 수 있다.

1. 생식기술

1) 불임과 생식기술

불임이란 피임을 시행하지 않은 부부가 정상적인 부부관계에도 불구하고 1년 이내에 임신에 도달하지 못한 경우를 말한다. 이러한 불임은 전 세계적으로 개인의 문제를 넘어 사회적 문제로 인식되고 있다. 미국의 경우 부부의 약 14%가 불임인 것으로 나타나 있고, 우리나라의 경우 2016년 기준으로 약 22만명이 난임 및 불임 진단을 받은 것으로 집계되어 지난 2012년 19만 1천여 명에 비해 14.8%가 증가한 것으로 나타났다.

불임의 원인은 남성 요인, 난소 기능 저하, 난관 손상, 결찰(매듭), 난관주위 유착, 자궁경관과 자궁의 문제, 자궁내막증, 배란 장애, 면역학적 이상, 감염, 심한 전신적 질환 등과 같이 매우 다양하며, 적어도 하나 이상의 원인으로 불임이 이루어진다고 보고 있다. 이 중에서도 약 1/3 정도는 난자의 불량 또는 배란의 불규칙성 또는 무배란에 기인하는데, 이러한 문제는 여성의 나이가 37세를 넘으면 급격히 증가한다.

이렇듯 여러 가지 이유로 임신이 이루어지지 않는 부부들에게 임신의 기회를 높이기 위해 사용되는 기술들을 통틀어 생식기술(생식보조의료; assisted reproductive technology, ART)이라고 한다. 난소로부터 난자를, 고환으로부터 정자를 추출하여 시술이나 과학적 방법을 통해 수정을 시행하는 것이 일반적인 원리이다.

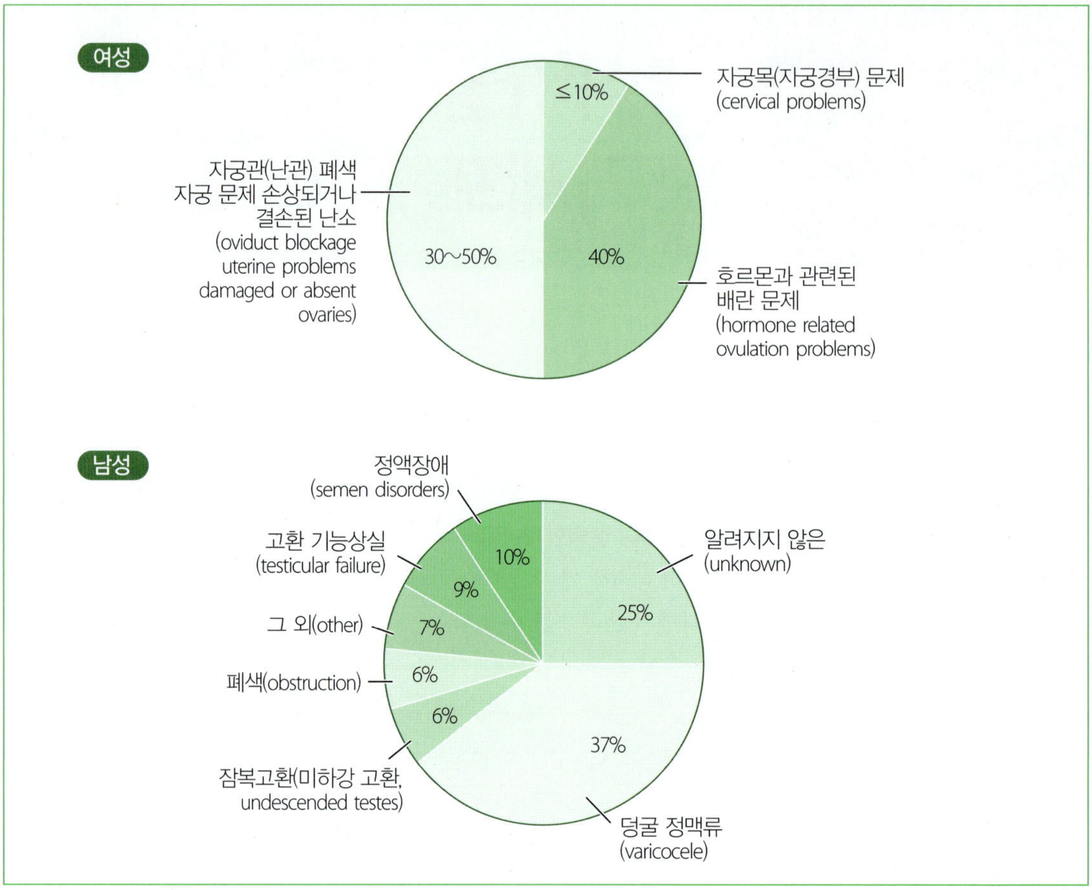

그림 4-1. 불임의 남녀별 원인

최초로 체외수정이 1978년 영국에서 성공한 이후 현재까지 불임을 해결하기 위한 생식기술의 적용과 발전은 날이 갈수록 그 빈도가 커지고 있으며, 생식기술의 필요성이 늘어날수록 기술적, 윤리적 문제점이 함께 제기되고 있다.

2) 생식 기술의 종류

(1) 인공수정의 분류

인공수정(artificial insemination)은 주로 남편의 정자 수가 너무 적은 이유로 인해, 생식활동을 통한 수정이 이루어지지 않을 때, 인위적인 방법을 통해 임신을 유도하는 방법으로, 생식기술 중 처음으로 개발된 방법의 하나이다. 이러한 인공수정은 크게 체내(*in vivo*) 인공수정과 체외(*in vitro*) 인공수정으로 나누어진다.

체내 인공수정의 경우, 인위적인 방법으로 체내에서 수정이 성립될 수 있도록 하는 것이다. '자궁내 정자주입'이 가장 흔하게 사용되는 방법으로, 배란이 일어날 시기에 주사기 등을 이용하여 질이나 자궁에 직접 정액을 집어넣는 방법이다. 남편의 정자를 이용하기 어려운 경우에는, 기증된 정자를 이용하는 공여자인공수정(AID, artificial insemination by donor) 방법이 있는데, 미국의 경우 이 방법에 의하여 매년 20,000명의 아기가 태어난다.

흔히 '시험관 아기'로 알려져 있는 체외 인공수정 방법은, '접합자 자궁관 내 이식술(gamete intra-fallopian transfer, GIFT)'과 '세포질 내 정자주입술(intracytoplasmic sperm injection, ICSI)' 등으로 나누어진다.

(2) 체내 인공수정

① 아내가 난자를 생산하지는 못하지만, 임신이 가능한 경우에는 제3자의 난자를 남편의 정자로 체내 수정시킨 후 발생된 배아를 부인의 자궁에 이식하여 임신을 유도한다.

② 아내가 난자를 생산하지도 못할 뿐만 아니라 임신이 불가능한 경우에는 제3자의 난자를 남편의 정자로 체내수정시킨 후 난자 기증자의 자궁에서 배아가 자라도록 한다.

③ 남편이 정상적으로 정자를 생산하지 못하는 경우에는 제3자의 정자를 부인의 난자로 체내 수정시켜서 부인의 자궁에서 배아가 자라도록 한다.

④ 부부 모두가 정자와 난자를 정상적으로 만들어내지는 못하지만, 아내가 임신이 가능한 경우에는 제3자의 난자와 정자로 체내 수정시킨 배아를 부인의 자궁에 이식하여 자라도록 한다.

(3) 체외 인공수정

① 남편이 정상적으로 정자를 생산하지 못하지만, 아내가 정상적으로 난자를 생산할 수 있는 경우에는, 부인의 난자를 제3자의 정자를 이용하여 체외에서 수정시킨 후 아내의 자궁에 이식한다.

② 남편이 정상적으로 정자를 생산하지 못하고, 아내의 경우 난자는 정상적으로 생산하지만 임신이 불가능한 경우에는, 제3자의 정자를 이용하여 부인의 난자와 체외에서 수정시킨 다음 제3의 여성(대리모)의 자궁에 이식하는 방법이 있다.

③ 아내가 정상적으로 난자를 생산할 수는 있지만 임신이 되지 않는 경우에는, 부부의 난자와 정자를 체외에서 인위적으로 수정시킨 후 발생된 배아를 부인의 자궁에 이식하는 방법을 사용한다.

④ 아내가 임신은 가능하지만 난자를 생산하지 못하는 경우에는, 남편의 정자로 제3자의 난자를 체외에서 수정시킨 후 아내의 자궁에 이식하여 발생을 유도하는 방법을 사용한다.

⑤ 아내가 난자를 정상적으로 생산하지 못할 뿐만 아니라 임신이 되지 않는 경우에는, 제3자의 난

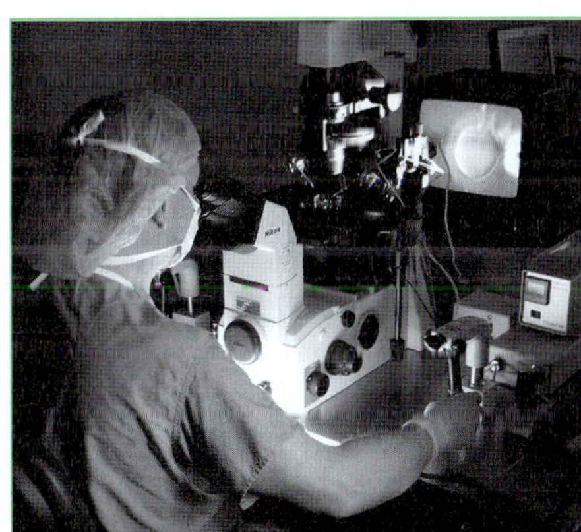

그림 4-2. 정자를 난자에 주입하는 모습

자를 이용하여 남편의 정자로 체외에서 수정시킨 후 제3자(대리모)의 자궁에서 자라도록 한다.

⑥ 부부 모두 정자와 난자를 생산하는 것에는 문제가 없지만 아내가 임신이 불가능한 경우, 부부의 생식세포를 체외에서 수정시킨 후 배아를 제3자(대리모)의 자궁에서 자라도록 한다.

⑦ 부부 모두 정자와 난자를 생산하지 못하지만 아내가 임신을 할 수 있는 경우에는, 제3자들의 정자와 난자를 체외에서 수정시킨 다음 아내의 자궁에 이식하여 발생을 유도한다.

(4) 효용성 및 현황

인공수정을 통한 임신 확률은 체내 인공수정과 체외 인공수정이 각각 10~15% 정도와 25~30% 정도로 보고되고 있으며, 시술의 비용이나 난이도 등은 체외 인공수정이 체내 인공수정에 비해 훨씬 높은 것으로 알려져 있다.

3) 생식기술의 윤리적 문제

불임 부부에게 출산 가능에 대한 희망을 준다는 점에서 생식기술은 장점이나 순기능도 많지만, 문제점이 많은 것 또한 사실이다. 비용이나 임신 성공 확률에 대한 여러 가지 문제점들이 생식기술의 사용에 걸림돌이 되어가고 있다. 이러한 이유 외에도 윤리적인 문제들도 존재한다.

(1) 난자제공자에 대한 배려와 과배란 유도에서 오는 문제점

정자와 난자와 같은 생식세포를 제공하는 사람들에 대한 권리와 의무에 대한 부분은 사회적, 윤리적, 법적으로 명확하게 하여야 하며, 특히 난자 제공자의 경우에는 과배란이라는 과정을 거쳐야 하기 때문에 세심한 주의가 필요하다.

인공수정이나 시험관 아기 시술의 경우, 최대한 많은 난자를 추출하기 위하여 여성에게 과배란 유도 호르몬을 투여할 수 밖에 없다. 문제는 이 호르몬이 육체적인 고통을 줄 뿐만 아니라, 부작용으로 불규칙한 생리주기나 여성생식기계에 심각한 타격을 줄 수 있다는 것이다. 최악의 경우 더 이상 임신을 하지 못하는 경우도 있다고 한다.

(2) 잔여 배아 폐기에 따른 문제점

인공수정이나 시험관 아기 시술 과정에서는 시술에 사용되는 배아 이외의 다수의 배아가 남게 된다. 이러한 잔여 배아들은 다음 번 출산에 대비하여 냉동 보관된다. 이렇게 보관된 배아들은 정해진 기간이 지나고 나면 폐기되어 버리거나 실험용 재료로 쓰인다. 보관되었던 배아 역시 착상을 하였다면 하나의 생명이 될 수도 있었다는 점을 생각하였을 때, 폐기나 연구에 활용된다는 것에 대한 윤리적인 문제를 야기할 수밖에 없다.

또한 폐기 또는 연구에 활용되는 배아는 반드시 그 배아에 대한 소유권을 가지고 있는 사람들의 동의를 구하여야 한다. 이 때 만일 부부의 어느 한 쪽이라도 거부를 하거나, 이혼과 같은 사유로 단독으로 배아의 운명을 결정하려고 하는 것에 대한 문제도 짚고 넘어가야 할 것이다.

(3) 대리모 문제

인공수정과 같은 시술에는 대리모를 필요로 하기도 한다. 이러한 대리모를 통한 출산은 법적, 사회적, 윤리적으로 많은 문제점을 가지고 있다. 뿐만 아니라 여성이 출산을 위한 도구로 전락되기도 하며, 고귀하여야 할 생명 탄생의 과정에 금전 거래가 오고가는 등의 문제점을 가지게 된다.

2. 시험관 아기

1) 시험관 아기의 정의

앞서 생식기술에서 언급하였듯이, 불임 및 난임을 해결하기 위한 여러 방법 중 하나로 시험관 아기 시술이 널리 시행되고 있다. 즉, 배란된 난자가 자궁관에서 수정이 되고, 수정란이 자궁에 착상하여 발생과정을 거쳐서 출산을 하게 되는 일반적인 과정이 여러 이유로 어려운 경우 시험관 아기 시술과 같은 방법을 통해 출산을 유도하여 불임을 해결하고자 한다.

1978년 영국에서 최초로 시도된 시험관 아기 시술(*in vitro* fertilization, IVF)은 여성의 난소에서 배란 전의 성숙한 난자를 체외로 채취하고, 인위적으로 채취한 남성의 정액과 함께 시험관(배양접시)에서 수정시킨 후, 수정란을 4~5일 정도 배양하고 다시 여성의 자궁 내로 이식하여 임신이 성립되도록 하는 시술을 말한다. 우리나라의 경우는 1985년에 서울대병원에서 최초의 시험관 아기가 임신되었고, 같은 해에 제왕절개 분만을 통해 첫 시험관 아기가 쌍둥이로 태어나게 되었다.

2) 시술 과정

시험관 아기 시술을 위해서는 첫 번째로 인위적인 과배란을 유도하는 것이다. 여성에게 생식샘자극호르몬분비호르몬을 주사하여 한번에 여러 개의 난자를 채취하도록 한다. 난자를 채취한 당일에 남편의 정액을 채취하고, 이로부터 활동성이 좋은 정자를 골라내어 난자와 함께 시험관이나 배양접시에서 수정을 유도한다. 만일 수정이 이루어지지 않으면 세포질 내 정자주입술을 시도하기도 한다. 현미경을 통해 수정란이 형성되었는지 확인 후 새로운 배양액에 넣어 약 4~5일 정도 난할을 거듭할 수 있도록 배양한 후 다시 여성의 자궁 안으로 이식을 시킨다. 시술 후 약 12일 정도가 지나고 나면 혈액 검사를 통해 임신 여부를 확인할 수 있다.

3) 시술과정의 부작용

시술과정 중 인위적으로 많은 난자를 채취하기 위한 과정이 필요하다. 이 과정에서 개인의 차이가 존재하기는 하지만, 인위적인 과배란 유도로 인하여 난소가 비대해지면서 복부에 물이 차는 '난소 과 자극 증후군'이 생길 수 있다. 이 경우 잘못하면 폐에 물이 차게 되어 호흡곤란을 동반하며 입원치료를 받아야 할 수도 있으므로 주의를 요한다. 또한 시술 비용이 비싸고 가끔 약에 대한 부작용이 생길 수 있다는 단점이 있다.

4) 시험관 아기 시술의 문제점

시험관 아기 시술 과정에서 임신의 확률을 높이고, 건강한 수정란을 획득하기 위하여 한번에 많은 난자를 채취하고 시험관 내에서 많은 정자들과 함께 수정을 유도하게 된다. 이 과정 중에서 다수의 배아(수정란)들이 형성될 수 있으나 실제 시술에 사용되는 배아는 한정되어 있다. 시술에 사용되지 않은 배아들을 '잔여 배아'라고 부른다.

생명윤리법에 따르면 배아 역시 하나의 생명체로 발생될 수 있기 때문에 임신 외의 목적으로 배아를 생성하여서는 안되며, 같은 이유로 인위적으로 배아를 얻는 과정에서 금품이 오가거나 특정한 성(性)을 선택하여서도 안 된다. 또한 생명윤리법 제29조(잔여배아 연구)에 따르면, 배아의 보존기간이 지난 잔여배아는 발생학적으로 원시선(原始線)이 나타나기 전까지만 체외에서 필요한 연구 목적으로 이용될 수 있다. 또한 예외 조항으로 국가위원회의 심의를 거쳐 대통령령으로 정하는 연구는 가능하다. 일반적으로 잔여배아의 보존 기간을 5년으로 정하고, 이 기간이 지나고 나면 대부분 폐기하거나 연구용으로 사용하게 된다. 이 과정에서 생명체로 발생할 수 있는 배아를 폐기 또는 희생시킨다는 윤리적인 문제점이 대두되고 있다. 그 외에도 한 번 시험관 아기 시술을 시행할 때마다 지불해야 하는 약 200~400만원 가량의 비용 역시 문제점으로 대두되며, 고령의 여성들이 시술을 받을 경우 감염이나 골반 장기 손상, 출혈과 같은 건강상의 문제가 생길 수도 있다.

3. 줄기세포

1) 줄기세포의 정의와 그 종류

수정란은 자궁에 착상될 때까지 분열을 거듭하는데 이를 난할이라고 한다. 이렇게 난할이 진행되기 시작한 배아의 초기 단계의 세포들은 다양한 조직과 기관으로 발생할 수 있는 능력을 가지고 있다. 이러한 세포가 특정 기간이 되어 심장이나 신경, 혈관과 같은 다양한 기관으로 분화할 수 있는 세포를 줄기세포(stem cell)라 한다.

세포가 정해진 기능에 맞는 형태와 특징으로 변화하는 과정을 분화(分化)라고 한다. 앞서 말한대로 수정란이 난할되어 충분한 수의 세포로 분열되고, 각각의 세포가 심장, 신경, 피부, 근육, 뼈, 혈구 등 다양한 세포로 변화하는 과정이 바로 '분화'라고 할 수 있다.

그러므로 줄기세포는 인체의 다양한 세포와 조직으로 분화할 수 있는 능력을 가진, 아직 분화되기 이전의 세포인 '미분화'세포를 말하는 것이다. 미분화 세포는 환경이나 조건을 적절히 가하면, 원하는 세포나 조직으로 분화하는 것이 가능하기 때문에 손상된 세포나 조직을 재생하게 하는 재생의학 등에 응용할 수 있는 분야이고, 그러한 이유로 연구가 활발히 진행되고 있다.

줄기세포를 확보하는 방법은 여러 가지가 있으나 최근까지 주로 배아줄기세포(embryo stem cell)가 연구에 이용되어 왔다. 수정된 후 분열이 활발히 진행되는 착상 이전 상태의 줄기세포를 배아줄기세포라고 하는데, 이 시기의 줄기세포는 이론적으로 어떠한 세포나 조직으로도 분화가 가능하기 때문에 효용성이 가장 높은 것으로 알려져 있어서 재생의학의 핵심연구 대상으로 간주한다. 뿐만 아니라 배아복제에 대한 기술과 이론이 발전한다면, 이를 이용하며 손상된 장기나 신체 부분을 배아줄기세포 하나로부터도 충분히 재생시킬 수 있다고 판단하고 있기 때문에, 이식용 장기의 공급이 부족한 현재의 상황을 완화시킬 수 있다는 기대를 가지게 한다. 그러나 배아도 인간으로 간주할 수 있다는 점과 그 자체가 이후 개체로 분화될 수 있다는 점에서 윤리적인 논쟁의 대상이 되는 것도 사실이다.

이러한 문제점들을 해소하기 위하여 배아가 아닌 성체에서 줄기세포를 찾으려는 연구도 활발하게 진행되고 있다. 성체줄기세포(adult stem cell)라고 불리우는 줄기세포는 1960년대, 골수에서 조혈모세포를 발견하면서부터 연구가 시작되었으나 이미 분화가 이루어지고 난 성체에서 얻는 것이기에 배아줄기세포에 비해 그 종류가 한정되어 있고, 분화 능력이 낮기 때문에 활용 범위가 좁으며, 필요한 만큼 충분한 양을 얻을 만큼의 증식이 어렵다는 등의 단점을 가지고 있다. 그러나 골수나 태반, 탯줄과 같은 곳에서 추출하여 배아를 사용하지 않는다는 점에서 배아줄기세포가 가지는 윤리적인 문제점을 해소할 수 있다는 장점을 가지고 있다. 최근 들어서는 제대혈, 즉 분만 아기의 탯줄에서 얻은 혈액이 조혈모세포와 간엽줄기세포가 다량으로 들어 있어서 줄기세포로서 활용하기에 적합하다고 여겨지고 있다.

줄기세포 연구의 또 하나의 관심사는 유도 만능줄기세포(induced pluripotent stem cell, iPS)이다. 피부 세포를 추출하여 유전자 조작을 통하여 세포의 초기 단계로 되돌리는 소위 '역분화 줄기세포'를 유도 만능줄기세포라고 하는데, 피부 세포만 역분화시켜 생성하기 때문에 윤리적 문제가 전혀 제기되지 않는다는 장점이 있어서 이에 대한 연구는 앞으로 계속 확대될 것으로 전망하고 있다.

2) 줄기세포 복제의 방법

발생학적으로 인간의 수정란이 수정 후 난할을 거쳐 자궁에 착상하는 시기인 약 14일 정도부터 기관이 형성되어가는 8주까지를 배아기(embryonic period)라고 부르며, 이후부터는 이미 형성된 기관과 신체부위가 자라는 태아기(fetal period)라고 부른다.

배아줄기세포 복제의 경우 복제양 돌리와 같은 개체복제와 기술적으로는 유사한 점을 가지기는 하나, 완전히 분화되기 이전의 배아줄기세포를 얻어서 분화되어가는 과정을 연구하려는 것이다. 다시 말하면 배아줄기세포에서 말하는 '배아'는 엄밀히 말했을 때 착상 후의 배아를 말하는 것이 아니라 착상 이전의 수정란을 말한다. 일반적으로 수정부터 원시선이 출현하는 수정 후 약 14일(2주) 이전까지의 배아를 전배아(pre-embryo)라고 부르는데, 배아줄기세포에서의 배아는 바로 착상 이전까지의 전배아 상태를 의미하는 것이다.

배아의 형성 과정은 발생학 뿐만 아니라 임상의학 및 기초 생물학의 발전에 매우 중요하기 때문에 많은 학자들이 여기에 관심을 보이고 있다.

3) 줄기세포 연구의 기술적 과제

실제로 줄기세포를 치료에 적용하기 위해서 해결할 과제로 대표적인 것은 다음과 같다.

① 줄기세포를 확립하는 것이다. 여기에는 기술적인 문제뿐만 아니라 앞서 언급한 윤리적인 문제가 해결되어야 한다.

② 줄기세포 분화의 메커니즘을 정확하게 알아내야 한다. 배아 시기의 각 세포들이 고유의 기능을 가지기 위해 분화하는 과정에는 고유의 환경과 조건이 필요하다. 따라서 원하는 세포와 조직으로 분화시키기 위한 환경과 조건을 알지 못한다면 치료 목적에 활용할 수 없다.

③ 분화시킨 줄기세포를 임상에서 문제없이 적용할 수 있어야 한다.

4) 줄기세포 연구의 윤리적 문제점

개체복제만큼이나 전 세계적으로 뜨거운 윤리논쟁을 불러일으키는 것이 줄기세포를 얻기 위한 배아복제이다. 배아복제를 통한 배아줄기세포의 확보는 각종 난치병을 치료하는데 있어서 획기적인 계기가 될 수 있으며, 이식용 장기의 심각한 부족현상을 해소할 수 있는 장점이 있어서 배아복제에 대한 연구가 경쟁적으로 진행되고 있다. 이러한 의학적, 산업적, 과학적 이득을 현실화하기 위해서는 해결되어야 할 윤리적, 법적, 사회적 문제는 다음과 같다.

① 배아줄기세포 복제의 연구 허용 근거는 세포의 분화가 일어나기 이전 단계인 수정 후 14일 이내의 인간 배아는 아직 원시생명선이 나타나기 이전이기 때문에 생명체로 간주되지 않는다는 점이다. 그러나, 종교적 특히 기독교적 관점에 인간의 생명은 수정되는 순간부터 시작되는 것이므로 수정 후 14일 이내의 배아라 하더라도 이를 생명체로 간주해야 한다는 주장도 설득력이 있으며, 이에 의하면 인간 배아의 연구는 결국 인간을 실험 대상으로 삼는 것이 된다. 더욱이 배아복제연구는 하나의 개체를 어떠한 목적의 대상과 수단으로 삼는 것이기 때문에 허용할 수 없다는 입장을 보이고 있다. 물론 '인간 생명의 시작을 언제로부터로 보는 것인가'하는 것은 오랜 시간 동안 논쟁의 핵심에 서있던 문제로서 수많은 과학자와 이론가들이 여러 학문적 입장에서 풀어왔지만 아직도 해답을 얻어내지 못하였다. 따라서 연구의 자유를 박탈당할 수 없고, 배아복제를 통해 난치병이나 불치병을 치료할 수 있는 의학적 이득과 장기수급 해결이라는 사회적 문제를 해결할 수 있는 배아복제 연구를 포기할 수 없다는 연구지지자들과 생명의 존엄성과 생명의 신비를 지키려는 연구 반대자들 간의 배아복제에 대한 윤리적인 논쟁과 자율 및 규제의 움직임이 매우 복잡한 실정이다.

② 배아복제 연구가 자칫 인간복제로 이어질 수 있다는 점에서 배아복제를 금지시켜야 한다는 주장도 제기되고 있다. 인간복제를 허용하지 않은 채 배아복제만을 허용하였을 때 배아복제를 표면으로 인간복제에 대한 연구와 복제를 실행할 수 있다는 것이다.

③ 배아복제가 허용이 되고 그 기술의 발달로 이식용 장기가 생산된다고 하더라도 이러한 과학적 성과가 필요로 하는 모든 사람들에게 과연 아무런 차별과 제한 없이 제공될 수 있을까 하는 것이다. 배아복제와 같은 첨단의학으로 만들어진 이식용 장기 역시 당분간은 허용이 된다 하더라도, 소외된 계층에게까지 돌아가기는 힘들 것으로 생각된다. 만일 그렇다면 배아복제에 의한 장기 역시 돈과 사회적 권력에서 소외된 계층에게는 또 다른 차별로 다가갈 것이 분명하다는 점도 제기되고 있다.

5) 연구의 허용 범위

찬성과 반대의 논쟁으로 줄기세포에 대한 연구를 중단하여야만 할 것인가하는 점도 생각해 볼 필요가 있다. 인류 복지와 건강을 위한 재생의학적 측면에서 보았을 때, 윤리적인 문제를 감안하여 대안을 찾고, 범위를 명확하게 하여 규제할 것은 규제하고 허용할 것은 허용하여 과학이 우리에게 희망으로 다가올 수 있도록 노력하어야 한다는 주장이 힘을 읻고 있다. 그 좋은 예가 배아를 이용하지 않은 성체 줄기세포 연구이다. 성체 줄기세포는 배아복제를 통한 줄기세포의 사회적, 윤리적 논쟁을 피할 수 있는 방법이 될 수 있을 것이라 생각된다. 로마 교황청에서도 인간 배아의 의학적 연구의 대안으로 탯줄과 태반을 통한 연구를 지지하고 있다. 태반과 탯줄에도 제대혈에 포함된 조혈모세포가 포함되어 있어서 윤리적인 문제점 없이 줄기세포 연구가 가능하다는 이야기이다.

6) 줄기세포와 생명윤리법 규제

2005년 제정된 '생명윤리법'은 생명복제와 같은 생명과학 연구가 야기할 수 있는 윤리적인 사안들에 대한 규제를 다루고 있다. 생명윤리법에 따르면 배아줄기세포주는 한정된 연구 목적으로만 이용할 수 있으며, 체외수정으로 생성된 배아 중 임신 목적으로 이용하고 남은 배아인 잔여배아 연구 범위를 난임치료 등 22개 질환으로 한정하고 있다.

2005년 황우석 박사의 '줄기세포 논문조작' 사태 이후 대한민국 내에서의 인간 배아줄기세포 연구는 엄격히 제한되어 왔다(부록의 생명윤리법 제33조, 34조 및 35조 참조). 그러나 2018년 현재, 정부가 '생명윤리법' 규제를 완화할 움직임을 보이면서 줄기세포치료에 대한 연구와 윤리문제가 다시금 수면 위로 떠오르고 있다. 지금까지의 규제로 인해서 연구가 다른 나라에 비해 뒤처져 왔기 때문에, 국가 경쟁력 확보 차원에서 규제완화가 필요하다는 관련 학계의 요구와 함께 사회윤리적 범위와 약속에 대하여 다시 정의내릴 필요성이 대두되고 있다.

4. 대리모

1) 정의

대리모(surrogate mother)란, 불임을 해결하기 위한 시술과정 중에서 남편의 정자를 제3자인 여성에게 인공 수정하여 자식을 낳게 할 때의 제3자인 여성을 말한다. 대리모를 통해 태어난 아기의 경우 불임 부부의 양자가 되기 때문에 법률적으로나 윤리적으로 많은 문제점을 가지게 된다. 뿐만 아니라 대리모가 아기를 부모에게 주지 않거나 또는 장애아가 태어나는 경우 등에도 문제가 생긴다.

2) 대리모의 현황과 유형

(1) 현황

현재 미국과 캐나다, 멕시코는 지역에 따라 대리모를 합법화하고 있고, 영국과 호주, 그리스, 러시아, 우크라이나, 아일랜드, 인도, 태국, 베트남 등의 국가에서는 대리모가 합법으로 인정받고 있다. 그러나 우리나라를 비롯하여 일본, 중국, 프랑스, 이탈리아, 독일, 스페인 등은 대리모를 법적으로는 금지하고 있다. 그럼에도 불구하고 상업적인 대리모도 나타나고 있으며, 대리모를 통한 출산이 불법이 아닌 나라에서 그 나라의 여성을 통한 출산을 시도하는 경우가 있다.

(2) 대리모의 유형

대리모에도 여러 가지 유형이 존재하는데, 크게 다음의 4가지 유형으로 나누어진다.

① 남편의 정자와 아내의 난자를 체외 수정한 후 대리모에게 주입, 착상하여 임신을 유도하는 경우, 이때의 대리모는 임신의 장소를 제공하는 순수 대리모가 된다.

② 대리모에게 남편의 정자를 체내 수정하여 출산을 유도하는 경우로서, 이 때 대리모는 난자와 임신의 장소를 제공함으로써 유전적, 생물학인 어머니가 된다.

③ 제3자가 제공한 난자와 남편의 정자를 체외 수정한 후 대리모에 착상시켜 출산한 경우, 난자를 제공한 유전적인 어머니와 임신 출산한 어머니가 모두 다른 경우가 된다.

④ 제3자가 제공한 정자와 부인의 난자를, 체외 수정을 한 후 대리모에게 착상시켜 임신 후 출산을 유도하는 경우로서, 매우 복잡한 문제를 야기하게 된다.

3) 친권에 대한 법률적 문제

대리모의 경우에는 임신과 출산 과정에서 심경의 변화를 일으켜 출산한 아이를 자신이 키우겠다고 주장하여 법률적인 문제가 되는 사례가 종종 있다. 최근 국내 법원은 대리모를 통해 자녀를 얻는 경우, 민법상 친모는 대리출산을 의뢰한 부부가 아니라 낳아준 대리모라는 판결을 내려 주목을 받았다.

2006년 8월 결혼한 한 부부가 국내 한 대학병원을 통해 대리모를 통한 출산을 계획하고, 2016년 7월

이 병원에서 부부의 정자와 난자로 생성된 수정란을 대리모에게 착상한 후 이듬해 3월 미국의 한 병원에서 딸을 출산하였고, 미국 병원이 발행한 출생증명서에는 대리모가 엄마로 기재됐다. 대리모로부터 아이를 인계받은 부부는 같은 해 7월 구청에 딸의 출생신고를 하면서 출생신고서의 '모(母)'란에 부인의 이름을 기재하였으나, 출생신고서와 미국 병원의 출생증명서에 기재된 엄마의 이름이 일치하지 않다는 이유로 구청이 출생신고를 수리하지 않았고, 이에 부부는 소송을 내게 되었다. '가족관계등록법이 정한 바에 따라 출생신고서에 출생증명서를 첨부했다'며 '생명윤리법이 금지하는 영리목적의 대리모 계약도 아니고, 또 부부의 수정란을 착상하는 방법에 의한 대리모는 법률상 금지된 것이 아니다'라고 주장하였다. 재판의 결과, 부부의 수정란을 대리모에 착상해 출산한 아이는 그 부부의 친생자로 출생신고를 할 수 없다는 판결이 나왔다. 현행 민법상 부모자 관계를 결정하는 기준은 '모(母)의 출산'이라는 자연적 사실에 기반하고 있어 이를 함부로 바꿀 수 없다는 취지다. 대리모를 통해 낳은 아이는 양자 입양 등을 통해 부모자 관계를 형성하고 법률상 지위를 보호하면 된다는 것이다. 특히 법원은 이번 판결에서 대리모 계약은 현행법상 허용되지 않아 무효라고 선언하였다. 이는 민법상 부모의 결정 기준은 '엄마의 출산'이라는 자연적 사실이라며 수정체 제공자를 부모로 인정할 경우 여성을 출산에만 봉사하게 하는 결과를 초래할 수 있다고 본다는 점을 근거로 하고 있다.

이렇듯 대리모를 통한 출산은 앞서 언급한 부모를 누구로 할지라는 문제일 뿐만 아니라, 아이의 국적, 양육권, 상속권과 같은 법률적인 문제를 내재하고 있어서 가족이라는 개념을 해칠 수 있다는 주장도 있다.

4) 대리모의 윤리적 문제점

(1) 낙태

대리모를 통한 임신 과정 중에 태아에게 문제가 있거나, 출산 후 기형아임을 알게 되면, 의뢰한 부부측에서 이 아이를 낙태하거나 버릴 가능성이 크다.

실제로 2014년 호주의 한 부부가 대리모를 통한 출산으로 태어난 두 아이 중 한 아이가 다운 증후군이라는 사실을 알게 되어, 정상적인 한 아이만을 데려가는 사례가 있었다. 이처럼 기형아임을 인지하여 낙태를 요구하거나 출산되었을 때, 그 책임의 소재에 대한 논쟁이 있을 수 있으며, 의뢰한 부모측에서 그 아이를 자신의 아이로 받아들이지 않기로 결정했을 경우 더욱 심각한 문제가 생기게 된다. 또한 태국의 경우는 법을 악용하여 태국 여성을 대리모로 하여 출산을 한 후 기형이 있는 아이가 태어나자, 버려둔 채 돌아가버리는 경우가 많아지자, 법적으로 대리모 출산을 금지시키기도 하였다.

(2) 거래되는 생명의 단생

우리나라의 생명윤리법에서는 생식세포의 매매와 경제적 이익을 목적으로 하는 대리모 출산을 금지하고 있다. 일반적으로 대리모는 금전적인 이익을 목적으로 출산을 하는 것이기 때문에, 생명 탄생의 과정에 금전적인 관계가 개입된다는 점은 윤리적으로도 문제가 있다는 지적이 우세하다.

(3) 기 타

앞에서 언급한 문제점 이외에도 대리모가 될 여성의 건강이나 기본적인 권리의 상실과 같은 것들도 해결해야 할 문제점이라고 할 수 있다.

학습과제

1. 생식기술의 정의와 종류에 대하여 설명하시오.
2. 시험관 아기의 문제점에 대하여 설명하시오.
3. 줄기세포의 장점과 해결해야 할 윤리적 문제점을 열거하시오.
4. 대리모의 윤리적 문제점을 나열하시오.

○ 참고문헌

1. 배한동. 새로운 생명윤리. 도서출판 신우. 2017.
2. 서울대학교병원 의학정보. http://www.snuh.org/
3. 고명숙 외. 간호학 개론. 수문사. 2015.
4. 생명과학대사전. 도서출판 여초. 2014.
5. 유민 외. 과학과 인간생활. 교우사. 2003.
6. 김현주 외. 인체생물학. JMK. 2018.
7. 생명윤리 및 안전에 관한 법률. 국가법령정보센터 홈페이지.
8. 과학용어사전. 뉴턴코리아. 2010.
9. 고수현. 생명윤리학. 양서원. 2013.

Chapter 05

유전자 조작·교정과 생명윤리

= 학습목표 =

1. 유전자 조작이란 무엇인지 설명할 수 있다.
2. 유전자 치료란 무엇인지 설명할 수 있다.
3. 유전자 가위와 유전자 편집 기술에 대하여 설명할 수 있다.
4. 인간 유전자 편집 연구를 허용하자는 입장과 규제하자는 입장의 각 논거를 설명할 수 있다.
5. 인간 유전자 편집 연구의 허용과 규제에서 어떻게 합리적인 선택에 도달할 수 있는지 생각해 본다.

1. 유전자 조작, 유전자 교정·편집의 기술적인 배경

1) 생명공학과 유전공학

생물이나 그 일부분을 변형함으로써 인간에게 이로운 산물이나 작용을 만드는 것이 생물공학이다. 생물체의 유전자를 조작하여 생물의 형질이나 가치를 바꾼다. 이 시대의 생명공학은 눈부시게 발전하고 있지만 인간은 이미 기록된 역사 이전부터 생명공학을 무의식적이고 경험적으로 사용해왔다. 아주 옛날부터 빵, 맥주, 간장 등을 만들기 위해 미생물을 사용해왔고, 교배와 선택을 통해서 작물과 가축을 인간에게 유익한 방향으로 변형시켜왔다. 작물의 경우 생산량이 많거나 질 좋은 열매가 열리는 식물의 씨앗을 긴 세대를 거쳐 선택하였으며, 가축의 경우 교배를 통해 가장 좋은 자손을 선택하였다. 이를 역사적으로 구생명공학으로 볼 수 있다. 1970년대에 등장한 유전공학 기술은 신생명공학을 탄생시켰다. 유전자를 조작하여 직접 변형시키는 유전공학 기술은 의학이나 생명과학의 모든 분야에 큰 영향을 미쳐서 획기적인 진보를 가져왔다. 신생명공학은 유전공학과 분자생물학의 발전과 더불어 매우 빠른 속도로 발전하였다.

1960년대와 1970년대에 유전자재조합의 기본적인 기술이 확립되고 유전자 클로닝이 일반화되면서 본격적인 생명공학 시대가 열렸다. 유전자 조작을 거친 첫 약물로 1982년 제넨테크(Genentech)사는 재조합 의약품 인슐린인 휴뮬린(Humulin)을 출시하였다. 이후 유전공학 기술에 의해 포유동물, 식물 등을 대상으로 하는 형질전환 생물체가 제작되었고, 1990년대에는 체세포 유전자 치료법이 미국 식품의약품국(FDA)에 의해 최초로 승인되었다.

스코틀랜드 로즐린연구소는 6살 된 암컷 양의 유방 세포에서 핵을 꺼내 다른 양의 수정란의 핵을 제거하고 그곳에 집어넣어서 1996년 7월 5일 복제양 돌리를 탄생시켰다.

2003년에는 인간 게놈 프로젝트(human genome project, HGP)가 완성되면서 인간의 모든 유전자에 대한 정보를 밝혀져서 인간의 질병에 대한 진단법과 맞춤형 치료제 개발에 길을 열어 주었다. 2010년에는 미국의 존 크레이그 벤터(John Craig Venter) 연구그룹이 인공적으로 합성한 유전체를 Mycobacteria 속에 넣는데 성공하여 최초로 인공세포를 만들었다.

유전자 조작과 생명공학은 의학에 큰 영향을 미쳐서 치료용 단백질(호르몬제, 조절단백질 등), 태아의 유전적 검사, 백신, 질병 확인을 위한 면역 진단과 DNA 탐침, 유전자 치료 등 전방위로 적용된다. 유전자 조작의 산업적 이용 분야로는 ① 단백질의 대량생산, ② 백신개발, ③ 혈액응고인자 치료제 대량생산, ④ 새로운 항생물질의 생산, ⑤ 유전병 환자의 원인규명과 치료제 개발, ⑥ 유용한 유기화합물 생산, ⑦ 효소의 대량생산, ⑧ 품종 육종, ⑨ 발효공정의 개선 등이 있다.

(1) 유전자 조작

유전자는 생명체의 근원이자 특징을 결정하며 모든 생명체의 DNA는 구조와 구성이 본질적으로 동일하다. 이것이 여러 생물체에 유전공학을 적용할 수 있는 기반이다. DNA 재조합은 유전자를 분리하고, 변형하고, 재생하는 기술을 말한다. 생물체로부터 DNA를 분리하여 필요한 DNA 절편으로 만든 다음 이를 유전자 운반체인 벡터(vector)와 결합한 후 숙주세포에 주입한다. 이렇게 만들어진 인위적인 미생물, 식물, 동물 등의 생명체를 유전자 조작 생물체라 부른다.

유전자재조합은 유전자클론에 여러 가지 변경을 가하여 의도적으로 유전자 기능을 조작하는 기술이다. 동물에 대한 유전자 조작의 대표적인 예로는 유전자 기능 해석을 위해, 특정 유전자 클론을 생쥐의 수정란에 주입한 형질전환생쥐(trangenic animal) 혹은 유전자 기능을 결손시킨 유전자제거생쥐(knockout mouse)가 있다. 사람에 대한 유전자 조작으로는 유전자클론을 환자에게 주입하여 치료하는 유전자 치료(gene therapy)가 있다.

(2) 유전자 치료

유전자 치료는 '유전자의 이상(돌연변이)으로 인하여 발생하는 질환을 치료하기 위하여 정상 유전자(야생형)를 환자에게 도입하여 치료하는 방법'이다. 두 가지 방식이 있는데 체내(*in vivo*) 방식은 생체에 직접 유전자를 도입하고, 체외(*ex vivo*) 방식은 환자의 세포를 얻어서 외부에서 유전자를 도입한 후에 환자에게 다시 주입하는 방식이다. 유전자 치료가 체세포를 대상으로 행해지면 치료법이 영구적이지 않고 당대에 국한되는 반면 생식세포를 대상으로 행해지면 결과가 자손까지 유전되므로 윤리적으로 심중한 고려대상이 된다.

유전자 전달을 위해서는 벡터가 필요한데 초기에는 아데노바이러스가 사용되었으나 독성과 면역

반응 유발로 다른 바이러스나 유전자 투여방식을 사용한다. 유전자 치료를 위해서는 유전자의 기능과 조절에 대한 충분한 이해가 선행되어야 유전자 치료제를 환자들에게 적절히 적용할 수 있다.

2) 유전자 조작, 편집을 위한 유전자 가위

유전자 가위는 유전자 조작을 위하여 유전자를 절단하기 위하여 쓰이는 도구이다. 넓은 의미로 보아서 최초의 유전자 가위는 1970년대에 개발된 제한효소라고 할 수 있다. 그러나 유전자를 원하는 자리에서 정확하게 편집할 수 있는 보다 정교한 유전자 가위는 2000년대에 들어서 개발되었다. 현재까지 개발된 유전자 가위는 등장 순서에 따라, 1세대로는 징크핑거 뉴클레이즈(Zinc Finger Nucleases(ZFNs))가 있으며, 2세대로는 탈렌(Transcription Activator-Like Effector Nucleases(TALENs))이 있고, 그 다음이 3세대로 크리스퍼(CRISPR-Cas9)이다.

징크핑거와 탈렌은 단백질이 DNA를 인식하지만 크리스퍼는 작은 RNA가 DNA 염기 서열을 인식한다. 그리고 징크핑거와 탈렌에서 사용된 제한효소인 FokI 대신에 크리스퍼에서는 Cas9 단백질이 DNA를 자른다. RNA를 사용하므로 결합특이성은 단백질 대 염기가 아닌 염기 대 염기로 얻어져서 설계가 간편해졌다.

그리스퍼에서는 복잡한 인식 도메인 대신에 타겟 염기 서열에 상보적인 짧은 RNA를 만들어 준다. RNA 서열만 바꾸면 어떤 종류의 유전자 서열도 특이적으로 인식이 가능하다. 유전자 코드 라인에 절단효소인 Cas9을 바로 연결한 단순한 구조이다. 크리스퍼에 사용되는 Cas9은 FokI와 효과가 같다. 둘 다 DNA의 이중나선을 절단한다.

RNA가 원하는 위치로 안내하기 때문에 RNA 서열만 바꾸면 크리스퍼로 어떤 유전자든지 교정할 수 있다. 더욱이 절단용으로는 항상 Cas9을 쓰기 때문에 Cas9과 동시에 여러 종류의 RNA 서열을 쓰면 한꺼번에 여러 개의 변이를 일으키는 실험도 가능하다. 과거에 어려웠거나 불가능했던 일을 이제 할 수 있게 되었다. 이 가위는 종래의 유전자 가위보다 훨씬 정확도가 높고 간편하며, 비용이 적게 드는 방법이다. 크리스퍼는 생물연구에 신기원을 열어서 유전체 편집을 생명공학뿐만 아니라 의학적 치료에도 적용이 가능하도록 하였다.

3) 크리스퍼 기술을 이용한 유전자 편집 · 교정

크리스퍼의 유용성이 알려진 뒤 많은 분야에서 유전자 수성삭업이 곧바로 시노되었나. 2013년 동물세포에서 유전자수정이 가능함이 증명되었다. 곧이어 중심적인 실험동물인 마우스의 수정란에 유전자를 삽입하는데 성공하였다. 마우스에서는 종전에도 유전자 삽입이나 유전자 knockout을 많이 해왔다. 과거의 방법은 배아줄기세포 수준에서 유전자를 조작하고 이 줄기세포를 배반포에 주입한 뒤 이식하고 검증하는 매우 복잡한 과정을 거쳤었다. 그러나 크리스퍼를 이용할 경우 수정란에 Cas9과 RNA를 주입하는 간단한 과정만으로 새로운 형질을 가진 쥐를 쉽게 만들게 되었다.

마우스에서 형질전환에 성공한 후 곧이어 어류인 제브라피쉬, 곤충인 초파리, 포유동물인 소 돼지 쥐에서, 식물인 밀 쌀 등에서도 유전자 수정이 성공적으로 이루어졌다. 이들은 줄기세포가 없어서 유전자 조작을 쉽사리 시도하기 어려웠던 생물종들이다. 즉, 인간을 포함해 지구상의 대다수 생물들의 유전체 정보를 수정할 수 있는 길이 열린 것이다.

인간에 대한 첫 실험은 중국 과학자들에 의해 이루어졌다. 중국 Sun Yat-Sen 대학의 Huang 연구그룹은 정자 2개에 의해서 수정되어서 엑스트라 염색체 세트를 가진 non-viable 배아를 사용하였다. CRISPR-Cas9 효소 복합체를 주사하여 β-globin 단백질을 코딩하는 HBB 유전자에 타겟팅하여 동시에 주입한 유전자로 대체시키는 시도였다. 실험결과 CRISPR-Cas9은 효과적으로 HBB 유전자를 가르고 들어갔으나 상동유전자 재조합의 효율은 낮았다. 더욱이 배아에서 발생한 모든 세포에서 균질한 유전자 패턴을 보이지 않고 모자이크를 나타내었다. Exome 전체를 조사한 결과 타겟을 벗어난 곳에서 유전자 절단이 일어났다.

4) 크리스퍼 기술의 적용 분야

(1) 실험동물 분야

마우스는 인간을 대신하는 모델실험동물로서 매우 중요하다. 크리스퍼는 유전자 조작 마우스의 생산에 사용될 수 있다. 종래에는 실험과정에 큰 실패가 없다면 유전자 조작 마우스를 만드는데 대략 1년가량 소요되었다. 크리스퍼 기술을 적용하면 이 기간이 대폭 줄어든다. 크리스퍼를 이용하여 낭성

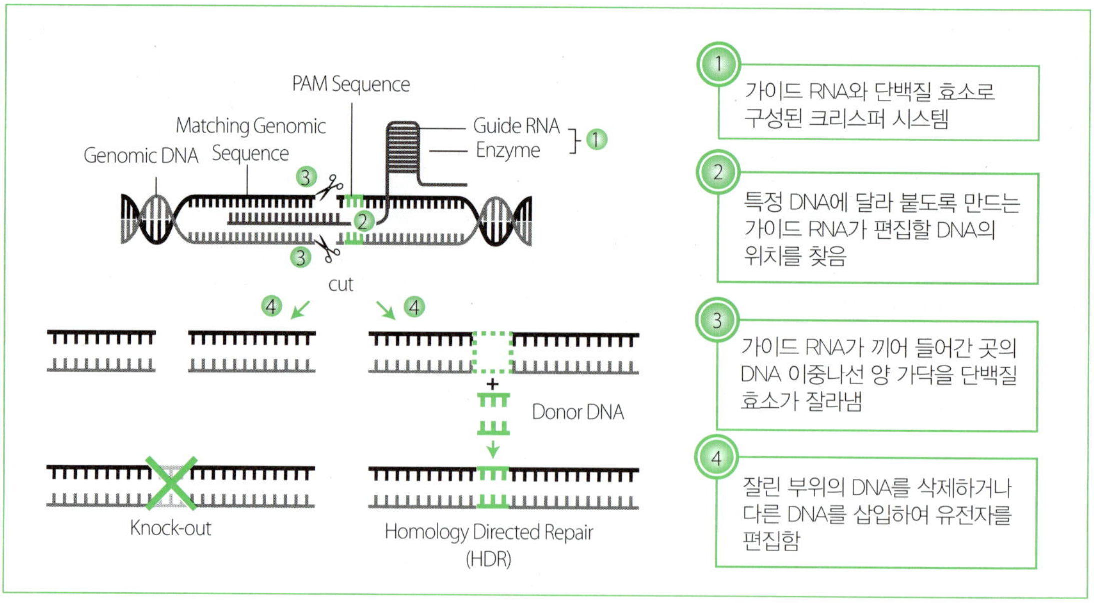

그림 5-1. 크리스퍼의 작동 원리
(출처: 마크로젠사 홈페이지(http://macrogen.co.kr/ko/business/crispr_index.php)

섬유증, 겸상적혈구빈혈, 자폐증 모델을 만드는데 시간이 훨씬 단축되었다.

(2) 유전자 치료 분야

무엇보다도 CRISPR가 끄는 관심은 과연 인간의 유전자 질환을 치료하는데 크리스퍼가 효용성이 있을 것인가 하는 문제이다. 유전병의 원인이 되는 유전자는 약 1만개에 이른다. 비정상적인 유전자만 골라서 정상유전자로 바꿀 수 있다면 유전질환을 원천 봉쇄하여 질환의 공포에서 벗어나게 해줄 것이다.

겸상적혈구빈혈증(sickle cell anemia), 인간면역결핍바이러스(HIV), 낭포성섬유증(cystic fibrosis) 등에 대한 유전자 편집 연구가 진행되고 있다. 겸상적혈구빈혈증은 유전질환 중 가장 단순한 형태이다. 점돌연변이로 유발되며 유전자 이상과 질병과의 인과관계가 명확한 경우이다. 유전자 치료 방법은 환자에게서 조혈모세포를 채취한 다음 크리스퍼를 활용해 문제가 있는 유전자를 교정한 다음 이 줄기세포를 다시 환자에게 삽입하면 건강한 적혈구가 만들어져 겸상적혈구를 대체하게 된다. 인간면역결핍바이러스, 낭포성섬유증도 대표질환으로 선정되어 집중적으로 유전자 치료가 연구되고 있다.

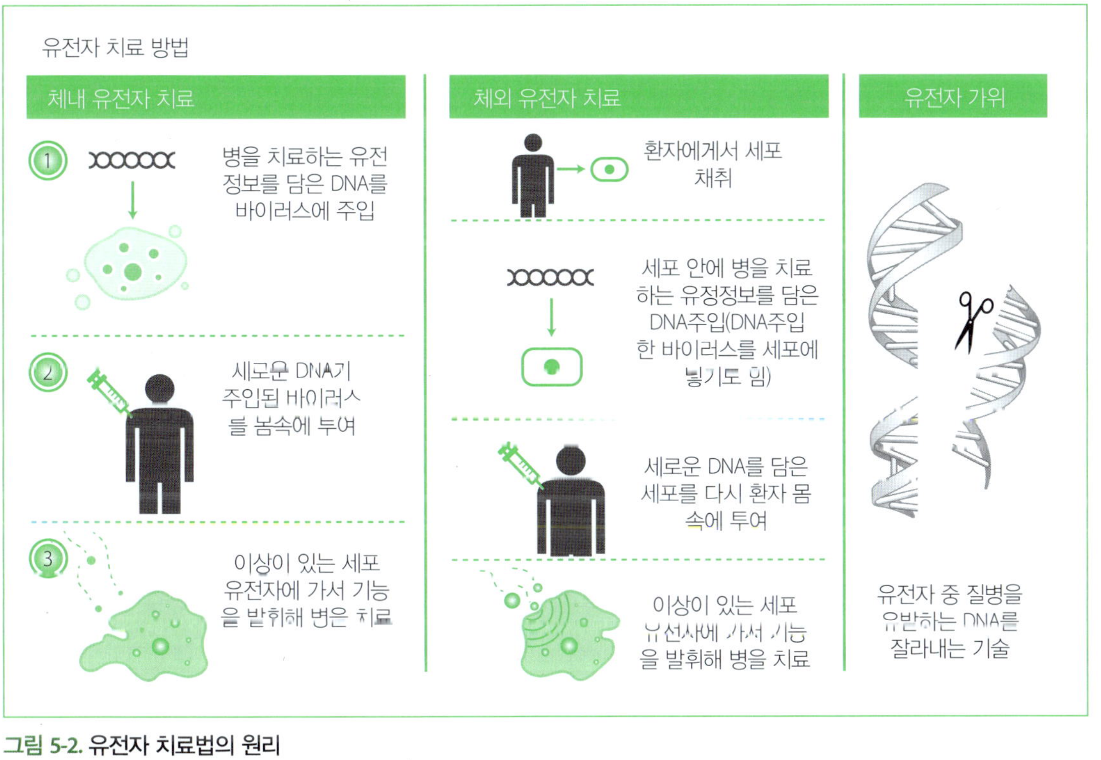

그림 5-2. 유전자 치료법의 원리
(출처: 최만섭. 유전자 치료법. 헬스조선. 2016.)

2. 유전자 치료와 배아 유전자 편집

1) 유전자 치료제 개발 현황

유전자 치료제 연구는 바이러스를 유전자전달체로 사용하면서 희귀유전병 분야에서부터 먼저 시작되었다. 2000년대 초반까지만 해도 유전자전달체로 adenovirus와 감마레트로바이러스 벡터를 사용한 시험에서 암의 발생과 심각한 면역반응으로 유전자 치료는 아직 덜 완성된 기술로 인식되었다. 이후 효능과 안전성을 많이 향상된 lentiviral vector, AAV(adeno-associated virus) 벡터가 개발되고, 적절한 임상디자인과 더불어 유전자 치료에 적합한 질환이 선정되면서 유전자 치료연구는 매우 활발해졌다. 유전자를 체내에 직접 투여해야 할 경우 AAV벡터가 많이 사용되는데, 이 벡터는 세포 유전자에 끼어들어가지 않는 장점이 있다.

미국 유전자 치료학회는 2012년 유전자 치료의 대상이 되는 주요 난치성 유전질환 10개를 발표하였다. 타겟 10으로 불리는 이 질환들은 레버선천성흑내장, ADA-SCID, 노인성황반변성, 혈우병B, X-SCID, 파킨슨병, 부신피질디스트로피, 탈라세미아, EB바이러스림프종, 흑색종이다. 2012년 이후 유전자 치료제로 미국과 유럽에서 7개가 승인되면서 유전자 치료제의 연구개발이 세계적으로 광범위하게 확대되어 진행되고 있다. 유전자 치료제 개발은 안정권에 들어섰다고 평가되고 있다.

미국 국립보건연구원(NIH)에 의하면 2017년 전 세계에서 유전자 치료 관련 임상연구는 578건이 진행되고 있으며, 임상 3상시험이 진행되고 있는 pipeline이 21개나 된다. 초기에는 난치암이나 희귀유전질환이 주요 타겟이었는데 이제 적응증이 확대되고 있다. 임상 3상 중인 pipeline 21개의 적용 타겟은 암이 12개, 유전질환 4개, 만성질환 4개, 감염질환이 1개이다. 향후 수년 내에 심혈관계나 신경계질환과 만성질환 분야에서도 유전자 치료제가 승인될 것으로 예상된다.

크리스퍼 세라퓨틱스 사는 2018년 베타지중해성 빈혈치료에 크리스퍼 유전자 편집 도구를 유럽에서 승인받았다. 환자로부터 특정 줄기세포를 채취하여 실험실에서 유전자를 편집하여 헤모글로빈 수치를 높인 뒤 수혈을 통하여 환자의 몸에 다시 투입할 계획이다. 중국에서는 규제가 느슨하여 2018년 비소세포 폐암과 HIV 감염 치료 등 10여 건의 크리스퍼 실험이 진행되고 있다. 미국은 흑색종, 육종, 다발성 골수종 환자의 치료를 위한 임상 시험이 진행되고 있다. 크리스퍼의 임상적용은 본격적으로 확산될 것으로 전망된다.

2) 유전자 교정 · 편집과 맞춤 아기

보조생식은 인공수정이나 체외수정을 통하여 난임부부의 건강한 출산을 돕는다. 양수검사 등을 통한 산전진단은 일반화되어 있으며, 배아의 세포 일부를 꺼내어 DNA를 조사하는 착상전유전자진단과 배아이식도 세계적으로 널리 이루어지고 있다. 일본의 경우 2015년 약 5%의 신생아가 보조생식기술로 탄생하였다고 한다. 이러한 의료적인 상황이 사람에게 게놈 편집을 하게 되는 기반이다. 수정란이나 배아의 DNA에 손을 댈 경우 기존에 행해지고 있는 보조생식기술과 유사하기 때문이다.

이론적으로 게놈 편집 기술을 생식의료에 적용하면 태어날 아기가 유전적인 질병이 없고 좋은 형질을 가지고 살게 할 수 있다. 그러나 이런 인간디자인은 윤리적, 기술적인 문제로 인하여 아무도 시도할 수 없었다. 2012년 크리스퍼 기술의 등장으로 게놈 편집 기술이 획기적으로 향상되면서 상황이 변하여 사람의 DNA에 손을 대는 것이 기술적으로는 현실성을 가지게 되었다.

단일 유전자 질환은 출생아의 0.8%를 차지하는데 유전자 하나의 돌연변이에 의한 것이며 약 5,000종이 있다. 게놈 편집 기술을 적용하면 신생아에서 이 병을 방지하여, 유전질환을 가진 가계나 보인자 부부에게 건강한 혈육을 얻게 해준다. 사람의 수정란에 게놈을 편집하는 기초연구는 지속적으로 증가하고 있다.

수정란에 게놈을 편집하는 순서는 먼저 난자를 채취하고, 정자로 체외 수정한 후, 이 수정란에 게놈 편집 도구인 크리스퍼 카스를 주입한다. 그러면 크리스퍼 카스는 목표하는 유전자로 가서 DNA를 절단하고 올바른 유전자로 바꾸어 놓는다. 수정란이나 정자, 난자를 게놈 편집하면 인간의 여러 가지 특질을 디자인할 수 있다. 지능이나 다인성질환처럼 여러 개의 유전자가 작용하는 경우에는 디자인하는 것이 어렵겠지만 하나의 유전자가 작용하는 경우에는 상대적으로 쉬울 것이다.

게놈 편집 기술은 아직 효율성이나 정확성이 만족스럽지 못하다. 인간의 32억 염기쌍 중에서 불과 20 여개의 염기 서열을 바꾸는 것이어서 타겟 유전자 외에도 비슷한 염기 서열이 있으면 그 곳에서도 유전자 편집을 할 개연성이 존재한다. 목표를 벗어난 오프타겟 변이가 발생할 경우 유아의 전신에 예기치 못한 부작용을 초래할 수 있다. 이런 변이는 다음 세대에도 전달되기 때문에 매우 치명적인 의료사고가 될 수 있다.

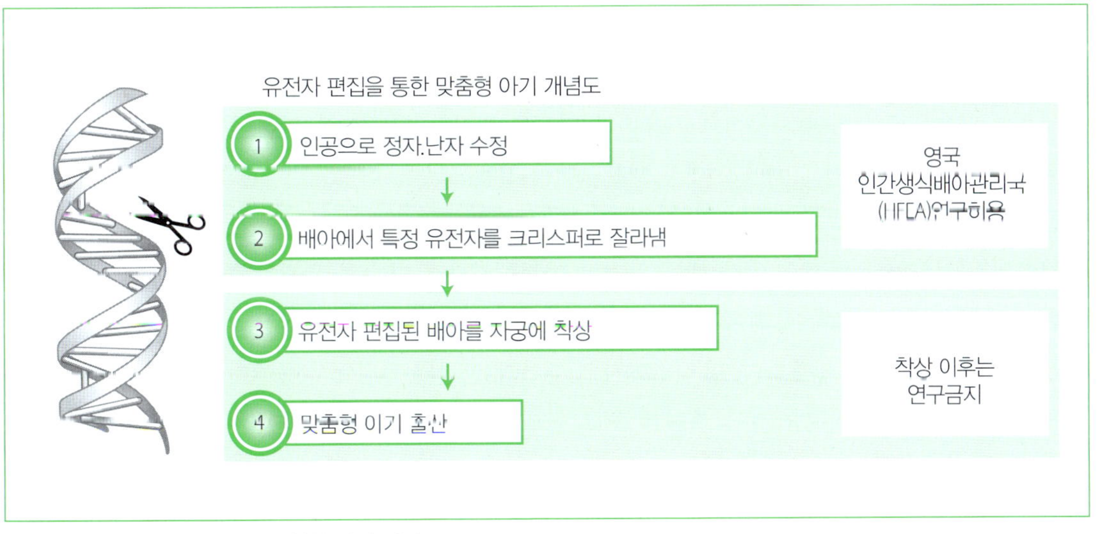

그림 5-3. 유전자 편집을 통한 맞춤형 아기 개념도
(출처: 김기철, 이덕주. 인간 유전자 편집, 어디까지…. 매일경제. 2016.)

게놈 편집은 윤리적, 법률적인 장벽이 존재한다. 게놈 편집의 임상적 적용에는 여러 사회적인 논의와 합의과정이 필요하다. 키나 시력 등에 적용된다면 인간 디자인과 치료행위의 경계가 모호해질 수도 있다. 수정란에 대한 게놈 편집은 부모자식 간의 문제만이 아니다. 게놈 편집의 결과는 자손대대로 계속 유전되어 이어진다. 인간의 배아를 게놈 편집하고 산전에 유전자 검사를 하는 것은 생명을 선택하는 행위로 이어진다. 배아나 유아를 생명으로 인식한다면 윤리적으로 중대한 논란이 있을 수 있다. 생명의 선택은 인공 임신중절과 같은 행위와 결부된다.

보건복지부가 인공임신 중절수술 실태조사를 발표한 2005년과 2010년 당시 연간 국내 낙태수술 건수는 각각 34만2천 건, 16만8천 건으로 추정되었다. 정부는 2018년 지난 8년간 중단됐던 '인공 임신중절 실태조사'를 재개하겠다는 입장을 밝히면서 낙태수술 허용 여부에 대한 관심이 쏠리고 있다. 인공 임신중절의 원인은 경제적인 문제, 태아건강의 문제, 신체적 질병 등 여러 가지 이유가 있다. 이와 같이 생명을 선택하는 문제는 이미 현실적으로 광범위하게 행해지고 있는 현상이다.

3. 유전자 교정·편집의 윤리적인 고찰

기술과 산업의 발전은 새로운 윤리적인 문제를 제기한다. 예를 들어서 원자력의 발전은 값싼 에너지를 제공하는 경제적인 이득과 함께 원자폭탄이라는 대량살상의 반인류적인 결과도 초래한다. 과거에 인간의 삶을 바꾸어 놓았던 기술과 다르게 지금 오고 있는 인공지능과 유전자 편집은 인간의 존재 자체에 대한 윤리적인 고민을 가져올 것으로 예견된다. 인공지능은 인간의 본성인 이성적 판단을 대신하게 되고, 유전자 편집은 인간의 본성인 DNA 자체를 바꾼다. 2012년 크리스퍼 카스 유전자 가위의 등장 이후로 유전자 편집에 수많은 연구가 이루어지고 있다. 주로 동물의 체세포, 배아, 줄기세포에 적용되고 있지만 인간 유전자 편집에 대한 연구로 향하고 있다. 앞에서 언급한 대로 2015년 중국의 연구진은 크리스퍼를 이용하여 생존불가한 인간의 배아를 대상으로 인간대상 최초의 유전자 편집을 시도하여 세계적인 충격을 주었다. 2016년 영국 보건당국은 수정된지 일주일 이내의 배아줄기세포를 대상으로 난임연구 목적으로 유전자 편집을 승인하였다. 이에 더하여 스웨덴은 2016년 줄기세포 대신 완전한 인간의 배아를 대상으로 연구를 허용하였다.

인간 배아에 대한 유전자 편집의 허용과 허용범위에 대해서는 서로 다른 견해가 존재한다. 크리스퍼기술의 완성도가 높아져서 인간 배아 편집이 안전해진다면 다수의 유전질환 가계 부모들은 유전질환의 원인유전자에 대하여 배아 편집을 희망할 것이다. 아이가 유전질환을 가지고 태어나서 평생 겪게 될 고통과 비용을 생각하면, 유전질환자의 행복과 인권의 관점에서 유전자 편집을 통한 치료가 더 나을 수도 있다. 사회경제적인 측면에서 보면 부유층은 배아초기 단계에서 유전자 검사를 하고 필요할 경우 유전자 편집을 선택할 수 있다. 그러나 저소득층은 가격장벽으로 인하여 유전자 편집을 받지 못하고 유전질환 아이를 낳아서 유전질환 치료와 간호 등에 소요되는 비용을 다시 떠안아 힘들 수 있다.

유전자 편집이 발전하여 유전질환 치료뿐만 아니라 특정 유전 형질까지 변화시킨다면 어떻게 될까? 배아에 대한 유전자 편집이 법적으로 허용되고 지능, 신체적 능력, 피부색깔, 성격에 대한 유전자 편집이 기술적으로 가능해진다면, 부유층은 더욱 건강하고 재능 있는 아이를 얻기 위해 편집을 시도할 것이다. 그런 반면 저소득층은 배아기 유전자 편집을 하지 못하여 낮은 지능과 건강이 좋지 못한 아이를 낳게 되어 경제적인 격차가 유전자의 격차를 초래하여 또 다른 사회경제적인 격차를 낳고 이에 대한 갈등과 사회보장 비용을 유발할 수 있다.

우리나라의 생명윤리법은 직접적으로 인간의 유전자를 편집하는 치료를 금지한다. 유전자 치료는 암과 같은 난치병이면서 유전자 치료 외에는 다른 대안이 없는 경우에만 연구를 허용하며, 인간의 배아와 태아에 대해서는 유전자 교정연구를 금지하며, 난치병에 대해서만 예외로 인정한다.

미국은 배아에 대한 유전자 편집 임상시험은 정부의 허가사항이며, 영국은 배아 유전자 편집은 정부의 허가 후에 연구 목적으로만 가능하며 치료용으로 금지한다. 독일은 배아 유전자 편집을 연구용과 치료용 모두 불허한다. 인도, 중국, 일본은 배아 유전자 편집을 규제는 하지만 금지하는 선이 느슨하다.

유전자 편집 기술이 빠르게 발전함에 따라 각국에서는 이를 유망한 고부가가치 바이오제약산업으로 인식하여 정부차원의 지원에 나서고 있다. 우선 윤리적인 문제가 그리 크지 않은 성인환자 치료 목적의 유전자 편집은 안전성과 효능에 따라 승인에 허용적인 입장을 취한다. 그러나 배아에 대한 유전자 편집은 여전히 매우 신중하다.

인공지능(AI)은 학습을 통하여 인간의 본질인 이성을 인간의 신체 외부인 기계에서 재현하는 반면, 유전자 편집은 인간의 타고난 이성의 원천인 인간의 DNA를 바꾼다. 이 두 기술의 등장으로 인하여 인간의 본질인 이성과 그 출발인 DNA에 대한 근원적인 성찰이 요구된다. 지금까지의 철학과 윤리는 인간의 본성과 이성을 주어진 것으로 여겼다. 이 기술들이 야기하는 윤리적인 문제를 푸는 데는 인간의 이성과 본성에 대해 더 깊은 이해가 필요할 것이다.

1) 규제 철폐의 관점

2018년 보건복지부와 식약처는 보건의료 분야 규제혁신 방안을 마련하여 시대적인 요정을 반영하기로 하였다. 규제 개혁안에서 포괄적 네거티브 방식을 도입한다. 원칙적으로 허용하고 예외적으로 금지하는 네거티브 리스트 개념이다. 이에 따라 유전질환, 암과 에이즈 등에만 국한됐던 유전자 치료연구도 범위가 모든 질환으로 확대될 전망이다. 연구 허용범위가 좁아서 혁신적인 치료제 개발을 저해하는 장벽이 되었고 시대의 흐름에 뒤처진다는 비판 때문이다. 법령에 연구 대상 질환을 삭제하고 일정한 요건을 충족하는 경우 모두 허용하는 방향으로 개정하여 유전자 치료제 개발을 촉진할 환경을 조성할 계획이다.

2) 인간 배아 유전자 교정 · 편집 연구를 반대하자는 입장

일부 과학자들은 인간생식세포에 대한 연구의 전면적인 폐지인 모라토리움을 제안하기도 하였다. 윤리적 기술적인 문제를 들어서 생식세포의 편집을 반대하며, 대안으로 규모가 작고 통제가 쉬운 미토콘드리아 DNA 편집 연구와 유전질환 가계 부모의 기존 태아유전자 검사방법 사용을 권하였다.

배아 유전자 편집을 반대하는 학자들은 주로 이 기술의 불완전성으로 인하여 초래되는 위험성과 비윤리적인 악용 가능성을 이유로 든다. 생식세포 유전자 편집은 부정확한 유전자 편집, 예상 밖의 유해성, 개인 또는 다음 세대에 미칠 영향을 아직 잘 모르고, 또 한 번 유입된 유전자는 다시 제거가 어렵다. 생식세포 유전자 편집은 유전자의 등급에 따라 사회 불평등이나 차별을 발생시킬 가능성이 있고, 인류 진화의 방향에도 영향을 미칠 수 있는 위험이 있다고 본다.

3) 인간 배아 유전자 교정 · 편집 연구를 허용하자는 입장

일부 과학자들은 생존이 불가능하여 폐기되는 배아는 굳이 연구를 금지할 필요가 없으며 순수한 연구목적으로 인간 배아 유전자 편집을 허용하면 기초과학이 발달하게 된다고 주장한다. 생식세포 유전자 편집의 위험성만 부각하지 말고 오히려 긍정적인 영향에 주목하자고 주장한다. 유전체 편집을 허용하면 유전자 편집 기술이 발전하고 우려하는 안전성 문제를 더 빨리 해결할 수 있으나 연구를 금지하면 관련 의학기술 발전이 지체되고 검증이 불충분한 불법시술만 조장하게 된다고 주장한다.

현재 주요 국가에서는 인간배아 및 생식세포에 대한 유전체 편집 연구를 허용할 지에 대한 논의가 활발하다. 일본 정보는 2018년 인간배아에 대한 CRISPR-Cas9 등의 유전체 편집 도구의 사용을 허용하는 지침 초안을 발표하였다.

4) 국제적인 논의

2015년 12월 미국 워싱턴에서 미국, 영국, 중국 등 20여 개 국이 참가하여 국제 인간 유전자 편집 정상회담이 개최되었다. 인간 유전자 편집 기술의 장점과 단점 그리고 규제의 필요성에 대해 기초 및 전임상 연구, 체세포를 이용한 임상 연구, 생식세포를 이용한 임상 연구 세 분야로 나누어 논의했다.

인간 유전자 편집에 대한 기초 및 전임상 연구는 다수가 필요하다는 데에 뜻을 같이 하였다. 유전정보가 유전되지 않는 체세포를 이용한 유전자 편집 연구는 유전질환과 암 등의 질병 치료에 큰 힘이 되리라 예견하였다. 그러나 유전자 편집 오류의 가능성이 있으므로 치료가 가져오는 이득과 위험을 잘 이해하고 신중해야 한다는 입장이다. 생식세포의 유전자 편집 연구는 아직은 보류해야 한다고 입을 모았다.

5) 유전자 교정 · 편집에 대한 일반 대중의 인식

2017년 미국 위스콘신 매디슨 대학 디트럼 슈펠 교수는 성인 1,600명을 대상으로 유전자 치료에 대한 대중 인식을 조사해 본 결과, 유전자 편집 기술에 대한 이해도가 높을수록 유전자 치료에 대하여 긍정적인 입장을 취한다고 보고하였다. 설문 참가자의 약 65%가 유전자 편집 기술이 치료 목적이라면 체세포와 배아세포 치료 허용에 지지한다는 반응이었다. 유전자 편집 기술에 대한 지식과 허용 지지 선택에 대한 상관관계를 조사해 본 결과, 유전자 편집 기술의 지식은 유전자 치료 지지 입장과 상관관계가 있었다. 종교적 신념은 유전자 치료에 대해 부정적인 영향을 미쳐서 신념이 강한 사람은 지지도가 낮아지는 현상이 나타났다.

6) 유전자 조작 기술 대중화의 위험

최근 유전자 조작 장비의 가격이 싸지고, 유전자 편집 기술을 쉽게 배울 수 있게 되면서 대중들의 유전자 조작 기술에 대한 접근이 용이해졌다. 전문적인 연구실에서 과학자들에 의해서 행해지던 유전자 조작이 개인이 취미생활로 손쉽게 할 수 있는 “Do it yourself(DIY)”로 바뀌면서 생각지도 못했던 새로운 위협이 등장하고 있다. 2018년 미국에서는 온라인 쇼핑을 통해 유전자 조작 소재를 쉽고 저렴하게 구할 수 있다. 유전자 조각도 구입할 수 있고, 유전자 조작에 사용하는 ‘DNA 플레이그라운드’(DNA Playground™ – Beginner Starter Pack)는 390 달러에 팔리며, ‘크리스퍼 유전자 가위’(DIY Bacterial Gene Engineering CRISPR Kit)는 159 달러에 팔리고 있다. 바이오해커가 활동할 수 있는 토양이 잘 갖춰져 가고 있는 셈이다. 아마투어 시민과학자들은 유전자 조작으로 자신의 근육을 강화하거나 헤르페스 치료법을 개발을 시도하다가 실패로 끝나는 등 아직은 초보단계에 있다. 그러나 시민 과학자나 바이오해커가 유전자 조작에 뛰어들게 되면 실험으로 인한 우발적 사고나 악의적 공격으로 인한 생물학적 참사가 발생할 가능성이 충분히 있다. 현재 유전자 조작과 관련된 각국 정부의 규제와 감독은 기술발달 속도를 따라잡지 못하여 이를 효과적으로 방지할 법적인 장치가 미비하다. 이와 같은 위험한 사각지대를 규제할 법적인 안전장치도 시급하게 마련되어야 할 것이다.

7) 고찰

신의 영역으로 여겨져온 인간생명에 대하여 그 유전자를 임의로 조작하여 유전자를 편집하는 일은 종교적, 윤리적인 저항을 불러일으켜서 상당한 수준의 논의와 사회적인 합의를 요구한다. 크리스퍼의 개발에 가장 공이 큰 Doudna를 비롯한 일부 서구 학자들은 인간 유전체 편집에 매우 신중한 입장을 취한다. 이들은 과학자, 윤리학자, 법률가, 그리고 일반대중이 이 기술을 둘러싼 이슈들을 충분히 이해할 수 있을 때까지 인간에 대한 연구를 중단해 줄 것을 호소하기도 하였다.

유전체 교정 · 편집(유전체 수술, genomic surgery)은 개인의 DNA를 영구적으로 변형시키므로 생명윤리적 관점에서 심각한 문제가 제기될 수 있다. 또한 유전자 편집 기술이 확립되어 보편화된다면 부모가 원하는 유전자만 선택하여 설계한 ‘맞춤형 아기’가 나올 위험도 있다. 유전자 편집은 양날의 칼과 같다. 이 기술이 남용된다면 인류에게 해를 끼칠 수도 있겠지만, 잘 통제하고 선량한 목적으로만 사용한다면 인류의 복리증진에 큰 공헌을 할 수도 있다.

인간은 매우 다양한 유전질환을 가지고 있고 상당수의 유전질환은 현재로서는 어떤 치료방법도 없다. 유전자 교정은 마땅한 대안이 없는 유전적 불치병에 대하여 효과적인 대처방법이 될 수 있다. 유전자 가위를 이용한 유전체수술은 다양한 질환을 치료할 수 있는 잠재력이 있다. 유전질환뿐만 아니라 암이나 유전적 소인의 성인병 등 적용범위가 상당히 넓다. 신중하고 현명한 판단으로 유전자 가위 기술이 인류의 생존에 선량한 도구가 되도록 노력해야 할 것이다. 인간 유전자 편집이 지닌 가능성과 위험성, 두 가지 측면을 모두 고려하며 유전자 편집에 대해서 최선의 선택을 해야 할 것이다.

반은 사람, 반은 닭…인공 배아 제작 논란

다음은 세계적 학술지 '네이처'(Nature, 2018.5.23.일자)에 실린 연구 결과에 대한 한 언론의 기사이다.

"미국의 과학자들이 인간과 닭을 섞은 '반인반계' 배아를 만들어낸 것으로 밝혀져 논란이 일어나고 있다. 미국 뉴욕 록펠러대 연구진은 인간의 세포가 어떻게 태아로 변하는지 그 과정에 대해 더 많은 정보를 알아내기 위해 인공 배양한 인간의 줄기세포를 닭의 배아에 이식하는 연구를 진행했다. 연구진은 이번 연구 결과가 앞으로 인간의 발달장애를 치료하는 수많은 치료법을 개발하는 것으로 이어질 수 있다고 믿고 있지만, 연구 과정 때문에 온라인상에서는 논쟁이 벌어지고 있다.

이미 과학자들은 양서류와 어류의 배아에서 발견된 특정 세포 집단인 형성체가 초기 발달 구조를 형성하는 데 중요한 역할을 한다는 것을 알고 있다. 형성체는 세포가 특정 방법으로 성장하고 발전하도록 유도하는 분자 신호를 보낸다. 하나의 형성체가 한 배아에서 다른 배아로 이식될 때 형성체는 새로운 숙주에 척수와 뇌를 포함해 2차적으로 척주와 중추신경계를 생성하는 세포 분화를 하도록 자극한다. 하지만 인간 배아 실험을 제한하는 윤리적 지침 때문에 연구진은 지금까지 다른 종에서 발견됐던 형성체가 우리 인간에게도 존재하는지 알지 못했다.

이를 확인하기 위해 알리 브리반루 교수가 이끄는 연구진은 줄기세포에서 인공적으로 인간의 배아를 배양해 닭의 배아에 이식했다. 그러자 인간에도 형성체가 존재함을 명확하게 알려주는 2차적인 척주와 신경계를 위한 기반을 만들기 시작했다. 연구진은 "인간의 형성체를 닭의 배아에 이식하면 조류 세포에 뇌와 신경계를 형성하도록 지시하는 의사 전달은 양서류와 어류에서 확인된 것과 정확히 같은 것으로 나타났다"면서 "놀랍게도 이식된 배아는 살아남았을 뿐만 아니라 실제로 아름답게 조직된 구조물을 만들어냈다"고 말했다.

참고로 미국 매사추세츠주(州)에서는 14일 미만의 배아를 실험에 사용할 수 있다. 이 시기는 형성체 세포가 형성되기 시작할 때다.".

학습과제

1. 유전자 가위 크리스퍼의 작동 원리에 대하여 설명하시오.
2. 유전자 치료의 기술적인 기반에 대하여 설명하시오.
3. 유전자 교정을 통한 맞춤아기의 허용에 대한 본인의 입장을 정리하시오.
4. 유전자 교정이 인류에 가져올 이득과 위험을 열거하시오.

○ 참고문헌

1. 권순일. 새로운 유전체 편집용 유전자 가위, 크리스퍼(CHRISPR/Cas9 system) 분자생물학의 신기원을 연다?-. 한국고등직업연구학회 논문집. 2015.
2. 뉴스위크. 크리스퍼유전자 편집 임상시험 시작. 뉴스위크 한국판 2018.
3. 뉴턴. 게놈 편집의 3대 영향. 제1회 '맞춤아기'는 태어날 수 있을까? 2018.
4. 뉴턴. 게놈 편집의 3대 영향. 제3회, 난치병을 완치한다! 게놈 편집치료. 2018.
5. 문병기 & 이진한. 폐-팔 이식수술 허용… 유전자 치료 규제 푼다. 동아일보. 2018.
6. 문병순. 4차 산업혁명과 윤리적 딜레마. 2030 빅뱅 퓨처. LG경제연구원. 한국경제신문사. 2016.
7. 신찬옥. 난치병 환자의 마지막 희망 유전자 치료 시대 성큼. 매일경제. 2018.
8. 심혜린. 과학 기술에 윤리를 묻다: 인간 유전자 편집 논쟁. 카이스트 신문 415호. 2016.
9. 양병찬. 유전자 가위 논란의 배경. 주간조선 (2355호) 2015.
10. 엄남석. D.I.Y.된 유전자 조작기술 인류에 핵폭탄급 위협 제기. 연합뉴스. 2018.
11. 유전자 조작. 두산백과사전. http://www.doopedia.co.kr
12. 유전자 조작 [gene manipulation, 遺傳子操作]. 생명과학대사전. 도서출판 여초. 개정판 2014.
13. 윤태희. 반은 사람, 반은 닭…인공 배아 제작 논란. 서울신문 2018.
14. 이기영. 생물공학 [Biotechnology]. 공학. 학문명백과. 형설출판사. 네이버. 2014.
15. 이태규. 유전자 치료제의 최근 동향에 관하여. 신약개발사업단. 홈페이지 신약개발연구동향 〉 Archive 〉 신약개발연구동향. 전문가 기고. 2017.
16. Baumgaertner E., et al. Gene Editing Gains Popularity. 'Someone Is Going to Get Hurt'. New York Times. 2018
17. Kwon SI. Current status of the clinical development of gene therapy. Biomed Sci Letters. 2018.
18. Liang P, et al. CRISPR-Cas9-mediated gene editing in human tripronuclear zygotes. Protein & Cell. 2015.
19. Parrett T. GMO Scientists Could Save the World From Hunger, If We Let Them. Newsweek. 2015.

Chapter 06

제4차 산업혁명과 생명의료윤리

= 학습목표 =

1. 제4차 산업혁명의 정의와 출현하는 신기술에 대해서 설명할 수 있다.
2. AI의사의 책임 소재를 설명할 수 있다.
3. 의료기관에서 자주 위반되는 개인정보보호법의 개인정보, 민감정보, 개인식별정보를 설명할 수 있다.
4. 제4차 산업혁명에서 평생교육의 중요성을 설명할 수 있다.

1. 제4차 산업혁명이란?

제4차 산업혁명(The 4th industrial revolution) 이란 인공지능(artificial intelligence, AI), 사물인터넷(internet of things, IoT), 빅데이터(big data), 모바일 등 첨단 정보통신기술이 경제 · 사회 전반에 융합되어 혁신적인 변화가 나타나는 차세대 산업혁명이라고 네이버 지식백과와 IT용어사전에서 정의하고 있다. 각 기술 간의 초연결(hyperconnectivity)과 초지능(superintelligence)을 특징으로 하기

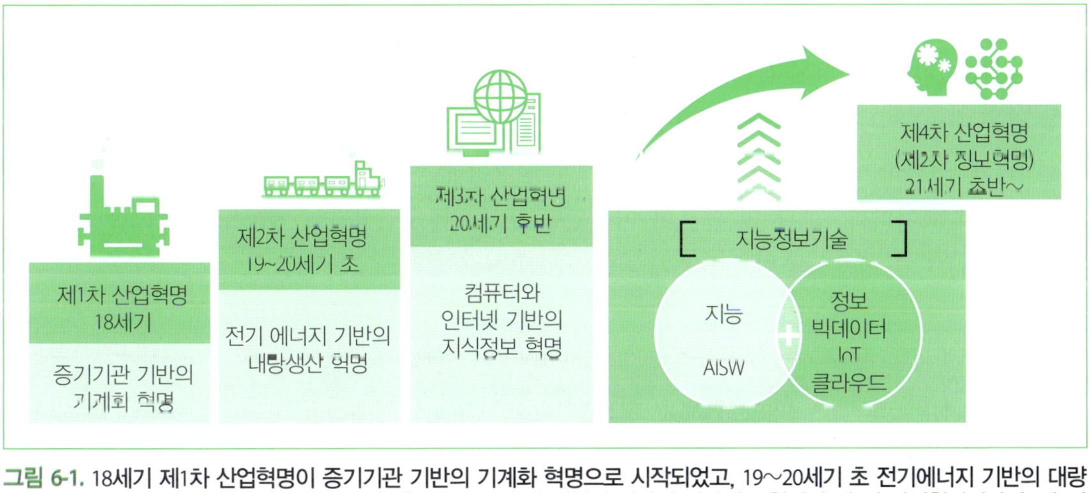

그림 6-1. 18세기 제1차 산업혁명이 증기기관 기반의 기계화 혁명으로 시작되었고, 19~20세기 초 전기에너지 기반의 대량생산 혁명이 제2차 산업혁명, 20세기 후반에 출현한 컴퓨터와 인터넷 기반의 지식정보 혁명이 제3차 산업혁명이라면, 제4차 산업혁명은 21세기 초에 나타난 AI 소프트웨어와 정보(빅데이터, 사물인터넷, 클라우드)가 융합한 창조적인 지능정보기술의 혁명이다. (출처: 미래창조과학부 블로그)

표 6-1. 제4차 산업혁명에 출현하는 신기술들(emerging technologies)

Artificial intelligence(AI), Internet of things(IoT), Cloud to edge computing, Big data[1], Mobile devices, Robotics, Drones, Autonomous vehicles, VR · AR · MR · XR[2] Bio-health, Crispr-cas9, Organ on chips (Smart tattoo or pill), 3D Bio-printing, Precision medicine (PM, personalized), Biobanks and Healthcare databases (HDB), Nano, Material science Blockchain and Cryptocurrency[3], 5G convergence industries: Smart health or factory, city, traffic, bank(Fin-tech), farm, energy(ESS/EMS), media, security......

때문에 기존 산업혁명에 비해 더 넓은 범위(scope)에 더 빠른 속도(velocity)로 크게 영향(impact)을 끼친다. 의료와 생명과학 기술은 지능정보기술과 결합하여 혁신의 중심 분야가 될 것으로 미래학자들은 예견한다(그림 6-1, 표 6-1).

'제4차 산업혁명' 용어는 2016년 세계경제포럼(world economic forum, WEF)에서 언급되었으며, 정보통신기술(ICT) 기반의 새로운 산업 시대를 대표하는 용어가 되었다. 컴퓨터, 인터넷으로 대표되는 제3차 산업혁명(정보 혁명)에서 한 단계 더 진화한 혁명으로도 일컬어진다. 현대의 신속한 산업 발전을 지칭하는 용어로 사용되고 있으나 학술적으로 정착되지는 않았다. 독일은 스마트공장에서 시작된 지능정보 기술을 Industry 4.0으로 부르며 장려하고 있다.

2. AI의 양면성

1) AI 알고리즘의 특성.

AI(일종의 시스템 소프트웨어 또는 알고리즘 프로그램)의 특징은 다음과 같다.

① 무인 의사결정: 기계가 인간의 판단기능을 수행하여 독립된 주체로서 활동한다. 자동화와 무인화가 확산된다.

② 실시간 반응: 데이터 수집 · 분석 · 판단 · 추론 과정들이 ICT 기술을 통해 즉각적으로 처리된다.

③ 자율 진화: 빅데이터의 심층신경망(deep neural network)를 통한 심층학습(deep learning)으로 스스로 진화하여 기계성능이 기하급수적으로 향상된다.

④ 만물의 데이터화: 보관 및 활용이 어려웠던 생체 · 행태 · 비정형 정보도 기계학습(machine learning)으로 의미 추출이 가능하게 된다.

---

1) AI, 사물인터넷(IoT), 클라우드, 빅데이터, 5G 모바일을 "AICBM"이라고 약칭하기도 한다.

2) VR · AR · MR · XR (virtual · augmentation · mixed · extended reality): 가상 · 증강 · 혼합 · 확장 현실

3) 블록체인(blockchain)과 가상화폐(cryptocurrency): 블록체인은 모든 사용자가 데이터(분산원장 정보)를 공유하고 관리하는 분산 저장 기술이다. 거래정보를 특정 중앙 서버에 데이터를 보관하는 전통적인 방식과 달리, P2P(Peer-to-Peer) 블록을 네트워크로 연결하고 암호화하고 인증(채굴)하는 작업으로 얻는 가상화폐(bitcoin이 최초)의 종류는 증가하고 있다. 거래원장을 공유하므로 안전성, 신뢰성, 투명성을 보장하고 사실상 해킹이 불가능한 시스템이다. 보험 금융 부동산 거래, 물류와 에너지 공급, 공유경제, 앱 포털 서비스, 헬스케어 데이터베이스와 사물인터넷을 이용하는 의료서비스, 개인정보보호 등 블록체인 기반이 산업 생태계를 변화시킬 가능성으로 그 가치가 주목받고 있다.

AI가 더욱 진화하기 위해서는 빅데이터를 이용한 기계학습과 심층학습이 필요하므로 양질의 빅데이터를 확보하는 것이 AI개발의 선결 과제이다.

2) AI의 양면성 논쟁

AI는 기계학습으로 성능이 급속하게 향상될 수 있으므로 일자리 감소가 우려된다는 AI 반대론과 공익에 도움이 되므로 개발해야 한다는 AI 기대론으로 의견이 상충되고 있다. 또한 각국의 자율살상 무기(Autonomous weapon) 개발이 활발해 지면서 '기계 자체가 인명을 대량 살상하는 날'이 가까워지고 있다고 우려한다. 또한 전쟁용 AI 무기가 핵무기보다 싸고 대량 생산이 가능하여 무인 자율 로봇이 2030년이면 전쟁의 중심에 등장할 것이라고 경고한다.

제4차 산업혁명 시대에는 수명연장, 여가시간 증가, 편리한 교통 등으로 인류가 지금보다 더 큰 문명의 혜택을 누릴 것으로 기대하는 사람이 대부분이다. 제4차 산업혁명 시대가 개화할 2030년 쯤에는 AI의 양면성에 대한 결과를 예측할 수 있을 것이다(표 6−2).

표 6-2. 제4차 산업혁명 시대가 개화할 2030년은 AI가 있는 곳이 Utopia일까? Dystopia일까?

2030 Utopia	2030 Dystopia
ICT 일자리 증가, 시간의 활용	직업 · 일자리 감소, 인간 소외
물질적 풍요, 인간의 행복 증대	풍요 속의 빈곤, 행복지수는 감소
세계화(국경의 붕괴)	인간성, 도덕성의 타락
이데올로기 시대 종언	인간의 기술 종속화 · 노예화 (인간과 대결)
인간 해방	인간 속박

3. AI 의사의 책임과 윤리적인 쟁점

1) AI 의사의 출현

국내 일부 대형병원에도 도입된 IBM의 AI 엔진 '닥터 왓슨(Watson for Oncology)'은 Memorial Sloan Kettering Cancer Center(MSKCC)의 의료정보 빅데이터를 기반으로 개발되었다. 의학논문과 치료사례 · 협진 · 진료 등의 의료 빅데이터를 기반으로 닥터 왓슨은 환자에 대한 진단과 처방을 단 8초 만에 끝낼 수 있다. 구글의 AI 자회사 딥마인드(DeepMind)가 눈의 영상자료를 분석하는 AI 소프트웨어를 개발하여 망막 질병을 진단한다. 중국이 AI 의사 다바이(大白)는 광둥성 정부와 중국 인터넷 기업 텐센트, 홍콩과학기술대학 등이 공동으로 3억 명의 진료 기록과 10만 건 이상의 수술 기록을 이용해 개발된 AI 의사이다. 다바이는 일반 지역 병원에서 환자들이 주로 호소하는 200여 개 증상에 대해 정확한 병명을 진단할 수 있다. 일부 중국병원에서는 국가 의사면허 시험을 통과한, 중국 스타트업(초기 창업기업) 아이플라이테크의 AI 의사 '샤오이(小醫, 꼬마 의사)'를 활용한다. 중국에서는 아예 병원을 찾지 않고 스마트폰으로 의사의 진단을 받는 원격의료 서비스 가입자가 이미 1억 명을 넘어섰다.

2) AI 의사의 책임과 윤리적 쟁점

① 의료 AI를 학습시킨 '데이터'가 적절한가? AI 의사 왓슨은 타 인종 병원(MSKCC)의 의료정보 빅데이터를 기반으로 개발되었는데 우리나라 환자에게 적용할 만큼 정확한가? 실제로 권고하는 항암제가 한국에서는 보험적용이 어려운 경우가 있어 진료에 참고적으로만 쓰이고 있다.

② 유전 정보의 해외 유출에 대한 설명을 충분히 하고 자발적으로 참여하는 사전 동의서(informed consent)를 받았는가?

③ 사생활 침해, 개인정보 거래, 권한없는 자의 열람 복제 등 개인정보보호법 위반은 없었는가?

④ 설명할 수 있는가(explainable)? 예를 들어, 어떤 암 환자가 AI 의사로부터 "남은 삶이 1개월 밖에 되지 않아, 연명 치료를 지속하는 의미가 없어 통증 완화 치료로 전환하겠다"는 설명을 듣게 된다고 가정해 보자. 어떻게 분석 · 예측 · 결론에 도달했는지 명확한 설명이 가능한가?

⑤ 오작동에 대한 책임은? AI에게 책임지우는 것(작동 정지)이 가장 간단하지만, 제조사 · 의사 · 의료인 · 병원장 · 환자에게 책임을 묻고, 보험회사에서 의의를 제기할 것이다. 또한 처방권을 두고 AI와 의사간의 신뢰대립이 생기면, 환자는 AI를 결정권자(decision maker)로 선택할 수도 있다.

3) 자율주행차 발전 5단계와 AI 의료영상판독 발전 5단계

한국에서도 의료영상검출 보조소프트웨어 '루닛 인사이트(Lunit INSIGHT)'와 의료영상진단 보조소프트웨어 '제이비에스-01케이(JBS-01K)' 두 제품이 2018년 8월 국내 판매 허가를 받았다.

정창록 교수는 4차 산업혁명 시대의 기술 책임론에 대한 고찰, "자율주행자동차(Autonomous vehicle)와 AI 영상판독 발전 5단계"를 비교분석한 논문에서 인간 운전자가 탑승하여 보조하는 제 1-4단계 뿐 아니라 완전 자율주행자동차에서도 영상분석 알고리즘에 대한 책임론이 대두된다고 하였다(표 6-3). 제 1~4단계들은 운전보조기능 위주의 단계들로, 운전자가 그 기능을 사용할 때 항상 주의할 것을 요구하기 때문에 자율주행이라 하기 어렵다. 따라서 이 경우 사고의 책임은 기존의 자동차 사고에 대한 법적 책임 논의와 차이가 없고, 사고가 난 경우 프로그램이 완전한 지성을 갖추지 못한

표 6-3. 제4차 산업혁명 시대의 기술책임론에 대한 고찰: 자율주행 자동차와 AI 의료영상판독 발전 5단계

단계	자율주행자동차 (autonomous driving car, ADC)	AI 의료영상판독 (medical imaging interpretation, MII)
1	위험상황 경고(No active control)	질병관련신호표시(Disease sign marking)
2	선택적 능동제어(Assisted ADC)	보조적 의료영상판독(Assisted MII)
3	통합 능동제어(Semi ADC)	통합 능동적 의료영상판독(Semi MII)
4	제한적 자율주행(Highly ADC)	제한적 자율 의료영상판독(Highly MII)
5	완전 자율주행(Fully ADC)	완전 자율 의료영상판독(Fully MII)

다는 전제를 받아들인다면, 프로그램 자체의 책임은 미미한 듯하다. 프로그래머 또는 그 프로그램을 만든 회사에 책임을 물어야 할 것 같다.

AI 의료영상판독(medical imaging interpretation, MII)도 거의 동일하다. 완전 자율 AI MII에게 책임을 지울 수 없다는 입장이다. 이때 진단에 대한 법적 책임은 AI를 공급한 회사가 전적으로 지게 된다고 하기도 쉽지 않다. AI 시스템이 갖는 자율성과 별개로 AI를 여전히 권리객체인 물건으로 취급할 수도 있다. 현행법 내에서 이를 다루기는 어렵고, 제조물 규정이나 근접성에 따른 책임을 다루는 새로운 법이 필요할 것이다.

자율주행자동차이든 AI MII이든 아직까지는 운전자 또는 의사를 보조하는 3~4단계이다. 제 5단계인 완전 자율주행차의 영상분석 알고리즘에 대해서도 책임론이 대두되듯이, AI MII 시스템이 마지막 5단계에 진입하여 판단의 최종 주체로 고려하더라도, 이것을 현행 의료기기법 내에서 의료기기로 규정할 수 있을지에 대한 문제가 생긴다. 이 단계의 행위는 질병을 예방하거나 치료하는 의료인의 의료행위로 간주될 수 있기 때문에 현행법과 모순된다. 또한 AI의 진단에 대한 환자의 선택 및 승인이 필요하기 때문에 최종 행위 주체로 보기 어렵다고 말할 수 있다. 오히려 관리 감독하는 의료인의 책임이 부각될 수 있다.

4. 사물인터넷(IoT)과 건강산업(health industry)

1) 웨어러블(wearable) IoT와 생체삽입형 의료용품

건강을 챙겨주는 IoT 제품이 많이 나오면서, 건강산업 기술이 동반성장하고 있다. 서로 연결된 무수한 디바이스에서 발생하는 방대한 빅데이터를 클라우드 또는 엣지 컴퓨팅(cloud to edge computing)을 통해 수집, 저장하고 AI 시스템이 실시간으로 이를 분석하여 통찰력을 제공한다. 영아급사증후군(sudden infant death syndrome, SIDS)을 추적하는 Mimo사의 제품은 아기의 뒤척임, 운동, 자세, 체온, 호흡수뿐 아니라, 깨어 있는지 잠들었는지 수면의 질까지 모니터한다(그림 6-2).

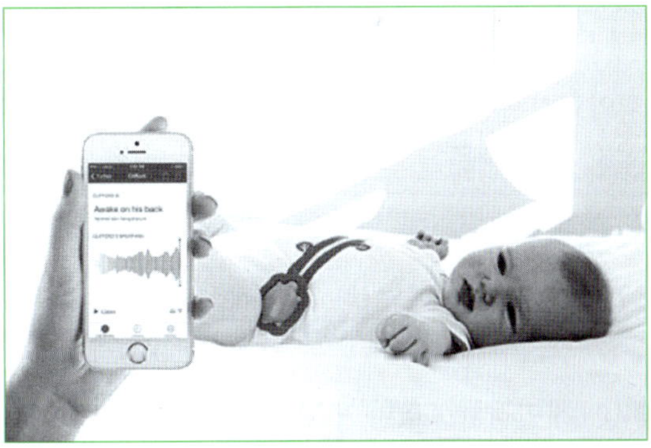

그림 6-2. 어린아이들을 위한 수면 추적기
(출처: mimobaby.com)

웨어러블 IoT와 생체삽입형 의료용품의 연구 개발을 위해서는 생체정보 및 생활기록(life log) 등의 건강의료 빅데이터의 수집과 이용이 필수적이다. 융합된 스마트 건강관리(smart healthcare)는 인간에게 도움을 줄 것이다.

2) 건강정보 빅데이터와 정밀의료(precision medicine)

제4차 산업혁명으로 출현하는 신기술의 첫 번째 적용 산업분야는 34.5%를 점유하는 인류의 건강과 복지(health and wellness)에 있다. 무형의 자산인 데이터가 기업과 국가의 성패를 좌우하는 차세대 주요 신성장 동력이 되고 있다. 환자의 임상 · 역학 정보, 생활습관, 유전 정보 등 건강정보 빅데이터(healthcare big data, HBD)는 AI를 적용하여 분석하기에 좋은 데이터가 된다. 기계학습과 심층분석으로 질병의 예측 · 진단 · 건강관리에 AI가 제안 서비스하고 있다. 의약품의 안전성 유효성을 개인단위에서 예측하는 정밀의료(precision medicine) 또는 개인맞춤의료(personalized medicine) 시대를 열고 있다.

전통적인 신약개발 방법이 한계 상황에 도달하였다고 여겨지면서, AI를 결합한 신약개발의 필요성이 대두되고 있다. 현재 Watson for genomics 및 Watson for drug discovery가 신약개발과 임상시험에 이용되고 있다. 우리나라도 축적된 빅데이터를 심층 신경망 학습에 접목해 약물-표적 상호작용, 약물동태, 독성 등을 예측하는 인공지능 플랫폼을 개발하고 있다.

HBD가 의료에서 활용되면 국민 보건의학 활성화에도 크게 기여할 수 있을 것이다. 예를 들면, 건강보험공단과 보험 심사평가원의 HBD가 AI의 심층분석과 결합하면, 유행병 발생 예측이 가능하고, 응급환자에게 GPS로 병원과 약국 검색을 알려 줄 수 있는 서비스산업까지도 가능하다.

5. 제4차 산업혁명시대의 생명의료윤리

1) 개인정보보호법의 개인정보, 민감정보와 고유식별정보

의료기관에서 개인정보보호법을 자주 위반하는 부분인 개인정보, 민감정보와 고유식별정보는 아래와 같이 법률로 규정되어 있다.

(1) 진료목적으로 "개인정보"(이름, 주민등록번호, 주소, 연락처 등 환자가 제공한 기타 개인식별정보)를 수집하는 것은 환자로부터 동의를 받지 않아도 되지만, 진료목적 이외에 개인정보를 수집하는 경우에는 동의를 받아야 한다.

(2) 개인정보보호법 제23조에는 개인정보 처리자는 사상, 신념, 노동조합 정당의 가입탈퇴, 정치적 견해, 건강, 성생활 또한 유전 정보, 범죄경력에 관한 정보(시행령 제22조) 등을 "민감 정보"(정보주체의 사생활을 현저히 침해할 우려가 있는 개인정보로서 대통령령으로 정하는 정보)로 규정하여 〈개인정보와 민감정보의 처리〉를 금지하고 있다.

(3) 또한 제24조에 개인을 고유하게 구별하기 위해서 부여된 "고유식별정보"는 주민등록번호, 여권번호, 운전면허번호, 외국인등록번호 등이다.

(4) 개인정보, 민감정보 및 고유식별정보 수집과 처리는 원칙적으로 금지되어 있지만 예외적으로, ① 정보주체의 별도 동의가 있는 경우, ② 다른 법률에서 개인정보, 민감정보 및 고유식별정보

처리를 요구하거나 허용하는 경우는 처리를 할 수 있다고 예외규정을 두고 있다. 공공기관 및 일정 기준 이상의 개인정보처리에서 주민등록번호 대체수단 제공을 의무화하고 있는데, 공인 인증서, 아이핀(i-Pin), 휴대전화 인증 등의 방법이 사용된다. 또한 고유식별정보가 안전하게 보호되도록 분실, 도난, 유출, 변조, 훼손 예방을 위해 암호화 등의 방법으로 안전성을 확보할 것도 같이 언급하고 있다.

2) 개인정보보호법과 생명윤리법 논쟁

(1) 의료 · 바이오 발전을 저해하는 국내 규제들

AI 알고리즘을 이용하는 새로운 의료시대가 열렸지만 우리나라는 AI 의료뿐 아니라 의료기기 · 바이오 · 제약 등의 신산업이 개인정보보호법, 생명윤리법 등의 규제에 묶여 이에 대한 개선이 필요하다는 목소리가 높다. 또한 의료법, 건강보호법, 신의료기술평가 규칙 등의 과도한 장벽과 연구 개발의 규제를 철폐하고, 의료 · IT 인프라를 뒷받침해 줄 정부 차원의 대책이 필요하지만, 개인정보보호법을 개정하려고 하면 시민단체 등에서 반대를 한다. 개인정보보호법을 인권문제와 연결시키기 때문이다(표 6-4).

그런데 제4차 산업혁명 시대에는 HDB가 자산이다. 보건복지부는 환자가 병원을 옮길 때 컴퓨터단층촬영(CT)이나 자기공명영상(MRI) 등 진료정보가 담긴 CD나 서류를 직접 들고 다니지 않아도 되도록 의료기관끼리 진료기록을 전송하는 진료정보교류 시스템을 전국 모든 지역과 주요 거점의료기관에 구축할 계획이다. 이렇게 진료정보를 교류하면 의료기관 간에 연속성 있는 진료서비스를 제공할 수 있다. 그리고 환자의 과거 약물 거부반응을 확인하지 못해 발생하는 약물 사고 같은 오진을 예방하는 등 환자 안전을 강화할 수 있다. 또한, 이를 산업계에서도 활용할 수 있는 플랫폼도 만들어져야 한다.

(2) 지능정보기술사회에서 개인정보가 보호되지 않는 모순점과 개선방안

가. 개인정보가 보호되지 않는 모순점

① IoT 이용자 스스로, 해당 장비가 어떠한 개인정보를 처리하는지 인지하기 어려워 사전 동의서의 '동의' 버튼을 클릭한다고 해도 실질적 동의가 되기 어렵다. 특히 노약자나 장애인, 문맹자

표 6-4. 의료 · 바이오 발전을 저해하는 국내 규제들 (출처: 조선일보 기사. 2018.5.30.)

의료법	개인정보보호법	생명윤리법	국민건강보호법, 신의료기술 평가 규칙
• 의사 대면에서 진단, 처방 • 원격의료 불가	의료정보의 일부는 민감정보	치매 희소암 등 대부분의 질병유전자 검사불가	• 식약처 허가와 심평원 심사 허가 이중 규제 • 신의료기술 최대 280일간 심사받아

등의 사회적 약자들은 제대로 된 개인정보보호를 받기 힘들다.

② IoT 서비스는 이용자의 행태를 관찰하고 자동으로 정보를 수집하여 처리하기 때문에 개인의 통제권 행사가 곤란하고, '설명 후 동의서(informed consent)' 원칙을 엄격하게 고수할 경우, 개인의 불편이 극심해짐은 물론 서비스의 편리성도 함께 떨어지고 결국 동의 남발로 이어져 개인정보보호가 형식만 남게 된다.

③ '잠재적 결합가능성'으로 비식별정보도 이미 개인정보로 정의하고 있기 때문에 비식별정보도 활용이 어렵다. 이는 기업의 빅데이터 활용을 막아 혁신산업의 성장에 장애가 되고 있다.

④ 웹페이지에서 수집할 수 있는 정보에는 회원의 '로그 데이터'가 있다. 웹사이트를 방문하거나 모바일 앱을 사용할 때마다 브라우저[4]에서 자동으로 전송되는 로그 데이터에는 방문한 웹페이지의 주소와 활동, 검색어, 브라우저 종류와 설정, 요청 일시, 사용한 방법, 쿠키[5] 데이터, 기기 데이터 정보가 포함될 수 있다. 이를 분석하면 관심이 있을 것으로 보이는 유형의 광고를 제공할 수도 있다.

⑤ 완벽한 해결책은 존재하지 않으며 또한 디지털, 도구는 해킹당할 수 있다.

나. 개선방안

정부는 불필요한 공인인증 절차 폐지를 실현하기 위해 공인인증서를 별도 프로그램 설치 없이 웹브라우저만으로 사용할 수 있는 방안을 제시한다. 공인인증서, 지문인식, 홍채인식, 공공 아이핀 등 우리나라는 기술이 먼저 생기고 사용자들이 이를 맞춰서 따라가는 경우가 많다.

① 식별정보에만 동의제도를 적용하고, 식별가능정보는 동의 적용없이 그 자체로 이용하게 하되, 개인식별 행위는 엄격히 금지하는 처벌규정을 도입하자. 이처럼 완화된 기준으로 식별정보를 제거한 진료정보는 비식별정보로 볼 수 있어 동의 없는 빅데이터 처리가 가능하게 된다.

② 동의제도 선택제를 도입하자. 이는 정부가 동의방식을 강요하지 말고 개별적 사전 동의형(opt-in)과 포괄동의(one click consent) 후, 사후 동의 배제(opt-out)하여 대상자가 동의하지 않도록 하자는 것이다.

③ 정부가 개인정보처리방침을 심사해서 최적화 표준화하고, 형사처벌보다는 시정명령을 하는 방향으로 하자는 의견이다. 엄격한 동의보다는 합리적인 목적성으로 불법성을 판단함으로써 개인정보보호 문제를 소비자보호 관점으로 보게한다.

정부는 우선적으로 혈압 · 체지방 측정을 통해 운동요법을 처방하는 건강관리 서비스와 섬 · 산간오지 주민이나 군인 등 의사와 만나기 힘든 장소 · 지역에 대해 원격의료를 예외적으로 허용하는 내용의 의료법 개정에 착수하였다.

---

4) 브라우저: Apple의 Safari 또는 Google의 Chrome 등

5) 쿠키: 웹사이트를 방문할 때마다 컴퓨터에서 전송되는 계정이나 브라우저 고유의 작은 텍스트 파일

(3) 사회적 저항과 윤리경영 선언

신기술의 특성이 사회공익의 우선순위를 침해함에도 불구하고 개발자들이 밀어붙일 때 사회적 저항이 일어나게 된다. 새로운 기술 사회를 사회 구성원들이 이해하지 못할 때 문제가 발생할 수 있다.

인류사에서 전쟁을 피할 수 없다면 차라리 로봇을 활용하여 방위비 부담을 줄이고 인명 손실을 최소화하자는 목소리가 높다. 2017년 테슬라의 일론 머스크 회장이 '킬러로봇(살상용 로봇)' 무기 개발 금지를 촉구하는 서한을 유엔에 보냈고, 유엔에서도 대책을 마련하고 있다. 구글 CEO는 "AI 기술을 무기 개발, 부당 감시에 사용하지 않는다"고 윤리경영을 선언하였다. 더불어 몇 년 전부터 각국 정부와 IT 기업들이 '착한 인공지능'을 개발하자는 요지의 규정을 만드는 곳이 늘어나고 있다.

(4) 다중 이해 관계자들(multiple stakeholders)의 이해상충 조절

모든 사람들을 위한 세상을 발전시킬 논의를 진행하는 방법이다. 신기술과 플랫폼을 독점해서 그 과실을 모두 쓸어가는 기업들이 많다. 깨어 있는 지식인들은 산업혁명의 혜택을 온전히 누리기 위해서 지금도 노력하는 젊은이들에게, 동등한 권한과 기회를 부여하고, 책임감을 공유하며 함께 잘 살 수 있는 방법을 찾기 위해 노력하여야 한다. 4차 산업혁명시대에는 다중이해관계자(multiple stakeholders)가 모여 있어도 이해 관계자들의 갈등(conflict of interest)을 조절해 나갈 수 있어야 한다.

(5) 가치를 기반으로 하는 거버넌스(governance): 유럽연합의 일반정보보호법

2018년 5월 발효된 EU의 일반정보보호법(general data protection regulation, EU-GDRP)은 데이터 혁신의 원료인 개인정보의 활용과 보호를 위해 지능정보기술의 설계 단계에서부터 사생활보호 대책이 강구되었다.

EU-GDPR은 기존보다 강화된 개인정보보호법으로, 사업장이 유럽 지역 내에 있거나 유럽 국민에게 상품 및 서비스를 제공하고, 관련한 데이터를 수집 · 분석하는 기업이라면 지리적 위치와 관계없이 모두 적용된다. GDPR은 이용자 정보의 흔적을 포털사이트의 회사가 줄이거나, 삭제할 수 있도록 개인정보의 보호와 권리를 강화하였다.

클라우스 슈밥(Klaus Schwab)교수는 기업, 정부, 과학, 학계 및 시민 단체들과 공공-민간 협력이 '신속한 거버넌스(governance)'를 촉구하였다.

3) 국제전기전자기술자협회(IEEE)의 윤리적 설계(Ethical aligned design)

사용자와 사회가치에 부합한 지능정보기술 개발을 위해서는 윤리적 설계이어야 한다. 결국 그 주체인 '사람'이 어떤 생각과 의도를 갖고 기술을 만들고 설계하느냐는 더 중요하다. 2016년부터 국제전기전자기술자협회(IEEE)는 윤리적 설계의 지침을 기반으로 하는, IEEE 윤리 가이드라인(The IEEE global initiative for ethical consideration in artificial intelligence and autonomous systems)을 마련하여 왔다. AI와 자율시스템에 대한 IEEE의 일반 윤리원칙은 다음과 같다.

① 인간권리의 최고 이념을 구현한다.

② 인류와 자연환경의 최대 이익을 우선시한다.

③ 사회기술 시스템으로 진화할 때 위험과 부작용들을 경감한다. AI 및 자율시스템 기술의 안전은 논쟁의 여지가 없는 가장 높은 가치이다. 실제로 규제 기관의 주요 책임은 안전을 증진하는 것이다.

기계는 인간에게 봉사해야 하며, 거꾸로 되어서는 안 된다. IEEE의 윤리지침은 인간가치 창출과 인간진보를 설계 단계에서부터 추구하고 있다. 우리나라도 인간 중심의 지능정보사회에 대한 사회적 합의와 의지를 담은 지능정보사회 윤리헌장 공표를 계획하고 있다.

4) 제4차 산업혁명 시대의 4대 윤리문제와 과학자의 자세

제4차 산업혁명의 혁신적인 신기술은 질병을 치료 예방하고, 농업 생산을 개선하며, 삶의 질을 향상시킬 것이지만, 윤리적인 문제를 함께 고려하지 않는 것은 무책임하다. 다행히 거버넌스의 필요성에 대한 세계적 인식이 커지고 있다.

미국 최초의 ELSI[6] 윤리재단인 The Hastings Center의 Solomon 박사는 2017년 제4차 산업혁명시대의 4대 윤리 문제(The four big ethical questions of the 4th industrial revolution)를 제기하였다.

① 기술개발이 최우선인가? 아니다. 윤리문제를 지구적으로 논의해야 한다.

② 기술진화는 어떤 목적에 사용되어야 하나? 각 사례별로 인간의 번영을 얼마나 앞당기거나 축소할 것인가 디테일한 접근이 필요하다.

③ 크리스퍼 유전자 가위는 미래 의료분야의 혁신을 주도할 기술이 분명하다. 미국 국립 과학 공학 의학 아카데미(National Academy of Sciences, Engineering and Medicine)는 오남용을 최소화하려는 연구실 현장에서의 예방과 노력을 요구한다.

④ 규범이 정해지면 준수하기 위해 현장 모니터링을 어떻게 할 것인가? 시민과 전문가가 참여하는 다양한 형태의 거버넌스 현장에서 규범준수를 요구하고 모니터하여야 한다.

기술 발전이 아무리 중요하다지만 그 발전 방향과 목표가 인류 모두의 편익과 행복 추구에 맞춰져야 한다. 우리는 새롭고 어려운 가치에 대한 질문에 답하려면, 신중하고 사려 깊은 대화와 소통이 필요하다.

---

6) ELSI: Ethical, legal, social implication

6. 제4차 산업혁명시대에서 평생교육

미래는 두려움과 동시에 흥미로움이 존재한다. 미래 서비스 분야에서 기계로 대체될 수 있는 직업들이 사라진다고 한다. 그러나 의생명과학과 ICT 융합분야에서는 새로운 일자리가 크게 늘어날 것이다. 미래를 알고 대비한다면 지능정보화 시대의 생활을 즐기면서 살아갈 수 있지 않을까?

세계경제포럼(WEF) 회장인 클라우스 슈밥은 2016년 1월 스위스 다보스 포럼에서 제4차 산업혁명 시대의 도래를 연설하면서, 연결되고 보다 지능적인 사회로 진화하는 것을 '기대하지만 그 속도는 쓰나미와 같고, 범위는 일상을 망라하며, 깊이는 존재를 흔든다'고 하였다.

클라우스 슈밥 교수는 평생교육의 중요성을 강조하며, 제4차 산업혁명 시대의 성공을 위하여 다음과 같은 4가지 지능개발이 필요하다고 하였다.

① 지식을 이해하고 적용하는 상황능력을 개발하는 맥락 지능(contextual intelligence)
② 생각과 감정을 정리하고 결합하여 자신이 타인과 관계를 맺을 수 있도록 하는 감성 지능 (emotional intelligence)
③ 변화와 공동이익 실현을 위하여 개인과 집단의 목표, 신뢰, 덕목 등을 활용하는 영감 지능 (inspired intelligence)
④ 변화에 필요한 에너지를 위해 자신과 주변의 건강을 유지하고 행복을 추구하는 신체 지능 (physical intelligence)

이 4가지 지능을 개발하여 혁신이 가져올 잠재적 영향력을 파악하고 활용하는 것이 제4차 산업혁명 시대의 성공을 결정한다고 하였다.

이러한 인성을 갖춘 의료인은 AI보다 더 환자의 신뢰를 받는다. 왜냐하면 AI 의사는 의료를 보조하는 존재이지 책임질 수 있는 존재는 아니기 때문이다. 어떻게 신뢰를 받을 수 있을 것인가? 환자의 고통에 관한 이해는 환자의 자기설명도 필요하기 때문에 환자와 의료인 간의 소통이 신뢰형성의 가장 기본적인 요소이다. 인성을 갖춘 따뜻한 의료인이 환자의 고통을 이해하고, 잘 설명하며, 이해관계자들의 갈등(conflict of interest)을 소통으로 해결할 수 있는 능력을 갖추고 제4차 산업혁명의 혁신적인 기술을 활용하면 환자의 신뢰를 받을 수 있다.

학습과제

1. 제4차 산업혁명의 핵심 기술들이 의료에 어떻게 융합되고 있는가?
2. AI의 양면성에 대해서 설명하시오.
3. 제4차 산업혁명 시대에서 과학자와 의료인의 자세를 설명하시오.
4. 클라우스 슈밥의 제4차 산업혁명 시대의 성공을 위한 4가지 지능개발을 설명하시오.

○ 참고문헌

1. [네이버 지식백과] 제4차 산업혁명 [The Fourth Industrial Revolution, 第4次産業革命] (IT용어사전, 한국정보통신기술협회) https://terms.naver.com/entry.nhn?docId=3548884&cid=42346&categoryId=42346
2. 배한동 저. 생명의료윤리. 2017.
3. 정창록 외. 제4차 산업혁명시대의 기술책임론에 대한 고찰: 자율주행자동차와 AI영상판독 발전 5단계. 한국의료법학회지. 2017.
4. 우리건강을 책임지는 Internet of Things. early-stage financing trend. LGCNS. http://blog.lgcns.com/1248
5. 조선일보. 의료·바이오 발전을 저해하는 국내 규제들. 2018.
6. Solomon MZ. The four big ethical questions of the 4th industrial revolution. https://www.businessinsider.com/ethics-and-the-technology-industrial-revultion-2016-11. The Hasting center. 2017.
7. 홍정민. 신원. 개인정보보호법 준수를 위한 병원 내 처방전달시스템의 보안. 2013.
8. IT기업들이 왜 '인공지능 윤리 규범' 만드나요? 중앙일보. 2018. http://m.news.naver.com/read.nhn?-mode=LSD&sid1=105&oid=025&aid=0002824091&rc=N
9. 클라우스 슈밥 지음 송경진 옮김. 클라우스 슈밥의 제4차 산업혁명. 새로운 현재. 2016.
10. The IEEE global initiative for ethical consideration in artificial Intelligence and autonomous systems. Ethically Aligned Design: A vision for prioritizing wellbeing with artificial intelligence and autonomous systems, Version 1. IEEE. 2016.

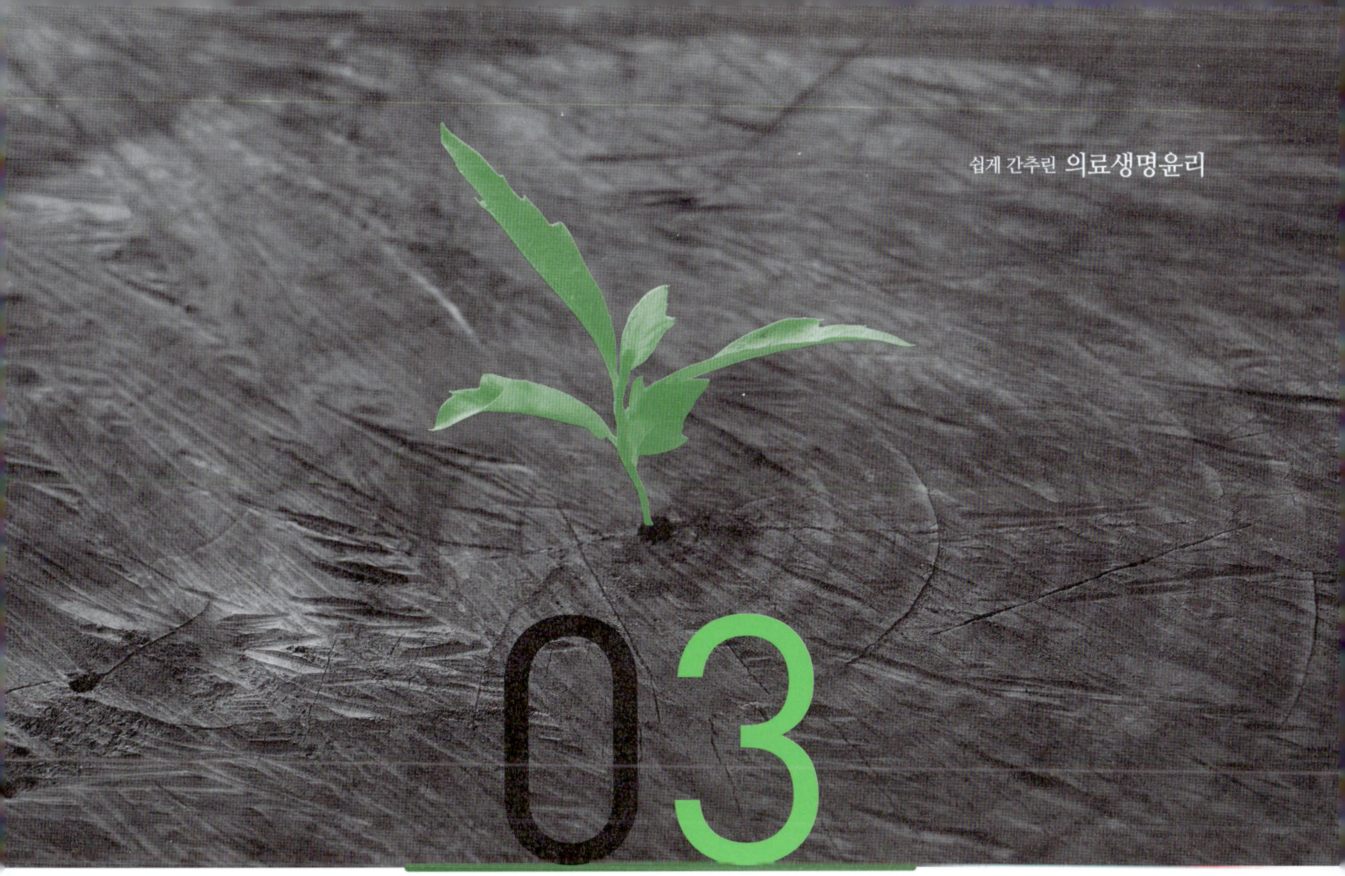

03

죽음의 이해

Chapter 07

죽음의 이해, 뇌사, 식물상태, 장기이식

= 학습목표 =

1. 죽음의 의학적 정의를 설명한다.
2. 죽음에 대한 유교, 불교, 그리스도교의 입장을 설명한다.
3. 뇌사와 식물상태의 정의를 알고 비교 설명한다.
4. 장기이식에 대한 찬반 입장의 윤리적 논점을 설명한다.

1. 죽음의 정의

일반적으로 죽음은 '한 생명체의 생명활동이 완전히 정지되어 다시 원형대로 회복될 수 없는 상태, 삶의 종말'로 정의된다. 죽음 담론에는 생물학적 죽음 뿐 아니라 심리적 죽음, 사회적 죽음, 영적 죽음이 있다. 그러나 죽음을 정의하는데 의학적 정의가 기본이 된다.

의학적으로 죽음은 전체 뇌기능, 자발적 호흡기능, 자발적 순환기능이 비가역적으로 정지되었음을 의미한다. 그러나 의학의 발전과 대체장기의 진화로 인해 생명체의 완전한 기능소실에 대한 명확한 기준을 세우는 일은 더욱 어려워지고 있다. 예를 들어, 과거에는 심장과 폐의 기능이 멈추면 죽음으로 인정했으나, 이제는 인공호흡기를 통해 강제로 숨을 쉬게 할 수도 있고, 인공심장으로 심장의 기능을 보조하거나 심장을 멈춘 채 심장 수술을 받기도 한다. 그 뿐만 아니라 심폐기능이 멈추더라도

박스 7-1. 죽음의 특징

죽음의 특징에는 5가지가 있다.
① 대상의 평등: 어떤 생명체도 죽는다.
② 시간의 평등: 죽음은 언제든지 일어날 수 있다.
③ 장소의 평등: 죽음은 어디서는 일어날 수 있다.
④ 예측 불가능성: 누가 언제 어디서 어떻게 죽음을 맞이할 지 예측할 수 없다.
⑤ 무경험의 평등: 죽음은 누구도 미리 경험할 수 없다.

(출처: 조현, 호스피스 · 완화의료, 계축문화사, 2016.)

체외막산소화장치(extra-corporeal membrane oxygenation, ECMO)를 통해 몸 밖에서도 세포와 조직에 산소를 공급할 수 있다.

의료인은 이처럼 명확하게 판단하기 어려운 삶과 죽음의 경계 어딘가에 있는 환자를 만나게 된다. 때문에 의료인은 삶과 죽음에 대한 다양한 관점과 윤리적 이슈를 이해하고, 자신의 관점을 정립할 필요가 있다.

1) 죽음에 대한 철학적 입장

철학에서 죽음의 문제는 곧 삶의 문제이며 인간 본질에 관한 문제이다. 죽음에 대한 철학적 입장은 유물론(唯物論)과 유심론(唯物論)으로 대비된다.

유물론에서는 만물의 근원이 물질이며 모든 정신 현상도 물질의 작용이나 그 산물이라고 인식한다. 유물론자들은 죽음을 생명활동이 종결된 상태로 규정하고 육체가 죽으면 자기 존재 자체가 소멸되는 것으로 이해하기 때문에 죽은 후의 영혼이나 내세를 인정하지 않는다. 반면 유심론은 우주의 본체를 정신적인 것으로 보며 물질적 현상도 정신적인 것의 발현으로 본다. 즉, 육체와 영혼을 이원론적으로 인식하기 때문에 죽음으로 인해 인간의 육체는 소멸되어도 영혼은 존재한다는 입장이다.

원자론적 유물론자이자 쾌락주의자인 에피큐로스(Epikouros, BC 341~BC 271)는 선과 악은 모두 감각에서만 주어지는데 죽음을 의식의 불가역적 박탈이므로, 우리가 의식을 가지고 있는 한 죽음은 실재할 수 없고 죽은 후에는 의식하는 나의 존재가 없으므로 죽음은 우리와는 무관한 것이라고 보았다. 칸트(Kant, 1724~1804)는 저서 '순수이성비판'에서 죽음과 같은 초감각적이고 초경험적인 명제는 우리가 직접 경험하고 인식할 수 있는 영역이 아니기 때문에 합리적 사고와 이성의 대상이 아니라고 보았다. 한편 절대적 관념론자이자 루터교 신자였던 헤겔(Hegel, 1970~1831)은 우리에게는 초감각적인 절대자를 인식하는 이성능력이 있다고 주장하였다. 헤겔은 저서 '정신현상학'의 서문에서 '죽음이 두려워 회피하고 파멸로부터 온전히 자신을 지키려고 하는 대신, 죽음을 감내하고 또 죽음 속에서 자기를 보조하려고 하는 생이야말로 정신의 생이다'라고 하였다. 한편 블레즈 파스칼(Pascal, 1623~1662)은 저서 '팡세'에서 신이 존재하는 세계와 존재하지 않는 세계, 그리고 신을 믿는 상태와 믿지 않는 상태를 각 세계에 대입하여 4가지 경우를 비교함으로써 분별력이 있는 사람이라면 신을 믿는 것이 유리하다는 주장을 폈다. 우리가 믿고 싶다고 해서 무엇이든 믿게 되지는 않는다는 사실을 감안하더라도, 사후 생이나 영혼에 대한 믿음은 각자의 삶과 죽음에 대한 태도를 결정하는데 지대한 영향을 미친다.

2) 죽음에 대한 종교별 입장

(1) 유교

유교에서는 죽음의 문제를 생사일여 생사일리(生死一如 生死一理)라고 하는 우주적 조화의 관점에서 이해한다. 사람이 나서 죽는 것은 우주에 가득 차 있는 기운이 뭉쳐졌다가 흩어지는 과정이며, 정(精), 기(氣), 신(神), 혼백(魂魄)으로 되어 있는 사람의 기운이 다하면 혼(魂)은 양으로 하늘로 돌아가고 백(魄)은 음으로서 땅으로 돌아가는데 이것이 죽음이라는 것이다. 즉, 삶과 죽음을 대자연의 법칙에 의한 과정으로 봄으로써 생사를 겪으면서도 생사를 벗어나 불멸로의 자기초극(長生不死)이 가능하다는 것이 유교의 입장이다. 유교에서는 죽음보다는 삶을 그리고 저승보다는 이승을 더 바람직하고 현실적인 것으로 판단한다. 공자는 '우리가 삶도 모르는데 죽음을 어찌알랴'고 하여 죽음을 인간 인식 밖의 영역으로 규정하였다.

(2) 불교

불교에서는 생(生)과 사(死)를 나누지 않고 생사(生死)로 함께 표현한다. 기본적으로 불교에서는 이 세상의 모든 존재하는 것들이 사실은 허망한 것, 공(空)이라고 본다. 자기 자신을 포함하여 우리가 실체라고 인식하고 있는 모든 것이 허상에 지나지 않는다는 것이다. 실체가 없기 때문에 얻을 수도 없고, 더럽지도 깨끗하지도 않다. 그러나 이를 깨닫지 못한 무명(無明)한 중생은 망상을 가지고 분별을 하여 유와 무의 양극단에 얽매이고 허상에 집착하기 때문에, 참다운 나와 우주의 실상을 보지 못하고 수 많은 원인으로 고통을 받고 있다는 것이다. 즉, 불교의 목적은 삶과 죽음이 모두 허상이니 이에 번민하지 않는 생명, 업과 윤회를 벗어난 열반을 추구한다. 티베트 진언밀교의 성전 '사자의 서'에 따르면, 영혼이 육체의 모습을 가지고 태어나고, 영혼이 육체의 모습을 갖지 않은 상태가 죽음이다. 삶과 죽음은 서로 다른 것이 아닌 하나이고 다만 영혼의 무한한 여행일 뿐이다.

(3) 그리스도교

그리스도교에서는 인간의 죽음은 종말이 아니라, 그의 영혼이 하느님에 의해 구원되어 영원한 생명으로 부활한다고 믿는다. 죽음은 현세 삶의 단절이나 자연법칙의 일부로서 일어나는 생물학적 사건이 아니라, 원조 아담과 하와가 범한 죄의 형벌이며 죽음과 함께 영원한 구원 또는 비구원이 시작된다고 본다. 현대 그리스도교에서는 죽음 속에서 영혼이 육신으로부터 분리되어 하느님께로 나아가고 세상 마지막 날에 육신이 영혼을 뒤따라 영생에 참여한다는 영육합일적 입장 대신 죽음 속에서 이미 육신의 부활, 전체 인간의 부활이 발생한다는 입장이 제시되고 있다. 여기서 부활은 죽은 자의 몸이 재생되는 것이 아니라 몸과 영혼이 하나로 단일체를 이룬 인간이 하느님으로부터 구원되어 영원한 생명을 얻게 됨을 의미한다. 부활과 영원한 생명의 열쇠는 '하느님이 세상을 이처럼 사랑하사 독생자를 주셨으니 이는 그를 믿는 자마다 멸망하지 않고 영생을 얻게 하려 하심이라'는 성경구절에서 나타나듯, 예수 그리스도를 믿고 따르는 것이다.

(4) 샤머니즘

한국인의 죽음관은 역사적으로 유교와 불교, 그리고 샤머니즘에 영향을 크게 받았다. 샤머니즘에서는 산 사람이 거하는 이승과, 혼령이 거하는 저승(황천)을 구분하고 이 두 세계가 서로 영향을 주고받는다고 생각한다. 이승에 사는 사람들의 길흉화복이 저승 혼령과 저승으로 온전히 가지 못하고 구천(또는 염라국)을 떠도는 원귀들에게 달려있기 때문에 이들을 달래 화를 막고 복을 빌어야 하는데, 이 일을 담당하는 이가 무당이다. 우리나라의 전통적 민간 신앙에서는 사람이 죽으면 저승에서는 저승사자를 보내어 영혼을 데려가는데, 죽은 자는 판관이라 불리는 저승사자를 따라 염라대왕 앞에 가서 세상에서 행한 선행과 악행에 따라 걸맞은 처벌을 받게 된다고 믿었다.

2. 뇌사와 식물상태

1) 뇌사의 정의와 뇌사판정

1950년대 인공호흡기 사용이 시작되면서, 뇌는 완전히 손상되었으나 심장이 뛰고 있는 환자들이 생기기 시작하였다. 인공호흡기에 의존하다 결국은 사망에 이르게 되는 이 환자들은 잠재적 장기기증자였다. 1967년 남아프리카 공화국 흉부외과의사 크리스티안 바너드(Christiaan Barnard, 1922-2001)가 55세의 루이스 워시캔스키(Louis Washkansky, 1913-1967)에게 최초의 심장이식 수술을 집도하였다. 루이스 워시캔스키는 결국 18일 만에 폐렴으로 사망했으나 심장 이식 자체는 성공한 것으

표 7-1. 뇌사판정

구분		내용
선행조건		• 원인 질환이 확실할 것 • 치료될 가능성이 없는 기질적인 뇌병변이 있을 것 • 깊은 혼수상태로서 자발 호흡이 없고 인공호흡기로 호흡이 유지되고 있을 것 • 치료 가능한 약물중독(마취제, 수면제, 진정제, 근육이완제, 독극물 등으로 인한 중독을 말한다)이나 대사성 장애의 가능성이 없을 것 • 치료 가능한 내분비성 장애(간성혼수, 요독성혼수, 저혈당성뇌증 등)의 가능성이 없을 것 • 저체온상태 (직장온도가 섭씨 32° 이하인 상태)나 쇼크 상태가 아닐 것
1차 뇌사조사		• 외부 자극에 전혀 반응이 없는 깊은 혼수상태 일 것 • 자발 호흡이 되살아날 수 없는 상태로 소실되었을 것 • 두 눈의 동공이 확대 · 고정되어 있을 것 • 뇌간반사가 완전히 소실되어 있을 것 • 자발운동 · 제뇌경직 · 제피질경직 및 경련 등이 나타나지 않을 것 • 무호흡검사 결과 자발 호흡이 유발되지 아니하며 자발 호흡이 되살아날 수 없다고 판정될 것
2차 뇌사조사		• 6세 이상(6시간 후), 1세 이상 ~ 6세 미만인 소아(24시간 후), 생후 2월 이상~1세 미만인 소아(48시간 후)
뇌파검사		• 평탄 뇌파가 30분 이상 지속되어야 함
뇌사판정위원회	구성	신경(외)과 전문의 1인 이상 포함된 전문의사 2명 이상화 비의료인 1명 이상을 포함하여 4명 이상 6인 이하로 구성
	자격	의료법에 의한 의료인, 변호사의 자격을 가진 자, 공무원, 교원, 종교인 기타 학식과 사회적 덕망이 풍부한 자 중 뇌사판정의료기관장이 위촉 출석위원 만장일치로 결정(단 1명이라도 반대 시 뇌사판정 하지 못함)

(출처: 한국장기조직기증원 웹싸이트 http://www.koda1458.kr/brain/judgment.do)

로 이겨졌다. 당시 심장공여자였던 데니스 다발(Denise Ann Darvall, 1942 – 1967)은 음주운전자의 차에 치여 다발성골절과 심각한 뇌손상을 입었으나, 심장만은 손상되지 않은 채 병원에 도착하였다. 심장은 정지되는 순간부터 세포파괴가 일어나므로 정지 전에 적출해야만 한다. 그러나 당시의 일반적인 사망기준은 심정지였기 때문에, 뛰고 있는 심장을 꺼낸다는 것은 살아 있는 사람의 장기를 적출함으로써 사망에 이르게 하는 것이 되었다. 이 역사적 수술은 사망의 정의에 대한 논쟁을 불러일으켰고, 이를 계기로 다음해인 1968년 하버드 의과대학 뇌사위원회가 뇌상의 기준을 발표하였다.

뇌사는 호흡과 심장박동을 주관하는 뇌간의 기능이 정지되고 타 기관과 장기가 일시적으로 살아 있는 상태이다. 2008년 미국 대통령 직속 생명윤리위원회 백서에서는 뇌사에서 사용되는 사망이라는 정의 자체가 논란이 있고, 뇌가 사망하였다는 개념이 불분명하기 때문에 뇌사(brain death)라는 용어 대신 전뇌부전(total brain failure)라는 새로운 용어로 대체할 것을 권고한 바 있다. 그러나 현재까지는 뇌사라는 용어가 일반적으로 통용되고 있다. 거의 대부분의 뇌사자는 1–3일 내에 순환기계의 기능정지가 수반되어 돌이킬 수 없는 상태가 된다고 알려져 있다. 그러나 1990년대 말부터 뇌사자가 자연사에 이르는 과정에 대한 연구들에서 30% 이상의 환자들이 뇌사 후 수개월동안 유지될 수 있

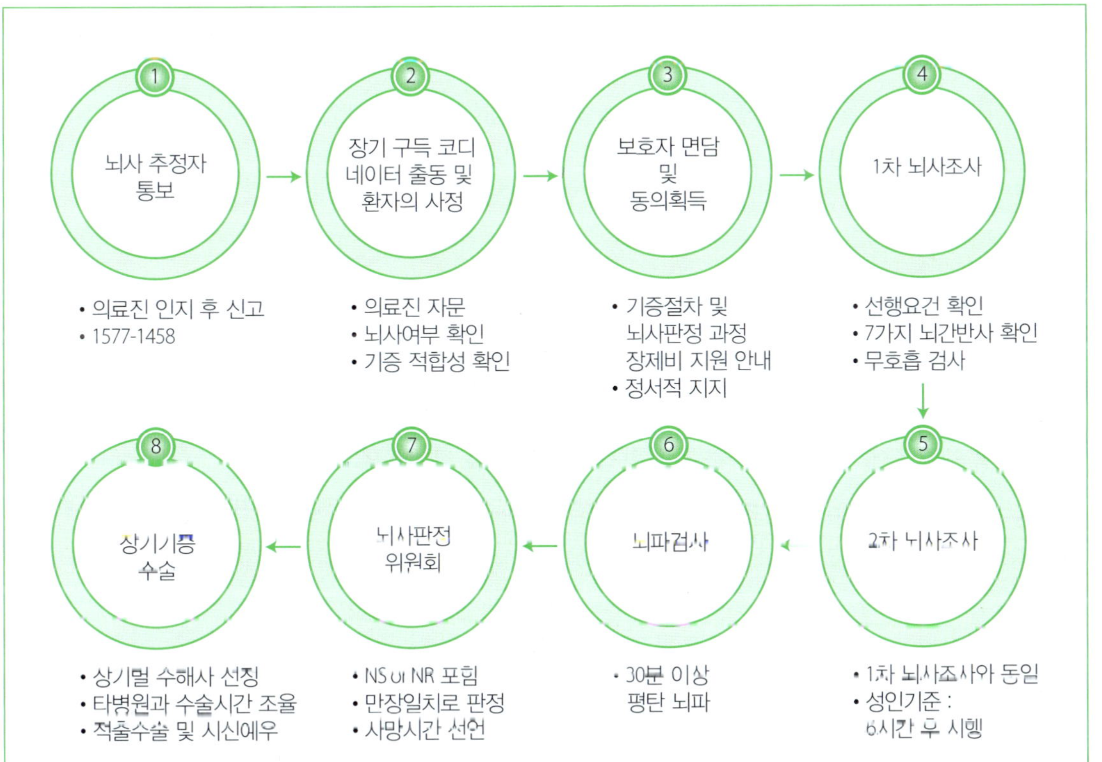

1
뇌사 추정자 통보
• 의료진 인지 후 신고
• 1577-1458
2
장기 구득 코디네이터 출동 및 환자의 사정
• 의료진 자문
• 뇌사여부 확인
• 기증 적합성 확인
3
보호자 면담 및 동의획득
• 기증절차 및 뇌사판정 과정 장제비 지원 안내
• 정서적 지지
4
1차 뇌사조사
• 선행요건 확인
• 7가지 뇌간반사 확인
• 무호흡 검사
5
2차 뇌사조사
• 1차 뇌사조사와 동일
• 성인기준 : 6시간 후 시행
6
뇌파검사
• 30분 이상 평탄 뇌파
7
뇌사판정 위원회
• NS or NR 포함
• 만장일치로 판정
• 사망시간 선언
8
장기기증 수술
• 장기별 수혜자 선정
• 타병원과 수술시간 조율
• 적출수술 및 시신예우

그림 7-1. 뇌사 판정절차

(출처: 한국장기조직기증원. http://www.koda1458.kr/brain/judgment.do)

표 7-2. 뇌사와 지속식물상태 비교

	뇌사	지속식물상태
손상부위	뇌간(뇌줄기)를 포함한 뇌 전체 손상	뇌간 기능은 유지된 상태에서 대뇌 손상
정신상태	혼수(comatose)	무의식(unconscious)
운동/기능	자발적 운동 불가능	목적 없는 약간의 움직임
호흡	자발 호흡 불가능(인공호흡기로 호흡 유지)	자발 호흡 가능
동공	뇌간반사 완전 소실 양안동공이 확대고정	눈으로 물체를 쳐다보는 듯 하나 인식하지 못함.
예후	필연적으로 심정지하여 사망	수개월~수년 생존 가능; 사망 혹은 회복가능성
장기기증	죽음으로 인정하여 동의하에 장기기증 가능	죽음으로 인정되지 않으며, 장기기증 대상 아님.

(출처: 유민 외. 생명윤리. 정문각. 2018.)

으며 자발적인 순환기계정지의 가장 큰 이유는 원인 질환에 있었다는 결과를 보고하고 있다. 이러한 결과는 뇌사판정을 서둘러 입증하여 생명유지장치를 제거해야 한다는 주장의 위험성을 드러내 보여준다. 뇌사 판정은 불완전한 인간이 타인의 삶과 죽음을 가르는 판단이기 때문에 법률적으로도 엄격해야 한다.

뇌사를 법적으로 인정한 최초의 국가는 핀란드로 1971년 '사체조직의 적출에 관한 훈령'을 내놓아 뇌사를 인정했으며, 미국은 1968년 장기기증 합법화에 이어 1983년 '통일사망판정법'을 마련하여 각 주가 이를 채택하도록 권고하였다. 대만은 1976년 뇌사를 인정하고 장기기증을 활성화하고자 하였으며, 일본도 1997년 장기이식에 관한 법률에 뇌사에 대한 규정을 삽입하여 뇌사자의 장기기증을 합법화하였다. 우리나라의 경우 1979년 최초의 뇌사자 신장이식이 시행되었고, 1999년 1월 국회에서 뇌사 판정을 인정하는 '장기 등 이식에 관한 법률'(부록 3)이 통과됨으로써 뇌사와 장기이식이 합법화되었다.

우리나라의 경우 뇌사는 전뇌사, 즉 대뇌와 소뇌, 간뇌를 포함한 전체 뇌 기능이 불가역적으로 소실된 상태를 의미하며, 대뇌기능만 소실된 식물상태의 경우에는 뇌사로 인정하지 않는다. 뇌사판정을 위해서는 '장기 등 이식에 관한 법률' 제21조에 제시된 선행조건과 판정기준에 모두 적합하여야 한다. 동법 제21조에 따르면 뇌사자의 사망원인과 시점은 장기등의 적출로 사망한 경우에도 뇌사의 원인이 된 질병 또는 행위로 인하여 사망한 것으로 보고, 사망시각은 뇌사판정위원회가 뇌사판정을 한 시각으로 한다(그림 7-1, 표 7-1 참조).

2) 식물상태

뇌사와 식물상태는 엄격히 구분된다. 식물상태, 일반적으로 지속식물상태(persistent vegetative state, PVS) 라고 불리는 상태는 자율신경계는 활동하고 있으나, 수의운동이 전혀 불가능한 상태를 말한다. 즉, 뇌간이 담당하는 호흡, 소화, 심장박동은 지속하고 있으나 대뇌겉질의 손상으로 운동기능과 의식이 정지된 상태이다(표 7-2). 대뇌는 인간의 의식, 인지, 기억, 사고, 자발적인 행위시도를 담당하는 뇌의 부분이다. 지속식물상태를 대뇌사로 인정하자고 주장하는 사람들은 타 생명체와 구분되는 인간의 특질을 생각하는 능력으로 규정하고 생각하는 기능의 상실을 죽음이라고 본다. 지속식물상태를 대뇌사로 인정하게 되면 식물상태의 환자도 장기기증의 대상이 된다. 그러나 대뇌의 불가역적 정지를 판단하는 기준이 명확히 정립되어 있지 않기 때문에 잘못된 판단이 일어날 가능성이 충분하다. 뇌사의 경우에도 임상의의 소견에 의존하는 부분이 많다. 또한 전뇌기능부전에서 대뇌기능부전으로 뇌사의 판단기준을 완화할 경우 미끄러운 경사길 논증을 야기할 수 있다는 우려가 있다.

3. 장기이식

1) 정의

장기이식(organ transplantation)은 '기존의 치료법으로는 회복이 어려워 생명을 잃을 수 있는 말기 환자에게 타인의 건강한 장기를 대체 이식하여 그 기능과 건강을 회복시키는 의료행위'이다. 여기서 장기(organ)는 '사람의 내장, 그 밖에 손실되거나 정지된 기능회복을 위하여 이식이 필요한 조직'으로써 고형장기 7종(신장, 간장, 췌장, 심장, 폐, 소장, 췌도)과 조직 2종(골수, 안구)이 해당 된다. 장기이식은 이식대상에 따라 자가이식, 동조직이식, 농송이식, 이종이식으로 분류된다(표 7-3).

장기기증(organ donation)은 '다른 사람의 장기 등의 기능회복을 위하여 대가 없이 자신의 특정한

표 7-3. 장기이식의 종류

구분	내용
자가 이식 (synogenic transplantation)	• 환자 자신의 신체조직을 떼어 내 자기 몸에 이식하는 방법 • 예: 피부이식, 탈모이식, 자가조혈모세포이식 등
동조직 이식 (isogenic transplantation)	• 일란성 쌍생아, 근친자 간의 이식과 같이 유전자가 같은 조직 간의 장기이식
동종 이식 (allogenic transplantation)	• 같은 종 간이지만 유전학적으로 일치하지 않는 타인의 장기나 조직을 이식하는 방법. • 일반적인 생체이식이나 뇌사자 장기이식
이종 이식 (xenogenic transplantation)	• 인간과 동물 등 다른 종간의 이식으로 면역 거부반응의 위험이 높음. • 예: 돼지의 심장판막을 사람에게 이식, 인공장기 이식 등

(출처: 배한동. 새로운 생명윤리. 도서출판 신우. 2017.)

표 7-4. 장기기증의 종류

구분	내용
뇌사기증	• 뇌혈관질환 · 교통사고 등으로 인한 뇌사자의 장기를 가족 또는 유족의 신청에 의하여 기증하는 경우 • 심장, 폐, 간, 신장, 췌장, 소장, 각막, 피부, 연골, 혈관 기증
사후기증	• 조직기증: 피부, 건, 뼈, 연골, 인대, 근막, 혈관, 연골, 심장판막 • 각막기증: 사망 후 각막 기증, 안구는 사망 후 6시간 이내에 적출해야 이식가능 • 시신기증: 시체 해부 및 보존에 관한 법률에 근거하여 18세 이상 사자의 시신을 의과대학 교육과 연구용으로 기증. 장기나 조직 기증 후 시신기증은 불가능함. 사망 후 2-3년 안에 화장 후 분골을 가족에게 인도.
생체기증	• 부부, 직계 존비속, 형제, 자매, 4촌 이내의 친족 간, 기타 • 콩팥 2개 중 하나, 간의 일부, 췌장 일부, 소장 일부, 골수 기증

장기 등을 제공하는 행위'를 말한다. 장기기증은 뇌사기증, 사후기증, 생체기증의 3가지 종류가 있다(표 7-4).

2) 장기이식의 역사와 현황

20세기에 들어서면서 시작된 현대적 의미의 장기이식은 지속적으로 그 범위를 확대해 왔다. 1920년대에 임상에서 수혈이 시행되게 되었고, 1954년 머레이(Murray)의 일란성 쌍생아 사이의 신장이식, 1963년 스타즐(Starzl)의 간장이식, 1966년 켈리(Kelley)의 췌장이식, 1967년 버나드(Barnard)의 심장이식, 그리고 1968년 쿨리(Cooley)의 심폐 동시이식이 시행되었다. 장기이식의 성패는 이식 후 거부반응 억제력에 달려있다. 1959년 면역억제제 발견, 1976년 사이클로스포린(cyclosporine) 발견에 이어 1980년대에는 상용화되면서 장기이식 수술건수와 성공률은 획기적으로 향상되었다. 최근 새로운 면역억제제의 개발이 이어지면서 이식의료는 급속도로 발전하고 있다.

우리나라 최초의 장기 이식은 1969년 가톨릭대 서울성모병원에서 이용각 교수가 집도한 생체 신장 이식의 성공이 그 효시이다. 뇌사자로부터는 1979년의 신장이식이 최초이고, 1988년 뇌사자로부터의 간이식이 성공을 거두었다. 1992년에는 췌장 및 심장이식의 성공으로 장기이식이 본격화되었고, 1996년에는 폐 이식도 성공하여 모든 장기의 이식이 가능하게 되었다. 2016년도 기준 우리나라 장기이식은 4,684명에게 이루어졌고, 이식자의 5년 생존율은 87%를 넘는 것으로 보고되었다. 그러나 2016년 기준 우리나라에서 장기 이식을 받기 위해 기다리고 환자는 30,286명으로 실제 이식 건수는 이에 1/6에도 미치지 못하는 상황이다. 게다가 기대수명 연장과 만성질환이 증가에 따라 장기이식 대기자는 해마다 늘어나는 추세이다.

2009년 국내에서도 돼지의 장기를 면역 거부가 거의 없이 이식할 수 있도록 해주는 복제돼지를 생산하는 데 성공하였다. 이는 앞으로 뇌사자 장기이식 뿐 아니라 이종장기 시대가 열렸음을 알리는 신호탄이 되었다. 뿐 만 아니라 머지않은 장래에 인공장기 내지 바이오장기(Bioorgan) 등의 발달에 의하여 장기 공급부족을 상당부분 해소할 것으로 보인다.

3) 인체조직이식

인체조직이식은 「인체조직안전 및 관리 등에 관한 법률」(부록 2)에서 장기 등을 제외한 조직으로 뼈, 피부, 인대 및 건, 연골, 근막, 양막, 혈관, 심장판막, 안구 등 11종을 말한다. 인체조직기증은 뇌사 또는 사망 후 자신의 조직 일부를 대가없이 기증(채취, 가공, 분배)하여 환자에게 이식됨을 말한다.

인체조직이식에 동의하더라도 모든 경우에 기증이 가능한 것은 아니다. 질병관리본부에서 제시한 제외기준은 다음과 같다.

① 감염성 질환 감염 시: B형, C형 간염, 매독, 에이즈, 말라리아, 샤가스병 등

② 악성종양 및 암세포의 전이 우려가 있는 경우

장기 이식 대기자 추이(장기별)

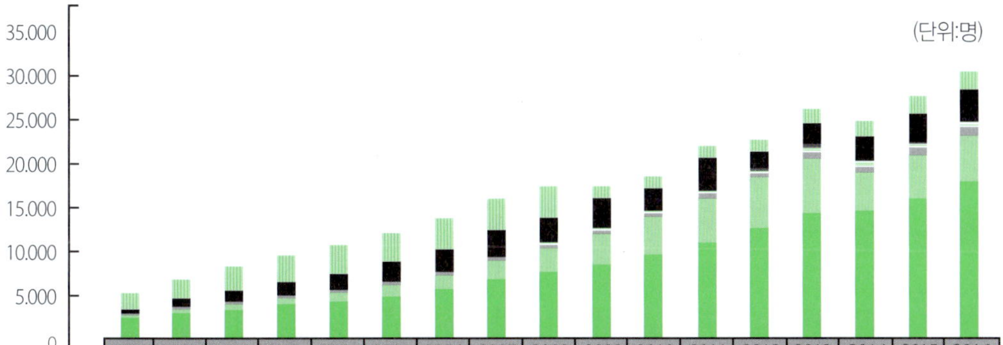

	2000	2001	2002	2003	2004	2005	2006	2007	2008	2009	2010	2011	2012	2013	2014	2015	2016
신장	2309	2904	3417	3878	4309	4910	5672	6695	7641	8488	9622	10964	12463	14181	14477	16011	17959
간장	367	541	627	786	975	1279	1598	2108	2596	3501	4279	4895	5671	6334	4422	4774	4969
췌장	72	101	123	142	162	187	225	257	314	373	435	532	603	715	766	890	1082
심장	70	62	71	81	81	93	91	99	127	138	202	257	343	433	342	400	431
폐	22	20	21	28	22	28	27	28	31	20	39	88	123	194	99	120	119
췌도	0	0	0	0	0	1	1	0	4	4	6	18	13	23	25	28	32
소장	0	0	0	0	0	0	0	1	2	8	12	10	17	21	20	18	19
골수	509	818	1213	1540	1829	2198	2665	3168	3073	3426	2390	3746	1941	2488	2761	3323	3702
안구	1994	2423	2914	3164	3306	3432	3463	3542	3630	1097	1204	1351	1511	1687	1695	1880	1973
계	5363	6869	8386	9619	10684	12128	13742	15898	17419	17055	18189	21861	22695	26036	24607	27444	30286

그림 7-2. 장기이식 대기자 추이–장기별

(출처: 보건복지부 질병관리본부 장기이식관리센터. 2016년도 장기별 이식통계연보. 2017.)

연도별 장기 이식 건수(2000~2016)

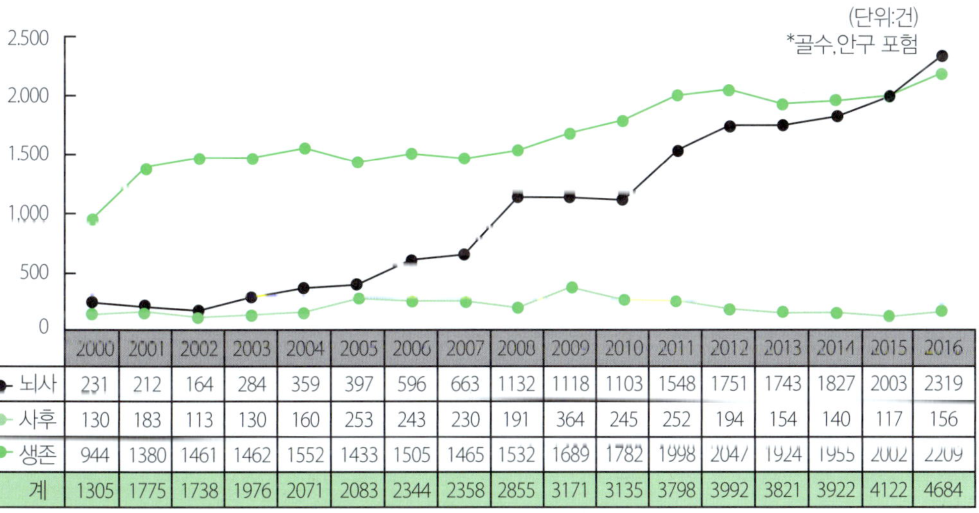

	2000	2001	2002	2003	2004	2005	2006	2007	2008	2009	2010	2011	2012	2013	2014	2015	2016
뇌사	231	212	164	284	359	397	596	663	1132	1118	1103	1548	1751	1743	1827	2003	2319
사후	130	183	113	130	160	253	243	230	191	364	245	252	194	154	140	117	156
생존	944	1380	1461	1462	1552	1433	1505	1465	1532	1689	1782	1998	2047	1924	1955	2002	2209
계	1305	1775	1738	1976	2071	2083	2344	2358	2855	3171	3135	3798	3992	3821	3922	4122	4684

그림 7-3. 연도별 장기이식 건수

(출처: 보건복지부 질병관리본부 장기이식관리센터. 2016년도 장기별 이식통계연보. 2017.)

표 7-5. 2016년 이식자 생존율–장기별

구분	기증형태	3개월	1년	3년	5년	7년	9년	11년
전체	전체	95.24	92.76	89.29	87.32	85.48	83.50	81.54
신장	계	98.67	97.79	96.36	94.97	93.43	91.52	89.48
	뇌사	97.72	96.32	94.06	92.18	90.30	87.98	85.79
	생존	99.20	98.62	97.60	96.44	95.02	93.23	91.20
간장	계	91.23	86.82	80.67	77.96	75.84	73.75	71.92
	뇌사	83.07	78.51	73.30	70.43	69.00	66.98	64.21
	생존	93.90	89.54	83.10	80.41	78.12	75.98	74.25
췌장	뇌사	97.73	95.98	94.08	92.86	90.58	89.15	86.81
심장	뇌사	90.55	86.00	79.81	76.05	72.52	69.78	67.62
폐	뇌사	72.28	60.33	50.55	47.93	30.82	24.66	

(출처: 보건복지부 질병관리본부 장기이식관리센터. 2016년도 장기별 이식통계연보. 2017.)

표 7-6. 인체조직이식과 장기이식 비표

구분	인체조직	장기
종류	피부, 뼈, 인대 및 건, 혈관, 연골, 심장판막, 양막, 근막, 신경, 심낭	콩팥, 간장, 췌장, 췌도, 소장, 심장, 폐, 췌도, 안구 등
기증시기	사망 후 24시간 이내	살아 있을 때 혹은 뇌사 시
이식시기	가공 및 보관을 거쳐 이식(최장 5년 보관)	즉각적으로 이식
특징	한 사람의 기증으로 최대 백여 명이 수혜가능	한사람의 기증으로 최대 9명이 수혜가능)

(출처: 질병관리본부, 장기이식관리센터 홈페이지. http://konos.go.kr/konosis/common/bizlogic.jsp)

③ 유해성 물질에 노출된 경우

④ 퇴행성 신경질환: 알츠하이머, 치매, 근위축성경화 등

⑤ 감염의 위험이 있는 경우: 과다한 수혈, 혈액투석, 사망 한 달 전 생균 백신주사를 맞은 경우

4. 윤리적 쟁점

뇌사나 장기이식과 관련된 업무를 하는 의료진은 장기를 기증하는 환자의 죽음을 재촉한 것은 아닌지, 이식이 필요한 장기 확보가 생애 말 의사결정에 영향을 주지 않았는지 항시 스스로를 점검해야 한다. 이와 함께 이 과정의 모든 의사결정이 충분한 정보제공에 따른 동의로 이루어졌는가 하는 것이다. 의료의 전문성과 특수성으로 인해 환자, 가족과 의료진은 정보의 불평등 상태에 놓여진다. 때문에 의료진은 설명했다고 생각하는데, 환자나 가족은 잘못 알고 있거나 전혀 모르는 경우도 흔히 발생한다. 의료진은 환자와 가족이 이해할 수 있게 쉽고 명확한 의사소통을 해야 한다. 마지막으로 의료진은 생명이 다하는 마지막 순간까지, 그리고 뇌사판정 후에도 인간 존엄의 원칙에 따라 사랑으

로 돌보아야 한다. 말기환자가 심폐소생술금지에 동의했다고 해서 이미 죽은 사람으로 대하거나, 뇌사판정을 받았다고 해서 장기기증자로만 다루어서는 안 된다.

그밖에도 뇌사와 장기이식의 문제는 몇 가지 중대한 윤리적 논점을 내포하고 있다.

1) 뇌사자의 장기이식은 정당한 의료행위인가?

뇌사를 죽음으로 인정하고 뇌사자의 장기이식은 허용되어야 한다는 입장이 있다. 뇌사는 필연적으로 심폐사로 이어지기 때문에 의학계 다수파는 뇌사인정을 지지하고 장기이식을 찬성한다. 종교계에서도 장기이식을 찬성하는데, 그리스도교는 사랑의 실천이며 헌신으로 간주하고, 유교에서도 살신성인, 불교에서도 자비와 보살행이므로 찬성한다. 그러나 뇌사를 죽음으로 인정하기 어렵다는 소수 입장도 있다. 육체와 정신을 분리할 수 없다는 일원론적 입장, 즉 생명은 유기적 통일체 이므로 뇌사자의 장기이식을 반대한다.

한편 현실적으로 뇌사의 판정과정에서 일어날 수 있는 여러 오류를 우려하는 사람들도 있다. 뇌사판정위원회 등은 뇌사판정이 많은 절차와 단계로 엄격하게 이루어지기 때문에 오류발생 가능성은 매우 낮다는 입장이지만, 이들은 병리소견 상 식물상태와 뇌사의 구별이 안 되기 때문에 뇌사판정이 임상소견에 진직으로 의존하기 때문에 판정과정에서 오류 발생위험이 있음을 지적한다. 예를 들어, 현재 확진검사방법으로 우리나라는 뇌파검사를 사용하는데 뇌파기록 시 심한 허상(artifact)이 관찰될 수 있기 때문에 이를 그대로 출력하지 않고 필터를 조작하거나 출력을 낮추어 편평 뇌파로 보이게 출력하는 일이 생길 수 있다. 그리고 최근 줄기세포의학의 발전으로 뇌기능 회복에 대한 기대와 희망이 높아지고 있다. 줄기세포치료는 뇌사의 대표적인 원인 질환인 뇌출혈이나 뇌경색, 저산소성 뇌병증의 기전을 차단하는 능력이 있기 때문에, 뇌사자의 원질병에 의한 자연사를 막을 가능성이 있다. 그러나 뇌사판정이후 환자는 현행법상 사망자이기 때문에, 식물상태 환자에게 하듯이 임상시험을 진행할 수 없다는 아이러니가 있다. 마지막으로 사체공여자 규칙(dead donor rule)이 엄격하게 지켜질 것인가에 대한 우려가 있다. 사체공여자 규칙이란 이식 전 공여자가 사망한 상태여야 한다는 불문율이다. 당연한 명제처럼 보이지만, 현실적으로 윤리적 딜레마가 있을 수 있다. 뇌사자 장기이식 수술의 성공률을 높이기 위해서는 공여자의 심폐기능이 좋고 원인질병이 더 진행되지 않노록 가급적 조기에 장기를 적출하는 것이 바람직하다. 실제로 뇌사자 장기이식 성공률을 높이기 위해 헤파린(항응고제)를 주입하는데, 이는 뇌출혈로 인해 뇌사상태가 된 환자의 상태를 악화시킬 가능성도 있다. 뇌사판정을 받고 가족이 이식에 동의했다하더라도 원인 질환에 의한 심폐사를 촉진할 수 있는 어떤 행위를 하는 것이 정당한가 하는 문제가 남는다.

2) 장기이식 관련 윤리문제

인간 장기이식은 20세기 초반부터 여러 실험적 연구와 함께 시작되었다. 생체기증자 뿐만 아니라 뇌사 기증자로부터의 인간 장기, 조직 및 세포의 이식은 전 세계적인 치료법이 되었고 수십만 환자들의 생명을 연장시키며 삶의 질 또한 향상시켰다. 특히 장기 및 조직 거부반응과 관련된 의료기술의 지속적 개선으로 인해 장기 및 조직에 대한 수요는 점차 많아졌고 이는 뇌사 장기기증과 최근의 생체 기증의 증가에도 불구하고 항상 공급을 초과하고 있다. 세계보건기구는 부족한 장기로 인해 수혜자와 비혈연관계인 생체 기증자로부터의 상업적 장기 밀매가 성행하는 문제에 대해 심각한 우려를 표명했다. 그리고 2010년 5월 제 63차 세계보건기구 총회에서는 인간세포, 조직 및 장기이식에 관한 지침을 발표하였다. 국가들은 장기분배의 공공성을 보장하기 위한 관리 기구를 설립하였다. 미국 장기분배 네트워크(UNOS), 일본 장기이식 네트워크(JNOS), 한국의 국립장기이식 관리센터(Korean Network for Organ Sharing, KNOS)가 그 예이다. 국립장기이식 관리센터는 보건복지부 질병관리본부 소속 정부기관으로 2000년 발족되어 장기이식 대상자를 선정하고, 장기기증 희망자 등록과 관리업무를 담당하고 있다. 우리나라는 '장기 등 이식에 관한 법률' 제2조와 제3조에서 장기기증자의 자발성과 이타성을 강조하고 있고, 제7조에서는 장기 등의 매매행위를 엄격하게 금지하고 있다. 그러나 일부에서는 여전히 조직적이고 상업적인 장기매매가 일어나고 있다. 불법적인 장기거래와 이식이 국외에서 일어나거나 외국인 공여자를 대상으로 하는 경우 실질적인 법집행이 용이하지 않은 경우도 발생한다. 유럽연합(EU)은 2012년 '이식을 목적으로 하는 장기거래에 대한 유럽집행위원회 프로젝트(Project european commission's action against human organ trafficking for transplantation, HOTT)'를 지원하여 불법적 장기거래 문제 해결을 위한 지침과 국제적 공조방안 마련에 나섰다. HOTT 권고안에서는 의료진의 역할이 강조되어 있다. 즉, 의료진은 장기부전 환자가 해외원정이식을 계획하고 있음을 알아차릴 수 있는 위치에 있으며, 해외에서 장기를 이식하고 온 환자들의 사후관리를 담당하게 된다. 이때 의료진은 불법장기 매매의 위법성과 위험성에 대해 충분히 고지할 의무가 있다. 그러나 실제 장기이식을 하고 돌아온 환자에 대해 의사가 불법 장기거래를 알게 되었다고 해도 이를 제3자에게 고지하는 것은 환자에 대한 비밀유지 의무를 위반하는 것이 된다. 환자와의 치료적 관계를 훼손하지 않으면서 해당 사례를 보고할 수 있는 체계마련이 필요한 이유이다.

장기이식은 뇌사자 한 명의 희생으로 여러 사람의 생명을 살릴 수 있는 의료행위이다. 공리주의적 입장에서 뇌사상태에서 막대한 치료비를 감당해야 하는 가족의 심리적 경제적 부담을 줄이고, 수혜자들에게는 새로운 생명을 얻을 기회를 주기 때문에 사회적 효용가치가 높다고 본다. 그러나 다른 환자를 살리기 위해 뇌사자에게서 아직 건강한 장기를 적출함으로서 뇌사자의 자연사를 앞당길 수 있고, 이는 생명경시 풍조로 이어질 수 있다는 우려도 있다.

학습과제

"세계 최초 인간 뇌이식 수술 성공. 죽은 시신 대상 수술...조만간 살아 있는 인간도 수술"

로봇신문, 조인혜기자. 2017년 11월.
http://www.irobotnews.com/news/articlePrint.html?idxno=12263

인간 뇌 이식의 가능성을 줄곧 주장한 이탈리아 세르지오 카나베로(Sergio Canavero) 교수가 세계 최초로 인간 뇌이식 수술에 성공했다고 발표했다. 비록 죽은 시신을 대상으로 이루어진 수술이지만 조만간 살아 있는 인간을 대상으로도 성공 가능성이 높다고 주장하고 있어 귀추가 주목된다. 특히 이 같은 기술이 뇌 임플란트 기술과 어느 지점에서 접점이 생길지도 관심이 모아진다.

데일리메일에 따르면 토리노 첨단 신경조정술 그룹(Turin Advanced Neuromodulation Group)의 카나베로 교수는 최근 비엔나에서 기자회견을 갖고 세계 최초의 인간 뇌이식 수술이 중국에서 시신을 통해 진행되었다고 발표했다. 18시간 동안 진행된 이 수술에서 절단된 머리의 척추, 신경 및 혈관을 성공적으로 다시 연결할 수 있음을 입증했으며, 앞으로 살아 있는 인간을 대상으로도 비슷한 수술이 즉각 이루어질 것이라고 덧붙였다.

수술 집도는 지난해 원숭이의 몸에 머리를 접목시킨 시아오핑 렌(Xiaoping Ren) 박사팀이 진행했으며, 하얼빈의대(Harbin Medical University)팀의 수술 과정에 대한 전체 보고서와 생체 이식 수술에 관한 일정은 조만간 공개될 예정이다.

기자회견에서 카나베로 교수는 "우리는 너무 오랫동안 자연의 규칙하에서 살아왔다"며 "수백만년 동안 인간은 진화했지만 1000억명의 인간이 죽어갔다"고 말했다. 그는 이를 자연에 의한 대량 학살이라는 과격한 단어로 표현하며 앞으로 인간의 운명을 인간이 취할 수 있는 시대로 접어들었다고 강조했다. 또 "모두가 불가능하다고 말했지만 수술은 성공적이었다"고 자랑했다.

카나베로 교수는 지난 2105년 깜짝 놀랄만한 계획을 발표했다. 중증 장애를 갖고 있는 러시아 컴퓨터 과학자 발레리 스피리도노프(Valery Spiridonov)가 기꺼이 뇌 이식 수술의 대상이 되겠다며 자원하면서 세계 최초의 생체 뇌 이식 수술 계획을 밝힌 것이다. 스피리도노프의 희망이 희망으로만 그치지 않을 수도 있다는 기대감이 나오고 있다. 이후에도 뇌 수술을 자원한 사람들이 여러 명 있었던 것으로 알려지지만 확인되지는 않는다.

이 과정에서 쥐의 머리를 이식하는 수술이 이루어졌다. 중국의 연구자들은 작은 쥐의 머리를 더 큰 쥐의 머리 뒷면에 부착해 머리 두개가 달린 생명체를 만들었으며 36시간동안 생존한 것으로 알려진다. 여기에는 카나베로 교수도 참여했으며 뇌 기증자에게 혈액 손실로 인한 뇌 손상을 일으키지 않고 이식을 완료했다고 밝혔다.

이 연구에서 중국 하얼빈의대 연구원과 카나베로 교수는 장기간의 면역 거부뿐 아니라 수술 도중 뇌 조직 손상을 피하는 방법을 알아내기 위해 초기의 이식 전종 실험을 수행하기도 하였다.

1. 위 기사를 읽고 뇌 이식에 대한 자신의 윤리적 관점을 논하시오.

참고문헌

1. 연합뉴스 김재홍 기자. "은밀하게 더 은밀하게"…단속 피해 꼭꼭 숨은 장기매매. 2016. http://www.yonhapnews.co.kr/bulletin/2016/07/15/0200000000AKR20160715155500051.HTML
2. CBS 김현정의 뉴스쇼 "귀신, 헬리콥터 팝니다…은밀한 장기밀매". 2016. http://www.nocutnews.co.kr/news/4656377
3. HOTT project. HOTT project [Internet]. Rotterdam; Erasmus MC Press Officer. 2016. Available from: http://www.hottproject.com.
4. KMLE 의학검색엔진. http://www.kmle.co.kr/search.php
5. President's council on bioethics. Controversies in the determination of death. Washington, D.C., President's Council on Bioethics. 2008.
6. Sixty-Third World Health Assembly, World Health Organization. WHO Guiding Principles on Human Cell, Tissue and Organ Transplantation. Cell Tissue Bank 2010.
7. 고진강 등. 간호윤리학. 계축문화사. 2017.
8. 유민 등. 생명윤리. 정문각. 2018.
9. 과학 기술정보통신부/한국과학 기술기획평가원(KISTEP). 2017년 기술영향평가결과보고: 바이오인공장기의 미래. 2017.
10. 구인회. 죽음에 대한 철학적 이해. 생명윤리정책연구. 2012.
11. 권복규. 한국인의 전통 죽음관. 한국호스피스 · 완화의료학회지. 2013.
12. 박정구. 이식면역학의 역사: 면역관용의 임상적용까지. Diabetes Research Digest. 2004.
13. 배한동. 새로운 생명윤리. 도서출판 신우. 2017.
14. 백훈승. 헤겔『정신현상학』의 생 개념. 헤겔연구. 2002.
15. 보건복지부 질병관리본부 장기이식관리센터. 2016년도 장기별 이식통계연보. 2017.
16. 서상준. 불교의 죽음관. 동아대학교 교육대학원 석사학위 논문. 2009.
17. 심상태. 그리스도교 역사에 나타난 죽음관. 한국문화신학회 논문집, 7, 99-122. 2004.
18. 안형준 외. 해외원정이식의 현황과 대응방안. J Korean Soc Transplant. 2016.
19. 인체조직안전 및 관리 등에 관한 법률 (약칭: 인체조직법) [법률 제14029호. 2016.]
20. 임헌규. 철학: 유교에서 죽음의 의미: 「논어」와 그와 연관된 율곡(栗谷)의 해석을 중심으로. 온지논총, 47: 161-187. 2016.
21. 장기 등 이식에 관한 법률. [법률 제11976호. 2013.]
22. 정재승. Extracorporeal Membrane Oxygenation: 과거, 현재 그리고 미래. 대한내과학회지, 88(6), 651-657. 2015.
23. 조현. 호스피스 · 완화의료. 계축문화사. 2016.
24. 주건, 김혜윤, 정근화, 이순태, 배은기, 이상건. 전뇌부전증; 뇌사에 관한 논란. 대한간질학회지, 13(2), 35-41. 2009.
25. 중앙일보 기사. 뇌사인정 외국사례. 1998. http://news.joins.com/article/3729526.
26. 지제근. 알기쉬운 의학용어 풀이집 제3판. 고려의학. 2004.
27. 질병관리본부. 장기이식관리센터 홈페이지. http://konos.go.kr/konosis/common/bizlogic.jsp
28. 피터 싱어, 헬가 커스. 생명윤리학 I. 변순용 외 옮김. 인간사랑. 2005.
29. 한국장기조직기증원 홈페이지 게시물. 뇌사판정. http://www.koda1458.kr/brain/judgment.do

Chapter 08

호스피스·완화의료

= 학습목표 =

1. 호스피스 · 완화의료의 등장 배경과 필요성을 설명한다.
2. 호스피스 · 완화의료의 철학적 입장을 설명한다.
3. 인권으로서의 보편적 호스피스 · 완화의료의 의미와 방법을 설명한다.
4. 호스피스 · 완화의료에서 윤리적 의사결정 단계를 나열한다.

1. 생애 말기 의료의 현실

현대 보건의료와 생명과학의 눈부신 발전에도 불구하고, 우리는 필연적으로 죽는다. 2017년 우리나라 사망자 수는 약 286,000명으로 사고사와 자살을 제외하면 24만여 명이 질병으로 사망하였다. 이중 일부는 편안하게 죽음을 맞지만, 일부는 고통 속에서 생애 마지막 시간을 보낸다.

우리가 생애 마지막 시간을 어떻게 보내는지 보여주는 대표적 지표 중 하나는 의료기관 사망률이다. 1998년 25.2%였던 의료기관(병의원과 요양병원) 사망이 2017년에는 76.2%로 가파르게 증가하였고, 주택이 14.4%, 기타(사회복지시설, 산업장, 도로 등)가 9.4%였다. 주택 사망의 감소는 지역사회와 가정에서 가족과 이웃들에 의해 계승되고 이루어져온 생애 말기 돌봄이 의료기관 내에서 전문직들의 역할로 변화되었음을 의미한다. 이러한 현상은 발전된 의료기술로 생애 말기에 나타나는 증상과 고통을 감소시킬 수 있다는 장점도 있지만, 몇 가지 문제점도 내포하고 있다.

첫째, 의료기관은 기본적으로 질병의 치료, 생명연장과 재활에 주요 가치를 두고 운영되기 때문에, 말기환자의 삶의 질 향상과 임종 돌봄은 상대적으로 소홀히 다루어지기 쉽다.

둘째, 사망의 기관화(institutionalization)는 의료현장의 속성상 '몸과 정신과 영을 가진 한 인격의 죽음'이 아니라 '육체적이고 의료적인 의미의 죽음'을 강조하게 되기 때문에 죽음의 물화(物化) 현상과 이에 따른 정치적, 의학적, 법적, 경제적, 윤리적 문제를 심화시킬 수 있다.

한국인들에게 있어 좋은 죽음이란 임종준비기와 임종기에 환자와 가족의 바램이 이루어지도록 환자, 가족, 의료진이 상호작용하고 노력하는 역동적이고 지속적인 과정을 통해 환자가 존엄성 유지하며 편안하게 임종을 맞이하고, 가족은 이에 대해 긍정적 감정을 갖는 것을 의미한다. 다시 말해 우리는 무의미한 삶의 연장을 피하고, 인간으로서의 존엄성과 편안함을 유지하기를 희망한다. 서울대 의대가 월드리서치와 함께 40세 이상 한국인 500명에게 조사한 결과, 응답자의 80%가 “내가 말기암 되면 의사가 솔직히 말해 달라"고 하였고, 70%가 "고통만 더하는 연명치료는 안하는 것이 옳다”고 하였다. 그러나 우리의 의료현실은 우리의 바람과는 거리가 멀다. 2명 중 한명이 CT를 찍고, 3명중 한명은 항암제 치료를 계속한다. 그리고 7명 중 한명은 중환자실에 가고, 10명 중 한명은 인공호흡기치료를 받는다(그림 8-1). 현장의 상황을 충분히 반영하지 못했다는 문제가 제기되고 있기는 하지만, '호스피스 · 완화의료 및 임종과정에 있는 환자의 연명의료결정에 관한 법률(이하 연명의료결정법)'이 2018년 2월 시행됨에 따라 환자 스스로 최선의 이익을 보장하고 자기결정을 존중해 인간으로서의 존엄과 가치를 보호하기 위한 노력이 본격화되고 있다. 이러한 노력들과 함께 2015년 7월 호스피스 · 완화의료에 대한 건강보험 수가 적용이 시작되면서 국가 죽음의 질 순위가 2010년 32위에서 2015년에는 18위로 향상되었다(그림 8-2).

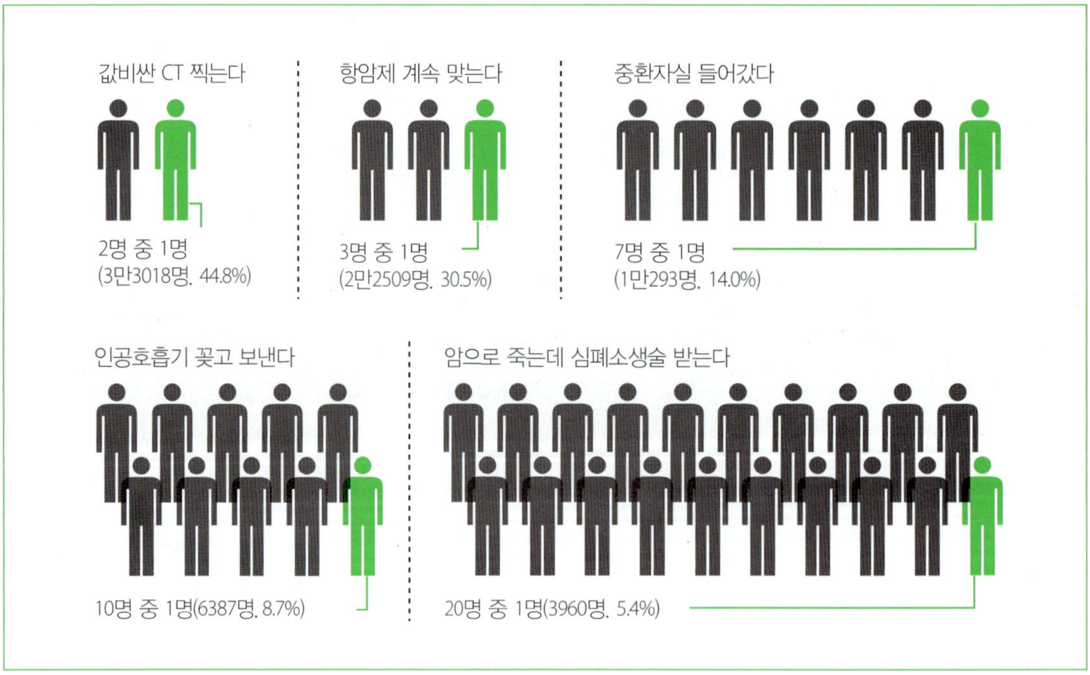

그림 8-1. 말기암 환자의 마지막 한 달 간 의료이용. 말기암 환자의 마지막 한달(2012년 암 사망자 7만3759명 중 비중)
(출처: 조선일보 뉴스 기사. “[한국인의 마지막 10년] [2부 · 1] 마지막까지 抗癌(항암) 치료로 고통만 연장… '존엄한 죽음'과 거리 멀어”. 김수혜 기자. 2014. http://news.chosun.com/site/data/html_dir/2014/09/03/2014090301767.html)

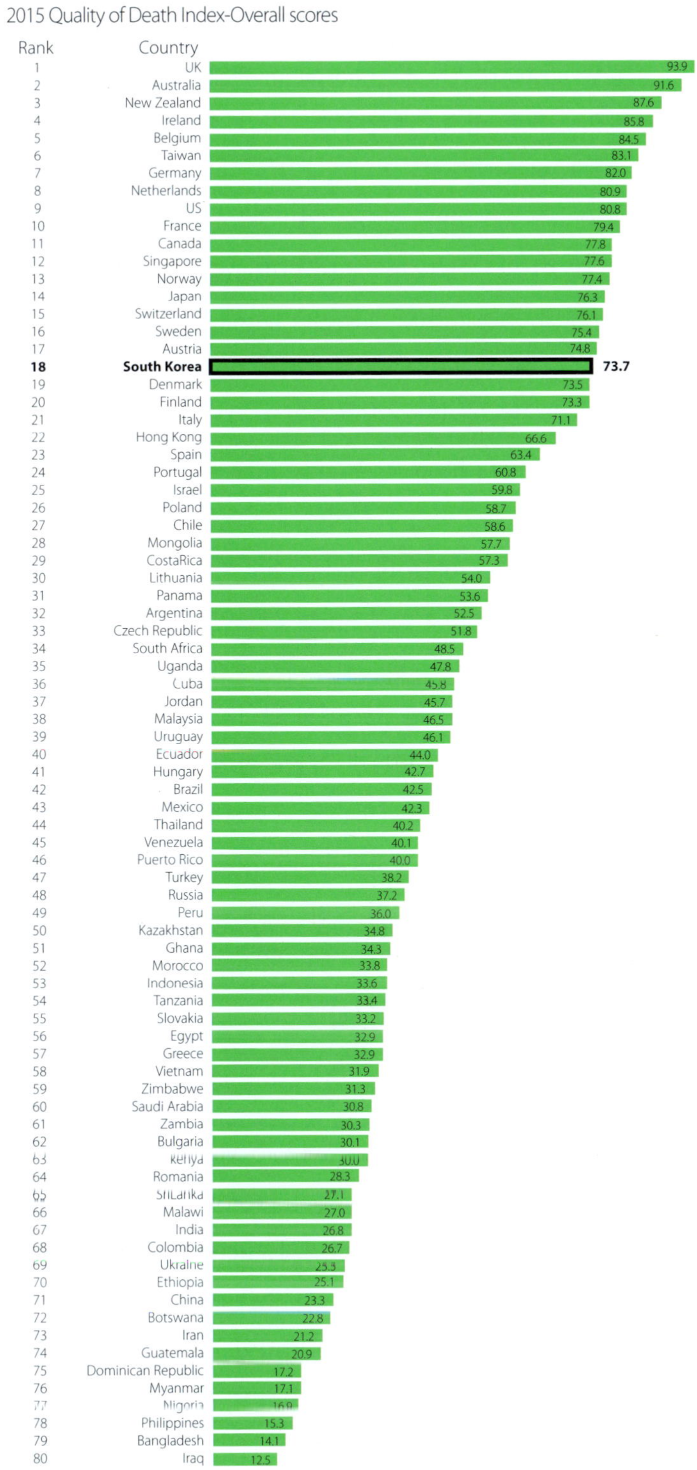

그림 8-2. 죽음의 질 평가

(출처: The quality of death Ranking end–of–life care across the world, Economist Intelligence Unit, 2015.)

2. 호스피스 · 완화의료의 역사

호스피스는 라틴어 어원인 hospes(손님) 또는 hospitum(손님접대, 손님을 맞이하는 장소)에 기인한 것으로, 중세 예루살렘으로 가는 성지순례자나 여행자가 하룻밤 쉬어가던 휴식처라는 의미에서 유주인과 손님의 관계와 환대, 돌봄, 장소를 의미했다고 한다. 1633년 프랑스의 성 빈센트 드 폴은 자비 수녀회(Sisters of Charity)를 창립하여 병자와 가난한 이들을 돌보았는데 특히 버림받고 소외된 이들을 돌보기 시작하였고, 이 활동이 1879년 더블린 Harold's cross에 성모 호스피스(Our Lady's hospice), 1905년 런던에 성 요셉 호스피스(St. Joseph's hospice) 설립으로 이어졌다. 현대 호스피스의 어머니라 불리는 시슬리 손더스(Cicely Saunders, 1918~2005)는 간호사이자 사회복지사, 의사로서, 총체적 고통(total pain)의 개념과 말기환자 통증조절 지침을 정립하였다. 또한 1967년 런던에 성 크리스토퍼 호스피스(St. Christopher's hospice)를 설립하였는데, 이는 현대 호스피스활동의 모델이 되었으며 전 세계적으로 호스피스완화의학을 확산하는데 지대한 영향을 미쳤다.

우리나라에 호스피스 · 완화의료는 1965년 마리아의 작은자매 수녀회가 설립한 강릉 갈바리의원에서 임종자를 돌보기 시작한 것이 효시이다. 그로부터 23년이 지나 1988년 국내최초로 강남성모병원에 10병상의 호스피스병동이 개설되었다. 1990년대에는 호스피스 활동을 전개하는 기관들이 증가하면서 단체를 결성하기 시작하였고, 2003년 국가에서 말기암 환자 완화의료 전문기관을 지정하면서 본격적으로 제도화 과정이 시작되었다. 2011년 암관리법에 말기암 환자 완화의료를 적시하면서 법적 근거를 마련하였고, 2015년 호스피스 · 완화의료 건강보험 수가가 개시되었다. 여기까지는 호스피스 · 완화의료 병동에 입원한 환자를 대상으로 이루어졌으나, 2016년 부터는 가정형과 자문형, 그리고 요양병원 호스피스 시범사업을 통해 서비스 전달체계의 다양화를 모색하고 있다.

3. 호스피스 · 완화의료의 정의

세계보건기구에서는 1990년 완화의학을 '완치가 불가능한 환자에 대한 적극적이고 총체적인 돌봄으로 통증과 다른 증상들, 심리적, 사회적 그리고 영적인 문제들의 조절이 주가 되며 완화의료의 목표는 환자와 가족들이 최상의 삶의 질을 성취하는 것이라고 정의하였다. 호스피스(hospice), 완화치료(palliative care), 완화의학(palliative medicine), 말기치료(terminal care) 등은 모두 같은 의미로 사용되나 그 내용과 강조점이 조금씩 다르다. 말기치료는 죽음이 예견되는 환자를 말기시기에 돌보는 치료이고 호스피스는 말기치료와 죽음 및 사별까지 포괄하여 돌보는 치료이며 완화치료는 호스피스 뿐 만 아니라 항암제 등을 사용하는 생명 연장치료를 포괄한 치료라고 할 수 있고 완화의학은 완화치료를 현대 의료체계에 받아들여 의학의 한 분과로 독립시킨 의료 활동의 한 분야라 할 수 있다. 우리나라 연명의료결정법(부록4)에서 정의한 호스피스 · 완화의료는 '말기환자 또는 임종과정에 있는 환자와 그 가족에게 통증과 증상의 완화 등을 포함한 신체적, 심리사회적, 영적 영역에 대한 종합적인 평가와 치료를 목적으로 하는 의료'이다. 여기서 '말기암 환자'란 적극적인 치료에도 불구하고 근원적인 회복의 가능성이 없고 점차 증상이 악화되어 몇 개월 내에 사망할 것으로 예상되는 암 환자를 말한다. 암관리법에서 정의한 '말기암 환자 완화의료'란 통증과 증상의 완화 등을 포함한 신체적, 심리사회적, 영적 영역에 대한 종합적인 평가와 치료를 통하여 말기암 환자와 그 가족의 삶의 질을 향상시키는 것을 목적으로 하는 의료를 말한다.

4. 호스피스 · 완화의료의 철학과 원칙

1) 인본주의

호스피스 · 완화의료는 생명존중, 인간의 존엄성, 자기결정권을 존중하는 인도주의(humanitarianism)에 그 철학적 바탕을 두고 있다. 호스피스 · 완화의료는 질병 치료보다는 질병을 가진 한 사람과 그의 가족의 삶의 질 향상을 목표로 한 돌봄을 강조한다. 돌봄이라고 변역되는 영어 Care는 본디 라틴어 'kara'에서 유래하였다. 'Kara'는 'to lament(비통하다)'라는 뜻으로 타인의 아픔과 고통에 참여하여 함께 아파하고 슬퍼한다는 공감과 함께 한다는 의미를 강하게 내포하고 있다. 호스피스 · 완화의료에서는 가능한 모든 자원을 동원하여 환자와 가족의 요구과 필요를 충족시키고, 고통을 완화함으로써 삶의 질 향상을 도모한다.

호스피스 · 완화의료의 전제는 생물학적으로 생명에는 반드시 죽음이 따르게 되며, 삶과 죽음은 표리관계에 있다는 것이다. 때문에 여생을 연장시키거나 단축시키기 않으며 살 수 있는 만큼 살다가 삶에 대한 의미를 찾고 감사하면서 자연스럽게 생을 마감할 수 있도록 돕는다.

2) 총체주의

호스피스 · 완화의료에서는 인간을 총체주의(holism)에 입각하여 신체, 사회, 심리, 사회, 영적 측면의 합 이상의 존재로 본다. 다시 말해, 우리는 몸의 고통, 마음의 고통, 영적 고통을 따로 따로 겪는 것이 아니라, 그 모두 고통을 한 존재로서 겪는다는 것이다. 호스피스 병동에 입원한 한 부인의 이야기로 예를 들어보겠다. 환자는 직장항문암 말기로 직장질루(rectovaginal fistula)를 가지고 호스피스병동으로 전실되었다. 지속적인 대변 누출로 인해 심각한 수준의 회음부 피부염과 극심한 회음부와 항문의 통증을 호소하였다. 간호사는 2시간 마다 기저귀를 교환하고 회음부 목욕을 시행하였는데, 그 때마다 진통제를 정맥주사 하였음에도 불구하고 환자는 견디기 힘든 통증으로 신음하며 울곤 하였다. 새벽 두시에 다시 기저귀를 교환하기 위해 방에 들어서려고 할 때 간호사는 환자가 홀로 오열하며 '주여 얼마나 더 아파야 이 고통이 끝나겠습니까? 제가 받아야 할 것이 아직 더 남아있습니까?'라며 기도하는 소리를 들었다. 한편 이 환자는 30대에 남편의 학대와 폭력에 견디지 못하고 당시 9살짜리 딸을 두고 맨 몸으로 도망 나와, 일용직으로 갖은 고생을 하며 살았다. 사회사업가와

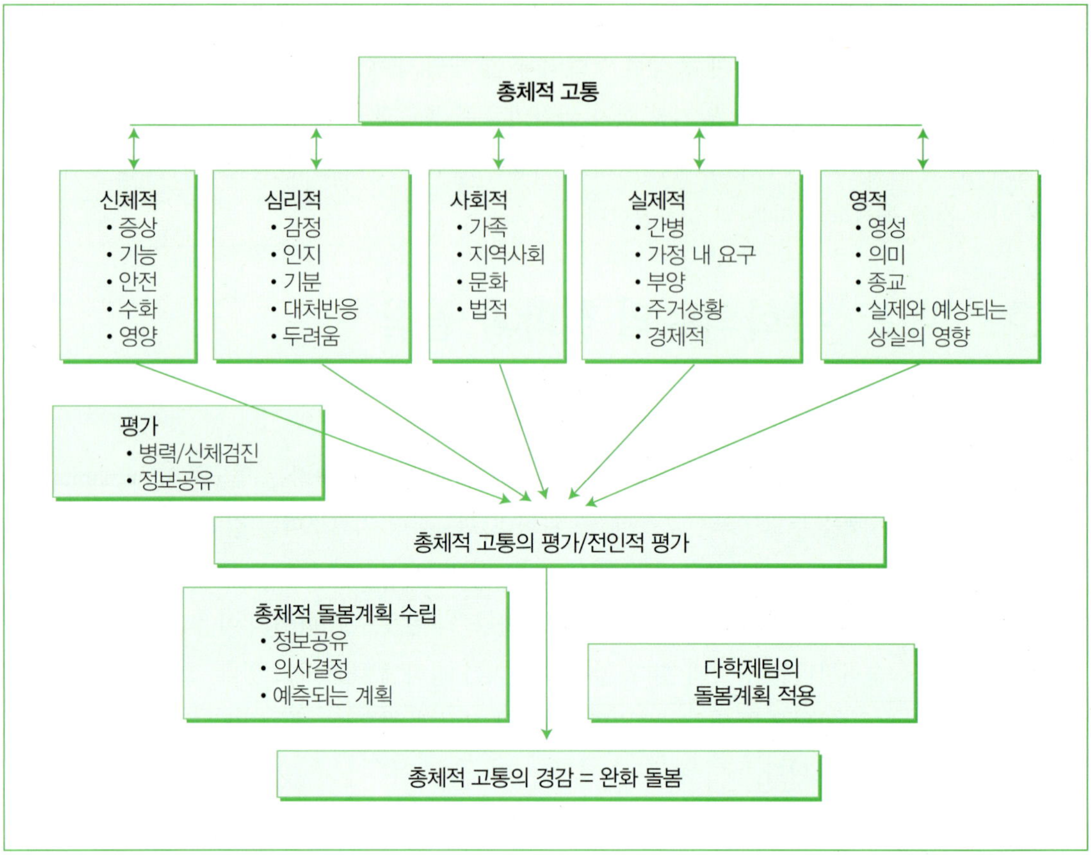

그림 8-3. 총체적 고통과 전인적 평가

의 면담 중 환자는 마지막 소원이 딸을 만나 미안하다는 말을 전하는 것이라고 하였고, 사회사업가의 노력 끝에 처음에는 거부하던 딸이 결국 환자를 만나러 왔다. 딸은 어머니에게 '도망을 갈 꺼면 나를 데리고 갔어야지! 내가 어떤 꼴을 당할지 알면서 죽으라고 버리고 갔었냐!' 라며 원망을 쏟아 내었다. 환자는 딸에게 미안하다며 너를 데리고 어디 한 곳 누일 자리를 마련하지도 못하고 학교에 보낼 수도 없었던 처지여서, 차마 찾아가지 못하고 늘 먼발치에서만 지켜보았노라 고백하였다. 결국 어머니와 딸은 서로를 부둥켜안고 울며 서로의 고단했던 삶을 이해하고 용서하였다. 이 일이 있은 후 환자의 통증은 여전하였으나, 기저귀를 교환할 때에 비명을 지르거나 울지 않았고, 기저귀를 교환해준 간호사에게 감사함을 표현하기도 하였다. 이 부인의 이야기는 우리가 총체적 인간으로서 고통을 경험하며, 우리의 마음이 실로 놀라운 일을 할 수 있음을 보여준다.

1990년대 중반부터 미국의학회를 중심으로 의료진의 생애 말기 돌봄역량 향상을 위해 개발된 Education in palliative and end-of-life care(EPEC)은 현재 세계 각국에서 사용되고 있다. 우리나라에서도 국립암센터에서 이 교육을 근간으로 표준교육을 개발하여 2009년부터 호스피스 · 완화의료 인력에게 필수로 적용하고 있다. 이 교육프로그램에서는 총체적 고통과 전인적 평가가 양질의 호스피스 · 완화의료 제공을 위한 토대이자 핵심이라고 설명하고 있다(그림 8-3). 총체적 고통에 대한 개념은 필연적으로 학제간 팀접근(interdisciplinary team approach)를 요구한다. 그러므로 호스피스 · 완화의료에서 학제간 팀접근은 중요한 서비스 원칙이다. 우리나라의 경우 완화의료 전문기관의 법적 인력기준에 의사, 간호사, 사회복지사를 반드시 포함하도록 규정하고 있다. 호스피스 · 완화의료팀에는 이 외에도 사목자 · 승려 · 수녀 등 영적 상담가, 자원봉사자, 사별가족 전문가, 정신과 전문의, 약사, 요법사 등이 포함되기도 한다.

3) 인권으로서의 호스피스 · 완화의료와 접근성

우리나라 호스피스 · 완화의료 지원정책은 지금까지 말기암 환자에게 국한되어 있었으나, 2018년부터 시행되는 연명의료결정법에서는 대상 질환을 말기 암 뿐 아니라 만성간경화, 만성폐쇄성호흡기질환, 후천성면역결핍증으로 확대하고, 제공기관도 요양병원 등 다양화하도록 하였다. 이를 통해 호스피스 · 완화의료의 접근성이 개선되리라고 기대된다. 영국의 호스피스 · 완화의료 관련 27개 단체가 모인 National Palliative and End of Life Care Partnership은 'Ambitions for Palliative and End of Life Care: A national framework for local action: 2015–2020'을 발표하고, 누구나 적정 수준의 생애 말기 돌봄을 받는 사회를 만들기 위해 의료인이 각자의 실무 중 늘 염두에 두고 지켜야 할 6가지 원칙과 그에 따른 행동지침을 제시하였다.

① 모든 개인은 개별적 존재로 여겨져야 한다. 생의 말기에 있는 모든 사람은 개별화된 돌봄 계획을 만들 기회를 제공받아야 한다. 필요한 모든 정보를 제공받고, 의료진과 충분히 논의하고, 자신의 신념과 가치, 선호에 따라 생의 말기 돌봄 계획을 세우는 기회가 주어져야 한다. 이러한 대화는 지속적 과정이어야 하고, 돌봄 계획은 정기적으로 재검토되어야 한다.

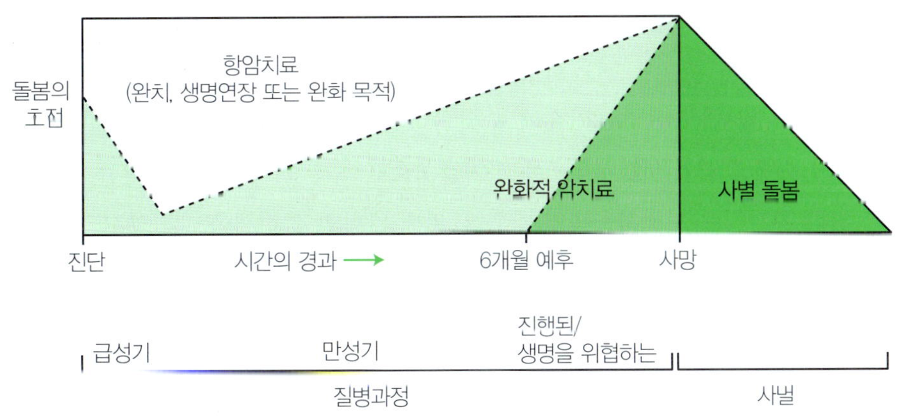

그림 8-4. 호스피스 · 완화의료 모델

(출처: Ferris F. D. et al., Palliative Cancer Care a Decade Later: Accomplishments, the Need, Next Steps—From the American Society of Clinical Oncology. Journal of Clinical Oncology 27:18. 2009.)

② 모든 개인은 호스피스 · 완화의료에 접근이 용이해야 한다. 호스피스 · 완화의료는 나이, 성별, 사는 지역, 진단명, 경제적 능력 등과 무관하게 누구나 이용 가능하여야 한다. 또한 말기환자의 통증과 고통은 병원 문을 여는 시간까지 기다릴 수 없으므로 하루 24시간 언제라도 서비스를 받을 수 있어야 한다.

③ 최대한 안녕과 안위가 보장되어야 한다. 말기환자가 가능한 한 고통으로부터 자유롭고, 편안하도록 돕기 위해 모든 노력을 기울여 지지하고 돌본다. 근거기반 실무와 연구는 서비스 질 향상의 원동력이다.

④ 통합된 돌봄을 제공한다. 생애 말기 돌봄은 개인적 전문적으로 임종환자를 돌본 경험을 가진 사람들과 협력함으로써 가장 잘 이루어진다. 환자가 적절한 시간 적절한 사람으로부터 적절한 도움을 받을 수 있도록 계획을 잘 아는 학제 간 팀이 있고, 환자는 언제라도 팀원 중 누군가에게 닿을 수 있어야 한다. 또한 환자의 동의하에 돌봄 계획은 돌봄에 관여하는 모든 사람에게 공유되어야 한다.

⑤ 모든 의료인은 호스피스 · 완화의료적 접근과 돌봄을 제공할 준비가 되어 있다. 의료인은 공감과 기술, 전문성을 가지고 말기환자와 가족에게 돌봄을 제공해야 한다. 이를 위해 모든 의료인은 지속적 교육과 훈련을 통해 각자 숙련된 전문성과 탁월함을 획득해야 한다.

⑥ 지역사회는 생애 말기 돌봄에 도움을 주도록 준비되어야 한다. 지역사회는 위기와 상실의 시간동안 역할을 해야 함을 인식하고, 구성원들은 삶과 죽음에 대해 이야기를 나누고, 감정적 실제적 방법으로 서로를 지지하여야 한다. 지역사회 내 정책결정자, 지도자, 임상현장의 모든 의료인이 자신의 자리에서 리더십을 가지고 생애 말기 돌봄에 필요한 환경조성을 위해 노력해야 한다.

5. 호스피스 · 완화의료의 현황

세계보건기구 산하 WPCA(Worldwide Palliative Care Alliance)는 2014년 호스피스 · 완화의료 정책, 마약성 진통제에 대한 접근성, 호스피스 · 완화의료 공급, 전문인력 양성, 보건의료체계 내 호스피스 · 완화의료 통합 정도를 기준으로 전 세계 국가별 호스피스 · 완화의료 수준을 발표하였다(그림 8-5). 그리고 "전 단계에 걸친 의료서비스에 근거중심으로 비용 효과적이고 공평한 완화의료 서비스를 통합하기 위한 종합적인 보건시스템의 강화를 위해 완화의료 정책을 개발하고 강화하며 수행한다."는 내용을 포함한 세계보건총회(World Health Assembly, WHA) 결의문을 채택하였다.

WPCA는 호스피스 · 완화의료 발달 수준을 미국, 호주, 영국과 유럽연합, 일본은 level 4b advanced integration으로, 우리나라는 level 3 isolated provision으로 평가하였다. 이 평가가 실제로는 2011년 자료로 이루어졌다는 점을 감안하더라도, 보건의료체계 속에서 국민 누구나 쉽게 접근하여 양질의 서비스를 받기에는 아직 개선해야 할 부분이 많다. 그러나 우리나라 호스피스 · 완화의료 서비스 이용률은 지속적으로 증가하고 있는데, 2016년 통계 전체 암사망자의 17.5%가 호스피스 · 완화

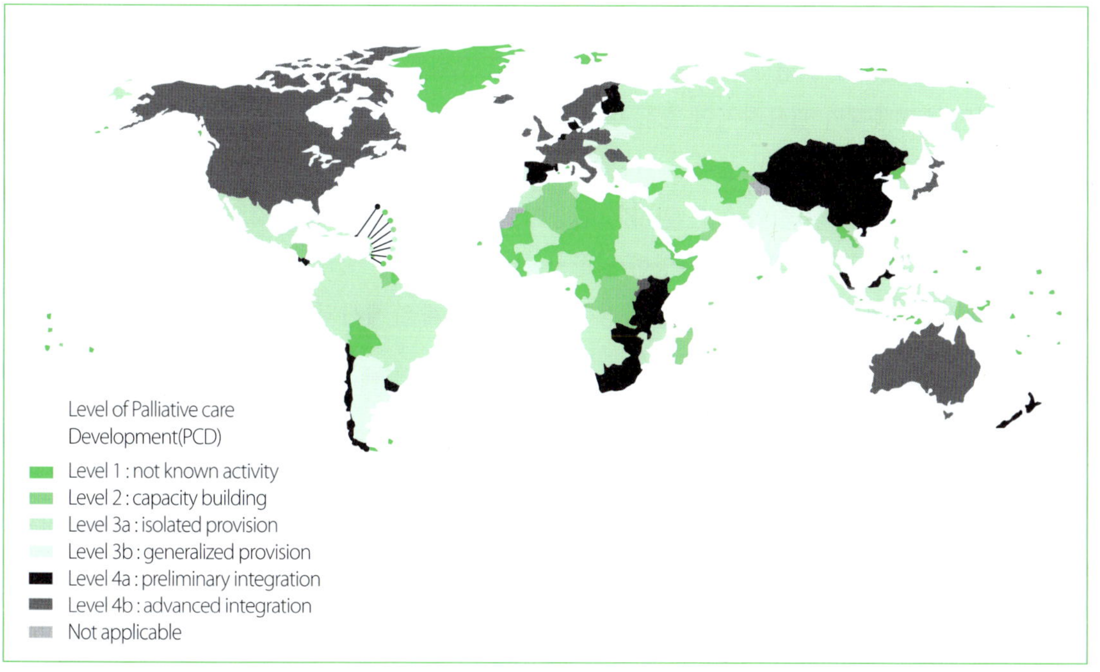

그림 8-5. 국가별 완화의료 발달단계
(출처: WPCA. Global Atlas of Palliative Care at the End of Life. 2014.)

의료를 받고 임종하였다(표 8-1).

6. 호스피스 · 완화의료에서의 윤리

호스피스 · 완화의료에서의 윤리원칙은 Beauchamp와 Childress가 제안한 4가지 생명윤리 원칙, 즉 자율성 존중, 악행금지, 선행, 그리고 정의의 원칙에 따라 윤리적 의사결정을 한다. 호스피스 · 완화의료는 생애 말기에 삶의 질 향상과 이를 통한 죽음의 질 향상을 도모하는 의료이다. 생애 말기라

표 8-1. 우리나라 호스피스 · 완화의료 공급 및 이용현황

구분	2008	2009	2010	2011	2012	2013	2014	2015	2016	2017	2018
완화의료 전문기관 지정기관 수(개)	19	40	42	46	56	54	57	66	77	81	83
완화의료 전문기관 지정기관 병상 수(개)	202	633	675	755	893	867	950	1100	1293	1337	1320
암사망자 기준 호스피스 이용률(%)	7.3	9.1	10.6	11.9	11.9	12.7	13.8	15.0	17.5	–	–
전체 사망자 기준 호스피스 이용률(%)	2.1	2.6	3.1	3.3	3.3	3.6	3.9	4.2	4.9	–	–

(출처: 국립암센터 호스피스 · 완화의료 홈페이지. 현황 및 통계. http://hospice.cancer.go.kr/home/contentsInfo.do?menu_no=443&brd_mgrno=)

는 특수한 상황에서 우리는 윤리원칙들이 서로 갈등을 일으키는 윤리적 딜레마에 빠질 수 있다. 예를 들어, 가족이 환자에게 병명을 통고하지 말아달라고 부탁할 때, 임종이 임박한 환자의 통증완화를 위해 마약성 진통제가 필요하지만 호흡곤란을 일으킬 위험이 있을 때, 항암치료나 적극적 치료가 환자의 상태를 악화시킬 위험이 높다고 판단되지만 환자와 가족이 적극적 치료를 강력히 요구할 때, 중환자실 치료로 살릴 가능성이 높은 환자와 임종이 임박했으나 중환자실 치료를 원하는 환자가 있을 때 등 윤리적 의사결정이 필요한 다양한 임상상황이 있다.

일반적으로 임상에서 윤리적 의사결정 과정은 다음의 8단계로 제시되고 있다.

① 윤리적 문제를 파악하고 올바른 질문을 공식화한다. 임상사례는 여러 윤리적 문제가 복합적으로 얽혀 있는 경우가 많으므로 문제가 무엇인지 정리하는 것은 상황의 본질을 이해하는 데 유용하다.

② 관련된 윤리적 가치관과 원칙을 확인한다. 4가지 생명윤리 원칙 뿐 아니라 미덕에 기초한 윤리, 예를 들어 신의나 정직, 돌봄의 윤리 등의 가치관도 함께 고려한다.

③ 윤리적으로 관련 있는 임상 정보를 수집하고 분석한다. 진단과 예후, 환자의 부담과 이익, 위험 등에 관한 임상정보들이 있다. 근거기반 의사결정이 이루어질 수 있도록 과학적 정보를 수집, 분석하여 제시한다.

④ 환자의 가치와 선호를 묻고, 의사결정에 참여시킨다. 환자의 가치와 선호를 탐색하고 환자를 의사결정과정에 초대하는 것은 환자의 자율성과 존엄성을 보장하기 위한 첫걸음이다.

⑤ 대체 행동 과정을 검토한다. 대체 행동은 치료 문제가 아니라 윤리적 문제와 관련된 행동을 의미한다. 예를 들어, 병명 통고를 반대하는 가족의 요청을 받아들일 경우와 반대의 경우 일어날 결과와 문제에 대해 검토한다.

⑥ 윤리적인 해결책을 제시한다. 필요한 모든 윤리적, 과학적, 기술적 정보를 수집하고 신중하게 분석하여 해결책을 제시한다. 호스피스 · 완화의료에서 윤리적 딜레마에 대한 의사결정 주체는 개인이 아니라 학제간 팀이기 때문에, 팀원들은 함께 논의하고 결정하며 공동 책임을 진다.

⑦ 문제를 해결하는 가장 좋은 방법을 고려한다. 어떤 행동이 도덕적으로 옳기 위해서는 행동 자체뿐 아니라 행동의 의도도 선해야 한다. 때문에 윤리적 해결책이 결정되면 결정의 이유, 근거에 대한 설명, 해야 할 행동과 그 방법에 대한 선택이 필요하다.

⑧ 사례의 교훈을 숙고한다. 구체적 임상사례의 복잡한 윤리문제를 체계적으로 분석하기 위해서는 경험을 통한 숙련이 필요하다. 각각의 사례에서 도덕적 경험이 누적되고 이를 통해 윤리적 의사결정 역량을 향상시킨다.

학습과제

김씨(45세/여자)는 5년 전 자가검진 도중 오른쪽 유방에 멍울이 만져져서 병원에서 검진 결과 유방암을 진단 받았다. 환자는 18년 전 남편과 결혼하여 한 명의 딸을 두었으며 대기업에서 근무하다가 육아를 위해 직장을 그만두고 현재는 전업주부이다. 유방암 진단 후 수술 및 방사선 치료와 항암치료를 병행하였으나, 1년 전 오른쪽 어깨 관절 및 늑골에 암 전이소견 관찰되었으며, 이후에 뼈 통증이 심해지면서 집중력이 많이 감소하였다. 마약성 진통제를 복용하면서 통증은 호전되었으나, 암은 전신으로 전이되었으며, 이후 통증도 악화되어 호스피스 병동에 입원하였다.

호스피스 병동에 입원하면서 통증은 호전되었으며, 경구 섭취량도 증가하였다. 조절 되는 증상으로 몸이 좋아질 것 같다는 생각이 든다고 좋아할 때 즈음 김씨는 신체기능이 떨어지면서 자신의 상태가 악화되고 있음을 느끼게 되었다. 김씨는 우울감을 표현하며 자신은 죽음에 대한 생각에 집착하고 있으며 더 이상 삶의 희망 없다고 했다. 더 이상 이렇게 죽음을 기다리면서 사는 것을 원치 않으며 자신의 이런 모습을 다른 사람들에게 보여 주는 것이 괴롭다고 했다. 자신에게 일어날 일을 무기력하게 기다리는 것을 참을 수 없고, 지금 스스로가 선택한 모습으로 죽고 싶다고 하며, 빨리 죽을 수 있도록 도와달라고 의료진에게 요청 하였다.

1. 위 사례에 내포되어 있는 윤리적 딜레마는 무엇입니까?
2. 윤리적 의사결정 과정에 따라 의료진이 해야 할 일은 무엇입니까?

○ 참고문헌

1. 통계청. 2017년 인구동향조사. 출생사망통계 잠정결과. 2018.
2. 민들레 등. 한국 사회에서 좋은 죽음에 대한 개념분석. 노인간호학회지, 19(1), 28-38. 2017.
3. 프리미엄조선기사 “인생의 끝, 아름다운 마무리 위해… 한국인은 3가지 변화를 바란다” 2014. http://premium.chosun.com/site/data/html_dir/2014/09/27/2014092700284.html
4. 노유자 외 공저. 호스피스 · 완화의료: 의미 있는 삶의 완성. 현문사. 2018.
5. Palliative care is the active care of patients whose disease is not responsive to curative treatment. Control of pain, of other symptoms, and of psychological, social and spiritual problems, is paramount. The goal of palliative care is achievement of the best quality of life for patients and their families
6. 김시영. 호스피스 · 완화의료. 대한의사협회지. 51(6). 2008.
7. 호스피스 · 완화의료 및 임종과정에 있는 환자의 연명의료결정에 관한 법률 (약칭: 연명의료결정법). 2017.
8. American Medical Association. Module 3: whole patient assessment. EPEC project. 1999.
9. 보건복지부. 말기암 환자 호스피스 전문기관 지정 및 지원사업 안내. 2017.
10. Ferris FD et al. Palliative Cancer Care a Decade Later: Accomplishments, the Need, Next Steps—From the American Society of Clinical Oncology. Journal of Clinical Oncology 27:18, 3052-3058. 2009.
11. WPCA. Global Atlas of Palliative Care at the End of Life. 2014. http://www.who.int/nmh/Global_Atlas_of_Palliative_Care.pdf
12. World wide Hospice Palliative Care Alliance (WHPCA). World Health Organization publishes palliative care resolution [Internet] London: World wide Hospice Palliative Care Alliance. 2014.

13. 국립암센터 호스피스 · 완화의료 홈페이지, 현황 및 통계. http://hospice.cancer.go.kr/home/contentsInfo.do?menu_no=443&brd_mgrno=
14. 호스피스 · 완화의료학회. 호스피스 · 완화의료. 군자출판사. 2018.

Chapter 09

안락사와 연명의료

= 학습목표 =

1. 안락사와 존엄사의 정의와 분류에 대해 이해하고 설명할 수 있다.
2. 안락사 논쟁의 찬성과 반대 의견을 이해하고 각 입장에서 토론할 수 있다.
3. 여러 나라의 안락사 관련 법률을 비교하고 연명의료결정법의 필요성을 설명할 수 있다.
4. 연명의료결정법에 대해 설명할 수 있다.

1. 안락사 관련 용어정의

지난 1997년 12월에 발생한 이른바 보라매병원 사건 이후 우리 사회와 의료계는 안락사, 소극적 안락사, 존엄사, 자연사, 연명의료중단과 보류에 관한 치열한 논쟁을 겪었다. 이 논쟁에서 각 용어에 대한 서로의 이해와 개념이 달라 논쟁이 제자리를 맴돌기도 하였다. 소극적 안락사와 심폐소생술금지는 같은 것인가? 그렇다면 심폐소생술금지는 합법적인가? 연명의료중단은 존엄사인가? 등의 의문에 대한 각 용어들의 개념과 정의를 살펴보고자 한다.

1) 안락사

안락사(安樂死)란 불치의 질병이나 질환으로 지속적인 고통을 당하는 사람들이 고통 없이 편안하게 죽음에 이르게 하는 인위적인 의료행위나 처치를 말한다. 안락사를 뜻하는 영어 단어 'euthanasia'는 그리스어 'eu(편안한, 좋은)'와 'thanatos(죽음)'의 합성어로, 직역하자면 '편안한 죽음'이라는 뜻이다. 대한의사협회 의사윤리지침 제5장 36조(안락사 등 금지)에서는 안락사를 '감내할 수 없고 치료와 조절이 불가능한 고통을 겪는 환자에게 사망을 목적으로 물질을 투여하는 등 인위적, 적극적인 방법으로 자연적인 경과보다 앞서 환자가 사망에 이르게 하는 행위' 또는 '환자가 자신의 생명을 끊는데 필요한 수단을 제공함으로써 환자의 자살을 도와주는 행위'라고 정의하고 있다. 넓은 의미에서 안락사는 환자의 고통을 줄이고 편안히 죽음을 맞이하도록 의료인뿐만 아니라 가족을 포함한 주변 사람의 도움을 청하는 의료행위를 의미하기도 한다. 이렇게 보면 안락사가 매우 인도주의적인 행위로 비치겠지만, 실제로 안락사는 누군가의 작위 혹은 부작위 혹은 간접적 행위로 생명이 단축되는 것이다. 즉, 안락사는 'mercy killing'이며, 타살의 범주에 속한다. 안락사의 전통적인 분류방식은 생명 주체의 의사표시, 방법, 목적에 따라 분류하는 것이다(표 9-1).

(1) 생명주체의 의사표시에 따른 분류

자의적 안락사(voluntary euthanasia)는 생명주체인 환자가 생명이나 건강에 관한 상황, 앞으로 시행할 행위의 방법과 결과를 충분히 이해하고 자유로운 의지로 결정하고 요청한 바에 따라 시행하는 안락사로서, 행위를 결정할 능력이 충분함을 전제로 이루어진다.

비자의적 안락사(non-voluntary euthanasia)는 환자가 의식이 없거나 미성년이거나 또는 정신질환 등으로 자신의 의사를 표시하거나 결정할 수 없을 때, 환자의 추정적 의사나 가정적 의사를 바탕으로 또는 환자가 미리 지정한 대리인이나 후견인이 환자에게 최선의 이익을 고려하여 판단한다.

타의적 안락사(involuntary euthanasia)는 환자의 동의가 없거나 의사에 반하여 시행하는 안락사이며, 비록 선한의도라 하더라도 이는 살인에 해당한다.

(2) 방법과 행위에 따른 분류

안락사의 방법이나 행위가 죽음을 의도하였다면 직접적 안락사(direct euthanasia)이고, 직접적 안락사는 다시 소극적 안락사와 적극적 안락사로 나눈다. 소극적 안락사(passive euthanasia)는 소생가능성과는 무관하게 생명을 연장시킬 수 있는 능력이 있음에도 불구하고 이를 시행하지 않는 않아 죽음을 앞당기는 부작위(undoing)에 의한 안락사이다. 소극적 안락사는 혼자 먹을 수 없는 환자에게 음식을 주지 않는 행위부터 필요한 치료를 하지 않는 심폐소생술금지나 연명의료중단까지 부작위 행위의 스펙트럼이 광범위하다. 일반인들이 소생이 불가능한 환자의 인공호흡기 제거를 소극적 안락사로 생각하고 소극적 안락사를 인정하자고 하는 경우가 있는데, 소극적 안락사는 소생가능성과 무관하기 때문에 현행법상 연명의료중단과는 구분된다. 적극적 안락사(active euthanasia)는 죽음을 앞당기기 위해 독극물 주사 등의 적극적인 조치를 취하는 안락사로, 작위(doing)에 의한 안락사이다. 때문에 사망의 원인 또한 기존의 병 자체가 아닌 인위적인 행위에 의하게 된다.

간접적 안락사(indirect euthanasia)는 행위자의 행위가 결과적으로 환자의 죽음을 초래하게 된다는 사실을 알면서도 시행하여 환자의 죽음을 용인하는 안락사이다. 예를 들어, 극심한 통증으로 고통스러워하는 환자에게 다량의 진통제를 투여할 때 이 행위가 죽음을 앞당길 수 있다는 것을 알면서도 통증이 완화되기를 기대하며 투여하는 경우가 이에 해당할 수 있다. 이 경우 행위자가 죽음을 의도하였는지 여부를 확인하기는 어렵다.

(3) 목적과 의도에 따른 분류

안락사의 방법이나 행위와 상관없이 행위자의 의도에 따른 분류이다.

표 9-1. 안락사의 유형

생명주체의 의사표시	의료인의 행위	목적과 의도
자의적	소극적	자비적
비자의적	적극적	존엄적
타의적	간접적	도태적

자비적 안락사(beneficient euthanasia)는 환자의 심한 고통이 진정될 가능성이 없고, 참을 수 없는 고통을 인내하며 사는 삶을 무의미하다고 여겨 환자를 그 고통에서 해방시키려는 안락사이며, 반고통사(antidysthanasia)라고 부르기도 한다.

존엄적 안락사(euthanasia with dignity)는 인간적 존엄성을 지키기 위해 실시하는 안락사이다. 즉, 환자가 의식이 없이 비이성적인 생물학적 생명만 유지하는 상태로 더 이상의 생명 연장이 존엄한 인간에게 있어서 무의미한 것으로 여겨 실시하는 안락사이다. 자비적 안락사나 존엄적 안락사의 목적과 의도에 대해서는 논란이 크지 않지만 안락사의 방법과 행위에 대해서는 찬반 논란이 있다.

도태적 안락사(selective euthanasia)는 사회 구성원이 소속 집단이나 사회, 국가에 부담이나 피해를 줄 때 더 이상의 삶의 가치가 없다고 여겨 집단에서 구성원을 배제하기 위해 시행하는 안락사이며, 선택적 안락사 또는 포기적 안락사라고도 할 수 있다. 1940년 나치정권이 위대한 사회를 건설에 지장을 준다는 이유로 장애자를 대상으로 생존할 가치가 없는 생명의 말소, 안락사 캠페인(작전명 T4)를 시행했고, 이 작전은 후에 유태인 대학살로 이어졌다. 이 사례는 국가적 규모의 도태적 안락사에 해당한다.

2) 존엄사

존엄사(尊嚴死, death with dignity)는 품위 있는 죽음을 뜻하는 용어로, 목적에 따라 분류된 안락사에 한 유형이다. 그러나 이 용어를 단순한 목적뿐 아니라 종합적 상황을 일컫는 용어로 쓰기도 한다. 즉, 하나의 인격으로서의 존엄을 유지하며 죽음을 맞는 일 혹은 맞도록 하는 일, 인간으로서 지녀야 할 최소한의 품위를 지키면서 죽을 수 있게 하는 행위 또는 그런 견해를 말한다. 의사는 환자의 동의 없이 원칙적으로 치료 행위를 할 수 없다는 것으로, 소극적 안락사라고도 한다. 카렌 앤 퀸란이 치료 중단을 요구한 부모의 주장이 인정된 재판에서 생겨난 말이다. 현대 의학의 연명기술 등이 죽음에 임하는 사람의 인간성을 무시할 수 있다는 데 대한 반성으로 인식되기 시작했다. 존엄하게 죽을 권리'는 전 세계적 관심사이다. 존엄사는 생명연장조치 중단, 조력 자살, 안락사 등을 모두 포함하는 개념이라 할 수 있다. 최근 우리 정부가 도입한 연명의료결정법은 회복가능성이 없는 환자가 연명의료계획서나 사전의료의향서를 통해 심폐소생술과 혈액투석, 항암제, 인공호흡기 등 4가지 연명의료 중단을 요구할 수 있는 권리를 말한다.

그러나 사실 연명의료중단은 대부분 나라에서 이미 사회적으로 널리 용인되고 있는 것으로, 한국은 오히려 도입이 상당히 늦은 편이다. 다른 나라들은 한발 더 나아가 조력 자살과 안락사(환자나 가족의 동의를 얻어 의사가 약물 등을 주입해 인위적으로 죽음에 이르게 하는 것)에 대한 사회적 논의가 한창이다. 네덜란드, 벨기에, 스위스, 캐나다, 미국의 몇 개 주 등에서는 이미 조력 자살이나 안락사가 허용되고 있다.

일본의 경우, 존엄사는 회복 가능성이 없는 환자에게 연명치료를 중지하여 인간으로서 품위를 유지한 채 자연스럽게 죽음을 맞이하도록 하는 것, 즉 회복가능성이 없는 환자에게 존엄을 목적으로 한 부작위에 의한 안락사를 말한다. 우리나라에서도 대체로 일본의 정의를 수용하고 있다. 그러나 다른 형태의 존엄사도 존재한다. 미국 오리건 주에서는 1997년도에 제정한 존엄사법(Oregon Death with Dignity Act)에 따라 약물 투여 등 의사의 조력을 받아 일찍 죽음에 이르는 것도 존엄행위로 인정하고 있다. 때문에 일본의 존엄사는 인정하지만 오리건 주의 존엄사는 인정하기 어렵다면 존엄사라는 용어는 혼란스럽게 이해될 수 있다.

3) 자연사

자연사(自然死, natural death)는 노쇠하여 자연히 죽음. 또는 그런 일의 의미로 말기 환자가 특별한 치료를 받지 않고 원인 상병의 자연스러운 경과에 따라 사망한다는 의미를 갖는다. 1976년에 캘리포니아 주는 불치병 환자가 연명치료를 거부할 수 있는 권리를 명시한 자연사법을 제정하였고 이어서 미국의 여러 주에 서 동일한 법을 제정하였다. 자연사는 이미 병사의 법률적 명칭으로 인식되고 있다. 그러나 자연사를 일체의 인위적인 행위의 개입 없이 사망하는 상태로 인식하고, 중증 환자를 병원에 모셔오지 않고 집에 방치하게 된다면 앞에서 설명한 도태적 안락사의 한 형태로 오용될 우려도 있다.

4) 연명치료 중단과 보류

연명치료 중단과 보류는 회생가능성이 없는 말기환자의 생명연장치료를 중단하거나 보류하는 것을 의미한다. 존엄사를 목적으로 한 연명치료 중단은 소극적 안락사의 범주에 포함되지만, 의료계에서는 안락사 논쟁에서 불필요한 혼란을 방지하기 위해 상황과 범위를 명확하게 제시한 연명치료 중단이라는 용어를 선호한다. 단지 연명치료의 범위, 일반 의료행위와 특수의료행위를 어떻게 정의하는가는 논란의 여지가 있다. 심폐소생술금지(Do Not Resuscitate)는 말기 환자가 심장정지나 호흡정지의 상태가 되었을 때에 회생을 위한 심폐소생술을 하지 않겠다는 의사표현이다. 현재 가장 보편적으로 수용되고 있는 연명치료 중단 행위에 속한다.

5) 의사조력 자살

의사조력 자살(physician-assisted suicide, PAS)은 말기 환자가 스스로 생명을 끊고자 하는 의사를 분명히 밝혔으나 혼자서 할 수 없어 도움을 요청할 때 의사가 수단이나 정보를 제공함으로써 환자의 자살을 돕는 행위를 의미한다. 이성적 죽음으로서의 안락사론을 토대로 니체는 '의사조력 자살'의 수행을 의사들의 의무로까지 제시한다. 한 개인이 자율적 판단에 의해 죽음을 선택하고, 그것이 이성적 죽음의 형태라는 것이 분명하며, 그 결정을 실행하는 데 도움이 필요하다면 의사들은 그의 결정과 의사를 존중해 그를 도와야 할 도덕적 의무를 띠고 있다는 것이다. 그는 의사가 히포크라테스 선서의 악행금지 원칙 때문에 환자의 자율성을 존중해야 하는 도덕적 의무를 게을리해서는 안 되며, 단순히 생명유지나 연장이 의료행위의 목적이 되지는 말아야 한다고 했다.

죽음의 의사라 불리는 잭 케보키언의 사례가 대표적이다. 이는 윤리적으로 허용하지 않는 경우가 더 많고, 자살방조 또는 촉탁살인의 죄가 적용될 수 있다(표 9-4).

2. 안락사에 대한 찬성·반대 의견과 윤리적 논쟁

많은 선진국들이 안락사를 인정하고 있다. 하지만 앞서 살펴본 정의에서도 알 수 있듯이 그 범위와 기준이 애매하기 때문에 무조건적인 생명존중보다는 기준을 명확히하기 위한 논의가 이어지고 있다. 이 절에서는 안락사에 대한 찬성과 반대 양쪽의 주장과 근거를 이해하고 최근 대두되고 있는 윤리적인 논쟁들에 대해 알아보고자 한다.

1) 안락사에 대한 찬성론

안락사를 찬성하는 사람들은 혼수상태나 식물인간과 같이 의식 없이 생명만 유지하고 있는 경우에는 안락사를 허용해야 한다는 입장이다. 안락사 찬성론자조차도 적극적인 안락사보다는 소극적 안락사 혹은 존엄사를 허용해야 한다는 것이다. 안락사에 찬성하는 이들의 근거는 다음과 같다.

① 말기 환자의 삶을 연명치료로 연장하더라도 그 삶의 질(quality of life, QOL)은 매우 낮다. 고통으로 가득찬 삶을 피하고, 품위를 유지하며 행복하게 살 수 있는 만큼만 사는 것을 선택할 수 있도록 존중해 주어야 한다.

② 생명윤리의 4대 원칙 중 하나인 '자율성 존중의 원칙'에 따르면 의료행위를 선택함에 있어서 환

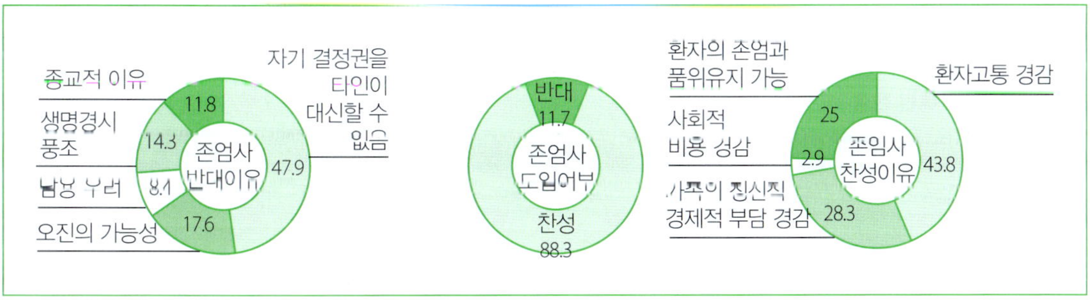

그림 9-1. 존엄사 찬반 여론조사 결과(2009년, 대한민국)

자 자신의 선택권이 가장 존중 받아야 한다. 안락사 또한 환자가 선택하는 하나의 의료로 보고 그러한 선택을 존중 받을 수 있어야 한다.

③ 안락사를 허용함으로써 불필요하게 사용되는 환자 가족의 의료비와 시간 소모를 줄일 수 있다. 또한 예전에 비해 늘어났지만 여전히 의료 자원(시설, 인력)은 한정 되어 있고 부족한 실정이다. 치료를 원치 않던 이들에게 불필요하게 사용되던 자원들이 안락사 시행 후 치료를 필요로 하는 다른 사람들에게 사용될 수 있다.

④ 생명을 인위적으로 연장시키는 것은 환자 자신뿐만 아니라 가족, 의료진, 병원, 나아가 사회에 모두 비용과 부담을 주는 행위이다. 안락사를 허용함으로써 이러한 부담을 감소시킬 수 있다.

2) 안락사에 대한 반대론

안락사를 반대하는 사람들은 아무리 인간이 의식이나 사고하는 기능을 상실하고 몸만 살아 있더라도 인간은 역시 존엄한 인간이기에 이를 죽이는 안락사를 허용할 수 없다는 입장이다. 찬성 하는 이들이 삶의 질(QOL)을 중요시 하는 반면, 이들은 생명의 존엄(sanctity of life, SOL)을 중요시한다. 안락사의 반대론자들의 주장은 다음과 같다.

① 안락사도 결국 의료인이 환자를 죽음에 이르도록 하는 행위이다. 이는 생명을 가장 존중해야 할 의료인이 생명의 가치를 훼손하는 것이라 할 수 있고, 사회 전반적으로 생명의 존엄성이라는 가치를 가볍게 여기게 될 것이다. 또한 안락사가 오남용 되는 사태가 벌어진다면 의료인에 대한 불신까지 초래 할 수 있다.

② 안락사로 인해 환자는 결과적으로 죽음을 맞이하게 되고, 이는 의료 원리의 4원칙인 '악행 금지의 원칙'에 위배된다. 또한 살행을 하지 말라는 히포크라테스 선서에도 위배된다.

③ 환자가 지금 말기환자로 판단되어 희망이 없더라도, 나날이 발전하는 현대 의학은 연명 치료 기간 도중 새로운 치료 방법을 개발할 가능성도 있다. 따라서 임의로 생명의 끝을 정해서는 안 된다.

④ 가족은 서로를 돌보아야 할 의무가 있다. 환자가 가족에게 물질적 · 감정적으로 짐이 된다고 해서 안락사를 선택하게 된다면 가족애의 근간을 파괴하는 효시가 될 수 있다.

표 9-2. 안락사에 대한 찬성 · 반대론

안락사 찬성	안락사 반대
고통을 피하고 죽을 권리(행복권)	생명 경시 풍조, 의료인 불신 초래
개인의 자율성(자율성 존중의 원칙)	악행 금지의 원칙, 히포크라테스 선서 위배
시간과 자원, 의료의 비효율적 사용 방지	의학의 발달 가능성
개인, 사회적인 부담 감소(공리적 측면)	가족의 의무(돌봄)

3. 세계의 안락사법 및 판례

안락사에 대한 사회적 관심과 논쟁을 불러일으켰던 각국의 사례와 법원의 판결은 안락사에 대한 사회적 합의 과정에 지대한 영향을 미쳤다 . 일본, 미국, 영국, 우리나라에서 있었던 사례를 통해 행위 의도가 환자의 존엄과 편안함을 위한 것이라 하더라도 일정한 요건을 갖추지 못했을 때는 살인죄, 위탁살인죄, 자살방조 등 위법적인 면으로 처벌받고 있음을 알 수 있다. 안락사가 허용되고 있는 나라조차도 찬반의 다양한 시각과 기준을 제시하고 지속적인 의견조율이 진행 중이다. 안락사라고 하면 임의로 죽음을 허락하는 것이라는 부정적인 개념이 포함되어 있어서 용어 사용을 자제하고, 인간적 품위를 지키며 죽을 수 있도록 돕는다는 의미의 "존엄사"라는 용어를 사용하였다.

표 9-3과 표 9-4는 일본과 미국의 안락사 관련 판례를 보여 준다.

1) 일본의 사례

표 9-3. 일본의 안락사 판례

배경 사건	판결 내용
1962, 나고야 고등 법원	나고야에서 불치병으로 고통 받던 아버지를 위해 아들이 직접 약물을 구하여 아버지의 안락사를 도와준 사건이다. 아버지의 부탁으로 시행하였으나 법원은 적법하지 않다고 판결하여 위탁살인죄로 판결을 내렸다.
1966, 케이호쿠 병원	교토 케이호쿠 병원장은 말기암 환자인 친구의 부탁으로 근육이완제를 주사하여 적극적인 안락사를 시행하였다. 법원에서는 이 경우 본인(친구)의 충분한 의사표시가 있었기에 법적으로 문제가 없다고 판결을 내렸다. 이 사건은 일본에서 법적으로 안락사가 인정된 최초의 사건이었다.
1995, 요코하마 지방 법원	법원은 기존의 일본 내 안락사 판례들을 종합하여 소극적, 간접적 안락사에 관해서는 본인의 의사나 가족의 의사를 추정하여 허용하고, 적극적인 안락사에 관해서는 본인의 명확한 의사표시가 있어야 한다는 판결을 내렸다. 법원은 안락사의 조건을 다음과 같이 정의하였다. 첫째, 환자가 육체적 고통으로 너무 괴로워 할 때, 둘째, 환자의 죽음을 피할 수 없고, 그 시기가 임박해 있을 때, 셋째, 환자를 위하여 다양한 의료적 방법을 강구하였으나 대체 수단이 없을 때, 넷째, 생명의 단축을 승낙하는 환자의 명시적인 의사표시가 있을 때이다.

2) 미국의 사례

표 9-4. 미국의 안락사 판례

배경 사건	판결 내용
1975, 뉴저지 카렌 퀸란	카렌 퀸란(Karen Quinlan, 21세)은 술과 약물을 섞어 마신 후 혼수상태에 빠져 식물인간 상태가 되었다. 부모는 딸의 편안한 죽음을 위해 인공호흡기 제거를 요청하였다. 주치의는 반대하였으나 뉴저지 법원에서는 허락하였고, 인공호흡기 제거 후 자력호흡을 회복해 살다가 9년 후 사망하였다. 미국에서 안락사를 허용한 최초의 재판이었다.

표 9-4. 미국의 안락사 판례(계속)

배경 사건	판결 내용
1982, 베이비 제인 도우	제인 도우(Jane Doe)는 다운증후군(Down syndrome)과 기관식도루(Tracheoesophageal fistula)의 기형을 지니고 태어난 아기인데 기관지 수술의 성공률이 50%나 됨에도 불구하고 부모의 수술 거부로 인해 생후 6일째 사망하였다. 법원은 무뇌증(Anencephalopathy)의 경우 수술 거부를 인정하지만 다운 증후군의 경우 치료 거부나 중지를 인정하지 않는다는 판결을 내렸다. 이 사건은 기형아에 대한 윤리적 논쟁과 미끄러운 경사길 논증(slippery slope argument)[1]을 야기한 중요한 사건이다.
1990, 미시건 잭 케보키언	미시건 주 의사이자 적극적 안락사의 열렬한 지지자인 잭 케보키언(Jack Kevokian)은 말기 환자 130여 명의 안락사 사건에 관여하였으며, 6차례 기소돼 법정에 4번이나 올랐지만 모두 무죄 판결을 받았다. 그는 루게릭 환자 토마스 유크의 안락사를 위한 독극물 주사 장면을 환자의 동의를 얻어 CBS에 방영하기도 하였다. 이후 안락사 집행에 대한 살인죄로 10~25년 형을 선고받고 8년 후 석방 되었다. 잭 케보키언은 안락사 찬성파로부터는 말기환자의 고통을 덜어주는 '구원의 천사'로, 반대론자들로부터는 '살인기계'로 평가되어 왔다.
2005, 테리 시아보	1998년부터 테리 시아보의 남편 마이클과 그녀의 부모는 영양 보조 장치를 제거함으로써 시행하는 안락사에 대한 찬반 소송을 이어왔다. 7년간 이어진 소송은 미국 내의 보수 단체, 부시 대통령, 플로리다 주 의회, 미국 연방 의회, 교황청까지 개입하여 세계적인 안락사 이슈의 중심이 되었다. 2005년 테리시아보는 소극적 안락사의 허가를 인정받고 결국 식물인간 상태를 끝내고 요양원에서 죽음을 맞이하였다.
2016, 브리트니 메이너드	2014년 캘리포니아 주민이자 말기 뇌종양 환자인 메이너드(당시 29세)가 존엄사가 합법적인 오리건 주로 이사해 생을 마감한 사건이 발생하였다. 캘리포니아 주는 이후 2016년 6월부터 존엄사 법(Death With Dignity Act)을 제정하여 시행하게 되었다. 캘리포니아는 이미 1976년부터 자연사 법을 제정하여 생명유지 장치 제거 등의 소극적 안락사를 허용하였으나 적극적 안락사는 불허하였다. 그러나 2016년 개정된 존엄사 법은 회복이 불가능한 환자에게 의사가 생명을 단축시키는 약물을 투여하는 등의 조력 자살(assisted suicide)을 허용하였다.

3) 2017 영국, 찰리 가드(Chalie Gard) 사건에서 아동의 자기결정권 논란

최근 몇 년 사이의 연명의료결정에 대한 논쟁 중에 가장 큰 이슈였던 사건은 영국의 찰리 가드 사건이다. 찰리는 미토콘드리아결핍증후군(mitochondria deficiency syndrome)이라는 희귀병으로 영국의 Great Ormond Street Hospital 중환자실에 입원해 있었다. 의료진이 찰리 가드가 회생 불가능한 마지막 단계에 도달했다고 판단하여 연명의료중단을 결정하였으나 찰리의 부모가 반대하는 법적 절차를 거치면서 논쟁의 한 가운데 섰다.

찰리의 가족은 의료진들이 자신의 아이를 죽게 하려 한다면서 SNS와 언론에 도움을 요청했고, 가엾은 아기의 모습은 많은 사람의 마음을 움직였다. 전 세계인이 관심을 갖고 부모를 응원했으며 미국에서 실험적인 유전자 치료를 하고 있는 한 의사가 찰리를 치료해 보겠다고 하여 영국에서는 대대적인 모금 운동이 일어났다. 이어서 찰리의 의료진에 대해 사회적 비난과 시위가 일어났고 각종 유

---

1) 미끄러운 경사길 논증(slippery slope argument): 미끄러운 비탈길에서 첫발걸음을 잘못 떼고 나면 미끄러져서 끔찍한 해를 입을 수 있다는 논증이다. 만일 A를 허용한다면 당장의 A는 나쁘지 않지만 B와 C를 허용해야 하고, 결국은 올바른 주장이 아닌 확연히 나쁜 N까지 허용해야 하는 치명적인 결과를 가져온다는 것인데, 안락사 반대론자는 소극적 안락사를 허용하면 결국은 적극적 안락사를 동의하는 결과를 낳을 것이라는 주장이다.

명인과 교황 트럼프 대통령까지 찰리에게 치료기회를 줄 것을 발언하였다.

영국 법원은 병원의 판단이 옳다며 의료진의 손을 들어 주었고 찰리의 부모는 다시 아기를 데려가서 집에서 최후를 맞게 해 달라고 요청하였다. 하지만 판사는 찰리를 호스피스로 옮긴 후 생명 연장 장치를 제거하도록 지시하였고, 여론은 부모의 마지막 호소까지 거부한 의료진과 법원을 비난하였다. 병원과 법원은 왜 이러한 비난과 호소에도 비정한 결정을 하였을까?

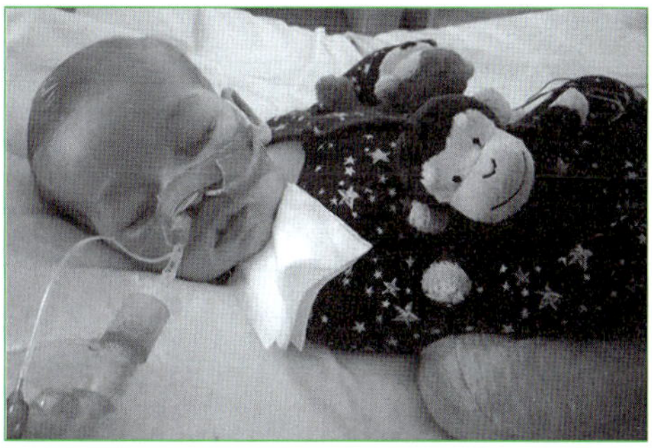

그림 9-2. 죽음을 앞 둔 찰리 가드/찰리가드 트위터

법원과 병원은 아동의 최선이익(Best interests of the child) 원칙에 따라 이러한 결정을 내렸다고 생각된다. 아동의 최선이익 원칙이란, 자신의 권리를 주장할 수 없는 아동에 있어서 부모가 아이의 결정권을 제대로 반영하지 못 한다고 여겨질 때 국가는 아동에게 있어 가장 나은 행위가 이루어질 수 있도록 개입을 허가한다는 것이다.

4) 한국의 사례

우리나라 존엄사의 판례는 보라매병원 사건과 김 할머니 사건으로 정리할 수 있다.

(1) 보라매병원 사건

1997년 보라매병원에서 보호자인 아내는 사업 실패 후 실직과 구타를 일삼아 온 남편의 연명치료 중단(소극적 안락사)을 요구하였고, 의료진은 서약서를 받은 후 퇴원시켰다. 하지만 환자 가족들의 소송으로 보호자와 의료진은 살인방조죄로 처벌받았다. 이 사건 이후 의료진들은 모든 연명치료를 방어적으로 시행하였고, 과도한 연명치료를 부추겼다고 보는 이들도 있다.

(2) 김 할머니 사건

2009년 폐암조직 검사 중 과다출혈로 식물인간이 된 김 할머니의 자녀들은 연명치료 중단을 요구하였으나 의료진은 거부하였다. 이후 재판에서 승소하여 인공호흡기를 뗀 뒤 영양 공급을 받으며 자가 호흡을 유지하던 김 할머니는 2010년 사망하였다. 이는 우리나라에서 소극적 안락사를 인정한 첫 판례라는 의의를 가지고 있다. 이후 연명치료 중단 법제화의 필요성이 대두되었고, 2013년 10월 국가생명윤리심의위원회에서 연명치료 중단에 대한 특별법이 권고되어 우리나라 존엄사의 기틀이 마련되기 시작하였다. 나아가 2017년부터는 연명의료결정법이 공포되어 시행되기 시작하였는데, 이는 뒤에서 더 자세히 다루고자 한다.

표 9-5. 국내 존엄사 논란의 2사건 비교

사건	보라매병원 사건	김 할머니 사건
시기	1997년 2월	2008년 5월
환자	뇌출혈 응급환자(남/58세)	식물인간 상태(여/77세)
개요	환자 부인의 요구로 퇴원, 호흡장치 제거 후 집에서 사망	가족이 연명치료 중단 요구하는 소송 제기, 인공호흡기 제거 후 201일 후 사망
치료 중단제기	부인:치료비 없다.	가족 "어머니는 자연스러운 죽음을 맞기를 원했다"
논란동기	부인이 장례비보조 받으려고 파출소 신고, 경찰수사	존엄사 논란
회생가능성	있다고 판단	없다고 판단(식물인간 15개월째)
결과	의사 2명 살인방조죄로 징역 2년6개월, 집행유예 3년 부인 살인죄로 징역 3년, 집행유예 4년 선고(대법원)	"인공호흡기 떼라" 판결(대법원)

5) 대중 매체 속의 안락사

안락사의 개념이 자리를 잡고 제도화되어 가는 과정 속에서 다양한 대중 매체들 또한 안락사를 흥미로운 소재로 다루어왔다. 안락사를 다룬 대중매체의 예시를 몇 가지만 소개하고자 한다.

(1) 소설 "Me Before You"

흔한 로맨스 소설인 듯 해 보이는 이 작품은 사실 안락사를 다루고 있다. 잘 나가는 사업가였던 윌은 교통사고로 사지가 마비된다. 삶의 이유를 잃어버리게 된 윌은 차라리 죽는 게 낫다는 생각을 한다. 간병인으로 고용된 루이지와 생활하면서 윌은 삶의 낙을 다시 찾아간다. 하지만 자신의 오롯한 삶을 사랑했던 윌은 그의 결정을 바꾸려는 루이지의 노력과 설득에도 불구하고 스위스에서의 안락사를 선택한다. 죽음과 이별을 맞이하는 그들의 결말은 받아들이기에 따라 누군가에게는 Sad ending이겠지만, 스스로 선택한 윌에게는 Best ending은 아닐지언정 Happy ending이다. 안락사는 환자를 죽음으로 이끌지만, 환자의 행복을 위하는 최상의 방법이 아닐까 하는 의문과 여운을 남겨주는 작품이다.

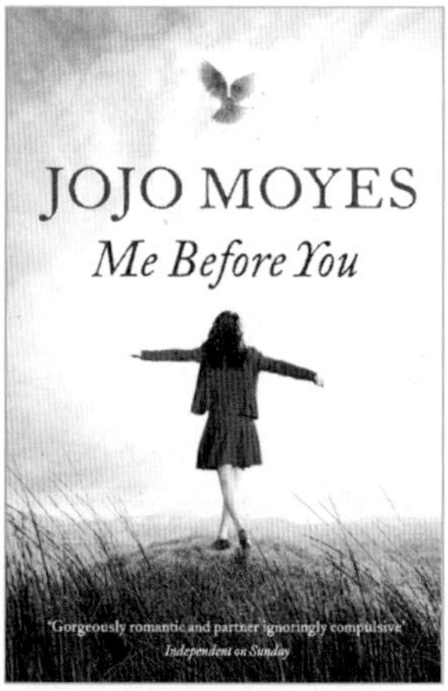

그림 9-3. Me before you

(2) 영화 "Million Dollar Baby"

권투 트레이너 프랭키와 30대 복서 지망생의 메기의 이야기다. 메기의 삶은 녹록치 않았는데 복서로서의 꿈과 희망을 가지고 열심히 훈련을 한다. 챔피언 결정전 날 마침내 그녀는 승승장구 하는 듯 하지만, 상대 선수의 반칙으로 경추 신경 손상이 되어 전신마비 환자가 된다. 산소 호흡기 없이는 혼자 숨을 쉴 수가 없고 욕창이 생기면서 다리를 잘라내기까지 한다. 메기는 프랭키에게 자신을 죽여

달라고 하면서 "꿈을 이루어서 너무나 기쁘고 행복하다. 사람들의 환호가 들릴 때 떠날 수 있게 해 달라. 나에게서 그 행복을 가져가지 말아 달라."고 부탁을 한다.

그녀를 딸처럼 진심으로 아끼고 사랑하던 프랭키는 '모쿠슈라'라는 말을 한다. '내 소중한 사람, 내 혈육(my darling, my blood이라는 뜻)'이라면서 그녀의 생명유지장치를 떼어 준다.

작품 내에서 신부님은 안락사가 큰 죄이고, 종교를 떠나서 있을 수가 없는 일이라고 비난한다. 하지만 아름답게 떠나고 싶어 한 메기와 그녀를 사랑하고 존중해준 프랭키의 모습을 보여주며 안락사가 옳을지 그를지에 대한 판단은 관객들에게 유보한다.

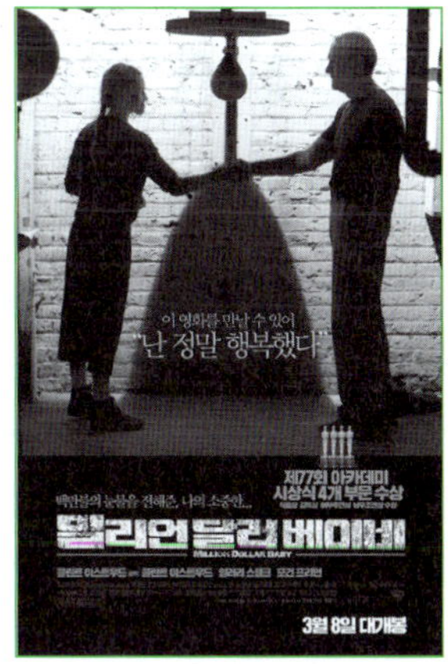

그림 9-4. Million Dollar Baby

6) 정리

앞에서 살펴본 나라들 외에도 세계 각국에서는 여러 판례를 바탕으로 안락사에 대한 찬성과 반대의 다양한 시각을 갖고 있다. 안락사를 허용한 나라들 또한 어느 범위까지 허용할 것인지에 대해서는 다양한 기준을 세시하고 있고, 계속해서 의견 조율을 필요로 하고 있는 실정이다. 그림 9-5는 2017년 기준 국가별 존엄사 허용 현황이다.

국가별 존엄사 허용 현황

국가	내용
네델란드	• 세계 최초 존엄사 • 안락사 합법화
영국	• 안락서를 법으로 금지 • '사망유언' 허용 • 사실상 폭넓게 인정(식물인간 상태 포함)
프랑스	말기 환자 등에 한해 제한적 허용
벨기에	존엄사 법적 허용
이탈리아	2008년 첫 존엄사 허용 확정판결
스위스	소극적 안락사 및 조력 자살 허용
독일	존엄사 안락사 판례로 인정
미국	주별로 허용(50개주 중 40개 주가 소극적 의미의 존엄사 허용)
일본	• 안락사 법으로 금지 • 생명연장 수단제거 등의 소극적 안락사 또는 환자 본인의사에 따른 존엄사는 용인
대한민국	환자 개인 의사따라 존엄사 선택 허용

*스스로 안락사를 선택한 최초 사례, 2018. 5. 10. 호주의 생태학자 구달(남, 당시 104세)

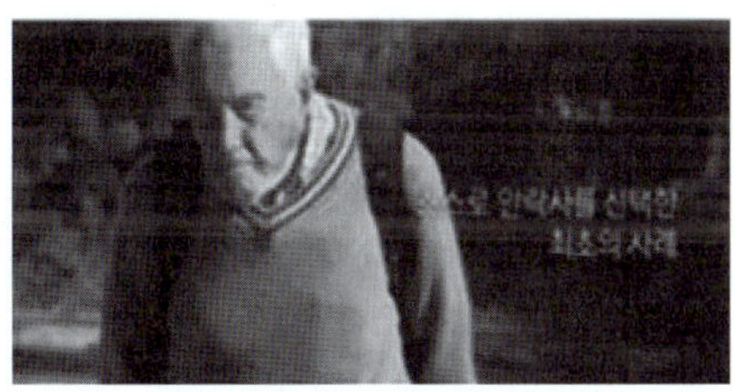

안락사를 원한다면 스위스로 가야 한다. 최근 5년간 611명이 등록하였으며 한국인도 18명이 안락사를 신청했다고 한다. 경비는 한화로 1400~2000만원 정도가 소요된다고 하며, 경우에 따라서 낮추어지기도 한다.
안락사를 허용하는 나라는 스위스, 네들란드, 벨기에, 룩셈브르크, 미국 일부 주정부 등 7~8개국이다. 특히 스위스의 디그니타스라는 기구는 외국인의 안락사도 허용하는 세계 유일한 기구이다.

(출처: 지식채널e)

그림 9-5. 국가별 존엄사 허용 현황

4. 한국의 연명의료결정법

연명의료결정법은 회생 가능성이 없는 환자가 자기의 결정이나 가족의 동의로 연명치료(life sustaining treatment)를 받지 않을 수 있도록 한 법[2]을 뜻한다. 정식 명칭은 '호스피스 · 완화의료 및 임종 과정에 있는 환자의 연명의료결정에 관한 법(이하 연명의료결정법)'이다.

고통스런 연명치료를 포기하고 대신 편안한 임종을 선택하는 자기결정권을 인정하는 것으로, 회생 가능성이 없다는 의사의 전문적인 판단을 전제로 한다. 이 법의 제정 배경과 과정, 주요 골자를 살펴보기로 한다.

1) 법의 제정 과정

2008년 김 할머니 사건을 계기로 연명의료에 대한 사회적 관심이 증폭되었다.

우리나라 국민의 일반 여론은 말기 환자가 통증과 공포에서 벗어나 가족의 보살핌 속에서 세상과 작별해야 한다는 안락사의 필요성을 지지하고, 연명 치료 중단에 찬성하는 여론이 72.3%나 되었다. 우리 사회에서 회생 가망이 없는 환자의 자연사를 존엄사로 인정해야 한다는 여론까지 우세하게 나타났다. 한편, 의사의 82%, 중년 이상의 여론 96%가 임종 시 '편안히 가고 싶다.'라며 존엄사를 지지하는 것으로 나타났다.

2013년 우리나라의 종교계, 의료계, 법조계, 시민 단체 18명으로 구성된 사회 협의체는 존엄사법 제정을 제안하였다. 또한 대통령 직속 국가생명윤리위원회도 의학적으로 회복 불가능한 말기 환자들이 임종 과정에서 심폐소생술, 인공호흡장치 제거 등 연명치료를 중단하는 조치도 필요하다는 법 제정의 권고안을 제출하였다. 이러한 각계의 요구를 받아들여 일종의 안락사법인 웰다잉(well-dying)법이 2016년 1월 8일 국회를 통과하였고, 호스피스 분야는 2017년 1월 8일, 연명의료 분야는 2018년 2월 4일부터 시행되었다. 연명의료결정법은 연명치료를 받고 있는 말기의 환자가 이를 중단하고 품위 있게 생을 마감토록 하기 위한 목적으로 제정되었다. 보라매병원사건이 발생한 지 21년, 김 할머니 사건이 발생한 지 10년만의 일이다.

2) 법의 제정 배경

이 법이 제정된 사회적 현실적 배경은 다음과 같다.

(1) 높은 만성질환 사망률과 치료 부담 과중

우리나라에서도 연명 치료의 문제점이 대두되었기 때문이다. 우리나라의 연간 사망자 약 25만 명

---

2) 이 법은 호스피스 · 완화의료와 임종과정에 있는 환자(dying patient)의 연명의료와 연명의료중단 등 결정 및 그 이행에 필요한 사항을 규정함으로써 환자의 최선의 이익을 보장하고 자기결정을 존중하여 인간으로서의 존엄과 가치를 보호하는 것을 목적으로 한다.

18년간 지속된 존엄사 논의

1997년	보라매 사건 부인 요구에 중환자 남편 치료 중단, 환자 동생이 살인죄로 의료진 고발 (부인–살인죄, 의료진– 살인방조죄 집유 판결)
2008년	김 할머니 사건 할머니 가족들 무의미한 연명치료 중지 요구 소송, 헌법소원. 할머니 자기결정권을 존중한 연명치료 중지 인정
	대한의사 협회 등 '연명치료 중지 지침 제정위원회' 3개월 이상 식물 인간 지속 환자 또는 가족의 요청에 연명치료 중단 할 수 있는 규정 제정
	18대 국회, 관련 법안 발의
	'호스피스 완화치료에 관한 법률안' 제출
2009년	'존엄사법안', '삶의 마지막 단계에서 자연스러운 죽음을 맞이할 권리에 관한 법률안' :사회적 합의 전이라 상정되지 못함
2013년	과학계 7인, 윤리계 7인, 정부위원 6인으로 구성된 대통령 소속 국가생명윤리심의위원회를 통해 임종 과정에 있는 환자에 한해 연명의료를 중단할 수 있는 특별법 제정 권고안 발표 :첫 사회적 합의
2015년	'임종과정환자의 연명의료결정에 관한 법률안' 제출
2016년 1년	'웰다잉(Well-dying)법' 국회 본회의 통과
2017년 10월	10개 의료기관 연명의료결정법 시범사업 시작
2018년 2년	시행

그림 9-6. 연명의료법 논의 배경과 과정

중 80% 이상은 만성질환자이다. 이 중 3만 명이 연명 치료 후 사망하며 회생 가능성이 없는 식물인간 상태 환자 수도 매년 약 1,500명 이상 증가하고 있다. 무의미한 장기 치료는 환자 가족의 간병과 치료비 부담을 증가시키고 의료진의 소모적인 진료업무 과중을 유발시키고 있다. 우리나라의 1인당 평생 지출 의료비용 중 25%를 사망 3일 전, 50%를 사망 한 달 전에 사용한다는 통계도 법 제정의 배경이 되었다.

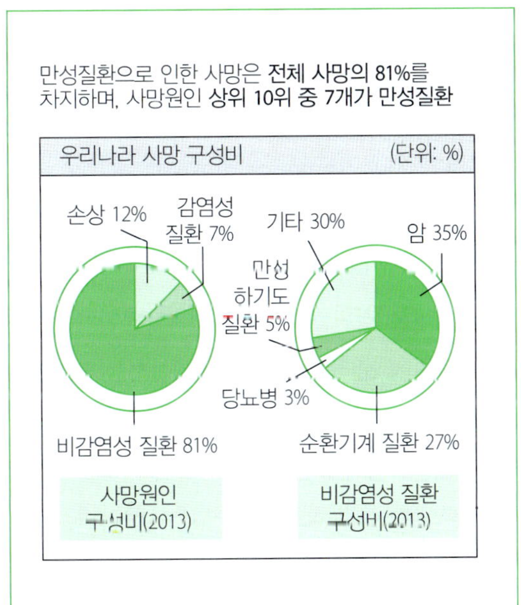

그림 9-7. 우리나라의 사망 원인

(2) 낮은 죽음의 질

국제적으로 비교할 때 우리나라의 죽음의 질은 낮은 수준이다. 한국인의 행복지수는 118위(143개국 중)이고 죽음의 질은 2015년을 기준으로 주요

80개 국 중 18위(그림 8-2 참조)이다. 해마다 20만 이상의 사망자 중 70% 이상이 병원에서 사망하고, 병원 사망자의 80% 이상이 중환자실에서 의식 없이 고통스럽게 연명치료를 받으며 사망한다. 호스피스 병동도 우리나라는 2,500개가 필요한데 현재 28%만 설립되어 있다. 2017년 법 제정을 통해 '이를 시급히 개선하자'는 사회적 요구를 반영하고자 하였다.

(3) 최초의 존엄사 인정과 법제화 필요성 대두

앞서 살펴보았듯이 우리나라에서도 존엄적 안락사 관련 판례(2008년 김 할머니 사건)가 인정되는 등 법 제정의 필요성이 증가되었기 때문이다. 일부 병원에서는 연명 치료 중지 행위 자체가 법적인 분쟁과 혼란이 발생되어 이를 막을 장치가 필요하였다. 1997년 '보라매병원' 사건은 인공호흡기에 의지해 생명을 유지하던 환자를 가족의 요청에 따라 퇴원시킨 의사가 2004년 대법원에서 살인 방조 혐의로 유죄판결을 받은 사건이다. 그러나 2009년 신촌 세브란스병원의 '김 할머니 사건'은 대법원이 식물인간 상태인 75세 김모 할머니의 인공호흡기 제거에 대해 할머니의 평소 뜻에 따른 가족의 요구가 정당하다고 무죄 판결되었다. 우리나라에서 처음으로 존엄사를 인정하는 계기가 된 사건이다.

3) 연명의료결정법의 주요내용

2018년2월에 시행된 연명의료결정법은 법초기 혼란과 몇가지 제한점으로 국민적 요구와 다양한 경우에 대비하여 현재 개정이 진행 중인 조항도 있다. 이 법의 주요 골자는 다음과 같다.

(1) 적용 대상 및 시행 기관

담당의사와 전문의 두 명의 의사가 판단한 '말기환자 또는 임종과정에 있는 환자'를 법의 적용 대상 환자로 인정한다.

① 말기환자: 적극적인 치료에도 불구하고 근원적인 회복의 가능성이 없고 점차 증상이 악화되어 보건복지부령으로 정하는 절차와 기준에 따라 담당의사와 해당 분야의 전문의 1명으로부터 수개월 이내에 사망할 것으로 예상되는 진단을 받은 환자를 말한다.

- 대상 질환: 암, 후천성면역결핍증(AIDS), 만성 폐쇄성 호흡기질환(COPD), 만성간경화, 그 밖에 보건복지부령으로 정하는 질환(전조항 삭제로 따라서 실제적으로 모든 질환의 말기로 확대되었다).

② 임종과정에 있는 환자: 담당의사와 해당 분야의 전문의 1명으로부터 회생의 가능성이 없고, 치료에도 불구하고 회복되지 아니하며, 급속도로 증상이 악화되어 사망에 임박한 상태(임종과정)에 있다는 의학적 판단을 받은 자(연명의료결정법 제16조). (단, 호스피스과정 중에 있는 환자는 의사 1인으로로도 가능함)

③ 대상 요양기관: 4가지 의학적 시술(심폐소생술, 혈액 투석, 항암제 투여, 인공호흡기 착용)이

표 9-6. 연명의료 · 호스피스 대상별 판단(보건복지부)

<table>
<tr><th>구분</th><th>건강한 사람</th><th>말기환자</th><th>임종과정에 있는 환자</th></tr>
<tr><td>정의</td><td>19세 이상인 사람</td><td>담당의사와 해당분야 전문의 1명으로부터
① 치료에도 불구하고 근원적인 회복의 가능성이 없고,
② 점차 증상이 악화되어,
③ 수개월 이내에 사망할 것으로 예상된다는 진단을 받은 환자</td><td>질환과 관계없이
담당의사와 해당분야 전문의 1명으로부터
① 회생의 가능성이 없고,
② 치료에도 불구하고 회복되지 아니하며,
③ 급속도로 증상이 악화되어 사망에 임박한 상태라고 의학적 판단을 받은 자</td></tr>
<tr><td rowspan="4">가능한 행위</td><td>–</td><td colspan="2">호스피스 대상</td></tr>
<tr><td></td><td></td><td>연명의료중단 대상</td></tr>
<tr><td>–</td><td colspan="2">연명의료계획서 작성 대상</td></tr>
<tr><td colspan="3">사전연명의료의향서 작성 대상</td></tr>
</table>

*호스피스 대상자(암, 후천성면역결핍증, 만성 폐쇄성 호흡기질환, 만성간경화 환자)

표 9-7. 의료기관 윤리위원회 등록 현황(국가생명윤리정책원, 2018.)

상급종합병원	종합병원	병원	요양병원	합계
100%(42/42)	27.1%(82/302)	0.4%(6/1,467)	1.1%(17/1,526)	148

모두 가능하며 '의료기관윤리위원회[3]'를 설치하고 보건복지부에 등록한 의료기관[4]은 연명의료의 유보와 중단을 시행할 수 있다(연명의료결정법 제14조, 제2조).

(2) 적용 범위와 방식

- **연명의료**: 사망이 임박한 것으로 판단되는 환자(임종과정에 있는 환자)에게 하는 심폐소생술, 혈액 투석, 항암제 투여, 인공호흡기 착용의 의학적 시술로서 질병 상태를 호전 시키지 못하고, 치료 효과 없이 임종과정의 기간만을 연장하는 의학적 시술을 말한다. 연명의료는 해당 환자에 대한 의학적 판단과 환자 본인의 명시적 의사에 근거하여 유보되거나 중지될 수 있다.
- **연명의료 유보 중단등 결정**: 임종과정에 있는 환자에 대한 연명의료를 시행하지 아니하거나(처음부터 실시하지 아니함=소극적 방법) 중단(시행하고 있던 의료를 중단하는 것=적극적 방법)하기로 하는 결정을 말한다.

이 법의 적용 범위는 다음과 같이 구체화되어 있다.

① 연명의료(4가지 의학적 시술)를 받는 말기 환자는 이를 유보, 중단하여 존엄하게 죽음을 맞이할 수 있도록 한다.

의학의 발달 가능성으로 또 다른 의술을 연명치료에 포함할 수 있도록 개정사항에 "그 밖에 대

3) 의료기관윤리위원회: 5~20인의 위원으로 구성하되 반드시 외부인사 2인이 포함되어야 하며, 보건복지부에 등록/신청하고 승인받는다(건강보험심사평가원에 별도 등록은 하지 않는다. 표 9-7).

4) 의료기관: 「의료법」 제3조에 따른 의료기관 중 의원, 한의원, 병원, 한방병원, 요양병원, 종합병원

통령령으로 정하는 의학적 시술" 조항을 추가하여 체외순환기(CPB)나 ECMO[5], 승압제 등이 논의되고 있다.

② 호스피스 · 완화의료 대상자는 말기암 환자에 한정되어 있지 않고, 비암성 질환[후천성면역결핍증(AIDS), 만성폐쇄성호흡기질환(COPD), 만성간경화] 말기 환자에까지 확대하였다.

③ 통증 완화를 위한 의료행위는 가능하나 최소한의 물과 영양분, 산소 등의 단순 공급은 중단할 수 없다.

(3) 적용 요건

연명의료 유보/중단 적용 시 선행되어야 할 조건은 다음과 같다.

① 환자의 연명치료 중단에 대한 의사 표시를 가장 우선해야 한다(자기결정권 최우선). '사전의료의향서'나 '연명의료계획서'를 통해 환자가 연명의료를 원치 않음을 명확히 밝혀 두는 것이 좋다. 환자가 의식을 잃기 전 사전의료의향서나 녹취, 녹화, 기타문서 등의 방법으로 본인이 동의한 경우 연명치료를 중단할 수 있다.

② 의식이 없어서 본인의 의사 표시 불능 시 '가족[6] 2인 이상이 환자의 평소 뜻을 확인해 주거나', 연명치료의 유보/중단이 환자를 위한 최선의 이익이란 측면에서 '가족전원의 합의/동의'로 연명치료를 중단할 수 있다.

③ 미성년 환자는 법정대리인(친권자)이 대신 연명치료 중지를 결정할 수 있다.

표 9-8. 본인 의사표현 방법

	사전연명의료의향서 (Advance directives)	연명의료계획서 (POLST, Physician's order for Life Sustaining Treatment) Sustaining Treatment)
작성자	성인(만 19세 이상)	담당의사
작성기관	사전연명의료의향서 등록기관	의료기관
작성시점	항상 가능	말기환자 또는 임종과정에 있는 환자
미성년자 (19세 미만)	작성 불가	담당의사가 미성년자와 법정대리인에게 모두 설명한 후 작성 가능
	연명의료를 중단하기 위한 환자 의사 확인	
의사능력이 있는 경우	담당의사가 환자에게 직접 확인	별도 확인 없이 환자 의사로 봄
의사능력이 없는 경우	담당의사 + 해당분야 전문의1명이 확인	별도 확인 없이 환자 의사로 봄

---

5) ECMO[Extra-Corporeal Membrane Oxygenation, 체외막산소공급(體外幕酸素供給)]: 환자의 심폐기능이 정상적이지 않은 경우 부착하여 환자의 순환기기능을 보조하기 위해 사용한다.

6) 가족: ① 배우자, ② 직계 존 · 비속, ③ 형제자매(①, ②가 없는 경우) 환자 가족이 1인뿐인 경우, 1인의 진술로도 가능
② 직계존속: 나와 직접적인 혈연관계에 있는 사람으로 윗사람을 뜻하는 단어. 부모, 조부모, 증조부모, 고조부모, 외조부모, 외증조부모, 외고조부모
직계비속: 나와 직접적인 혈연관계가 있는 사람 중 아랫사람을 뜻하는 단어. 아들, 딸, 손자, 손녀, 증손녀, 고손자녀
③ 형제자매: 방계존속이라 불림. 방계혈족의 경우 직계존속에도 사실상 포함되지 않음.

가족이나 법적 대리인이 없는 무연고자에 대한 경우는 사전연명의료 의사표현이 없었거나 의식이 없는 경우는 연명치료 중단 여부를 결정할 수 없다. 이점 또한 시급히 보완하고 논의 되어야 할 이법의 제한점이다

④ 위의 ①~③ 중에 하나로 환자나 가족의 의사가 확인되었다 하더라도 의사의 전문적인 판단에 의거 임종이 임박해야만 집행이 가능하며, 임종이 임박한 경우는 임종과정 판단 및 판단서를 작성한다. 임종과정 판단에 생기는 오류를 예방하기 위해서 반드시 의사2인이 작성하여야 한다 (단 예외적으로 호스피스과정에 있는 대상자는 이미 2명의 의사가 말기라고 인정하였으므로 1인이 해도 허용될 수 있다).

- 임종과정 판단 및 판단서(의사 2인이 작성)

  담당의사와 해당분야 전문의 1명은 해당환자가 임종과정에 있는지 여부를 판단, 판단 일시에 확인한 환자의 상태에 대한 의사의 의학적 소견 작성/기록하여야 하며 내용은 다음 사항에 주의하여 작성한다.

  1. 임상적 증상
  2. 다른 질병 또는 질환의 존재 여부
  3. 약물 투여 또는 시술 등에 따른 개선 정도
  4. 종전의 진료 경과
  5. 다른 진료 방법의 가능 여부 등

⑤ 연명의료중단 등 결정과 관련된 서류 및 이행서를 작성 · 통보

임종과정에 있는 환자에 대하여 연명의료중단 등 결정확인 된 경우, 담당의사는 즉시 연명의료 유보.중단 등 결정을 이행하여야 하며, 이행 후에는 이행서를 작성하여 7일 이내 국가 기관에 신고한다. 단 중단이나 퇴원 ,전원 등은 1일이내 신고 한다.

(그러나 통증완화를 위한 의료행위,영양분 공급, 물 공급, 산소단순공급은 시행하여야 한다)

(4) 환자 의사 확인 방법 및 상황별 서식

① 환자의 의사 능력이 있을 때 연명의료계획서 또는 사전연명의료의향서를 작성하고 담당의사의 확인하면 된다.

② 환자의 의사 능력이 없을 때 미리 작성해둔 사전연명의료의향서를 기관에 조회한 후 의사 2인의 확인하거나, 가족 2인 이상의 일치하는 진술로 환자가 사전에 연명의료 거부 의사가 있었음을 확인한 후 의사 2인의 서명한다.

③ 환자의 의사를 확인할 수 없고, 의사표현을 할 수 없는 상태일 때

환자가족 전원의 합의로 환자의 의사확인을 갈음하고 의사 2인의 서명하거나, 미성년자의 경우, 친인권자나 법정대리인이 결정하여 의사 2인의 확인한다.

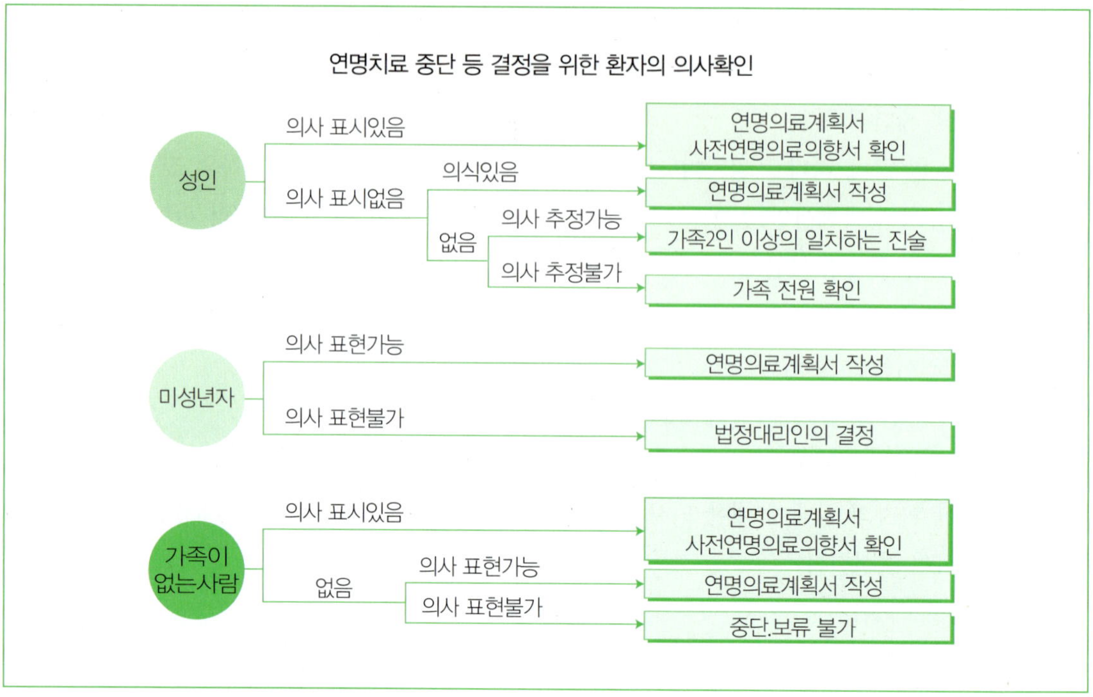

그림 9-8. 연명치료 중단 시 의사 확인 흐름도

(5) 연명의료결정법의 제한점

① 사전의료의향서나 연명의료계획서를 적고 본인이 의사표현을 했더라도 연명의료 등록 가능한 의료기관에서 임종과정에 있다는 의사2인의 확인을 받아야만 효력이 발생되어 원치 않는 연명치료를 중단 할 수 있다.

② 무연고자나 독거노인 등 환자 가족이 없는 경우에는 연명의료를 받지 않겠다는 본인의 진술이 없으면 대리인에 의한 연명의료중단이 불가능하다.

③ 중단할 수 있는 연명의료가 제한적이다. 법률상 중단할 수 있는 연명의료는 심폐소생술 인공호흡기 혈액투석 항암제 투여 등 4가지이다. 통증 완화, 영양 공급 ,물 공급 ,산소에 공급 등은 어떠한 경우에도 중단할 수 없다. 의학의 발달로 연명의료에 ECMO나 CPB를 포함하자는 의견이 있어서 개정 논의 중이다. 또한, 환자의 생명을 단축하는 시술 또한 허용되지 않는다.

④ 말기 중에도 임종단계 환자만 연명의료중단을 시행할 수 있고, 뇌사 상태나 지속적 식물인간 상태(PVS) 환자도 의사의 임종기 진단이 없으면 연명의료를 중단할 수 없다. 미국과 유럽이 식물인간 상태까지 확대한 것에 비해 우리나라 법에서는 매우 보수적으로 판단하고 있다.

⑤ 연명의료 등록 기관은 윤리위원회를 설치하고 4가지 연명의료가 가능해야만 하기 때문에 상급종합병원이나 종합병원이 많고, 중소병원은 이 규정을 따라가기 어려워서 큰 병원에서나 가능하여 실제 참여 시행이 쉽지 않다.

⑥ 진료현장에서 무의미한 연명의료중단이나 유보를 시행하는데 절차나 문서가 복잡하고 시간이 많이 소요되는 문제가 있다.

⑦ 의사들이 환자들의 편에 서서 환자에게 가장 유익이 되는 방법을 택했을 때, 의사의 전문적인이고 윤리적인 판단을 인정해주는 시스템이 필요하다.

⑧ 의사를 표현하지 못하는 환자 대신 동의를 구해야 하는 가족의 범위가 너무 넓다는 지적이 많다. 이 경우 배우자 및 직계 존.비속에 해당하는 모든 가족의 동의[7]를 얻어야 하는데 현실적으로 쉽지 않다.

⑨ 임종기 환자에게 의료진이나 가족들이 죽음을 주제로 연명의료계획서를 작성하도록 권유하는 게 정서적으로 쉽지 않다.

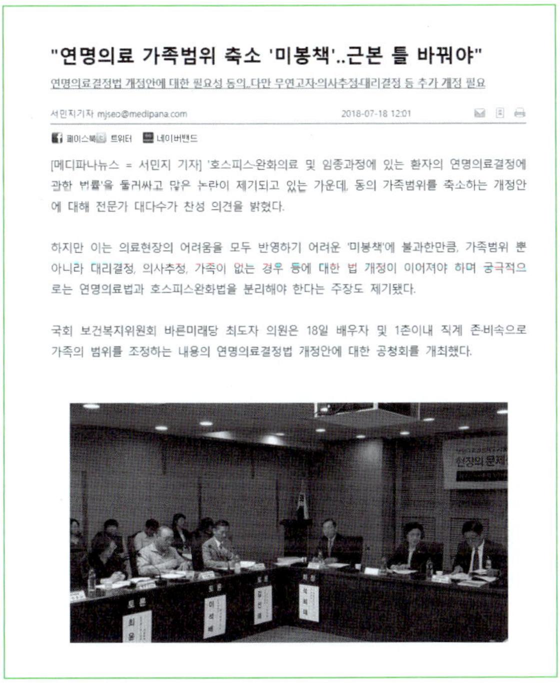

"연명의료 가족범위 축소 '미봉책'..근본 틀 바꿔야"

연명의료결정법 개정안에 대한 필요성 동의..다만 무연고자·의사추정·대리결정 등 추가 개정 필요

서민지기자 mjseo@medipana.com 2018-07-18 12:01

페이스북 트위터 네이버밴드

[메디파나뉴스 = 서민지 기자] '호스피스·완화의료 및 임종과정에 있는 환자의 연명의료결정에 관한 법률'을 둘러싸고 많은 논란이 제기되고 있는 가운데, 동의 가족범위를 축소하는 개정안에 대해 전문가 대다수가 찬성 의견을 밝혔다.

하지만 이는 의료현장의 어려움을 모두 반영하기 어려운 '미봉책'에 불과한만큼, 가족범위 뿐 아니라 대리결정, 의사추정, 가족이 없는 경우 등에 대한 법 개정이 이어져야 하며 궁극적으로는 연명의료법과 호스피스완화법을 분리해야 한다는 주장도 제기됐다.

국회 보건복지위원회 바른미래당 최도자 의원은 18일 배우자 및 1촌이내 직계 존·비속으로 가족의 범위를 조정하는 내용의 연명의료결정법 개정안에 대한 공청회를 개최했다.

그림 9-9. 연명의료결정 한계(메디파나뉴스)

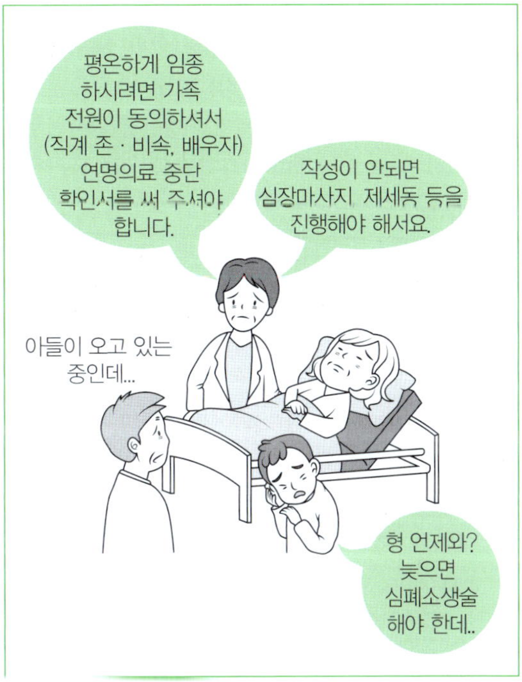
평온하게 임종
하시려면 가족
전원이 동의하셔서
(직계 존 · 비속, 배우자)
연명의료 중단
확인서를 써 주셔야
합니다.
작성이 안되면
심장마사지, 제세동 등을
진행해야 해서요.
아들이 오고 있는
중인데...
형 언제와?
늦으면
심폐소생술
해야 한데..

그림 9-10. 연명의료결정 한계(서울아산병원 김선영)

7) 동의 가족의 범위를 1촌 이내를 우선하고 그다음에 2촌 이내 손자나 조부모, 그도 여의치 않으면 형제의 순서로 하자는 안건의 개정 논의 중이다.

학습과제

1. 찰리 가드의 이야기에서 아동의 치료 여부를 부모가 아닌 의료진이 결정하는 것이 적법한 경우를 살펴보았다. 만약 우리나라에서 이런 일이 생긴다면 우리는 어떤 결정 내릴 수 있을까? 현재 우리의 의료진은 이런 윤리적 의사결정 조직과 시스템을 가지고 있는지, 또 이렇게 논쟁의 한가운데 휘말리면서 아이의 최선의 이익을 위해 보호자에 반하여 의견을 주장할 수 있기 위해서 어떤 제도적 뒷받침이 필요할지 생각해 보자.
2. 우리나라에서는 현재 연명의료중단을 통한 '존엄사'만을 허용하고 있다. 그렇다면 '안락사'와 '존엄사' 사이에 어떤 도덕적 차이가 있는지 생각해 보고, 찬성해야 할지 반대해야 할지 생각해 보자.
3. 연명의료결정법의 제한점들을 복습해 보고, 현재 시행되고 있는 연명의료법의 문제점들을 해결하기 위해선 어떤 개정안이 필요할지 생각해 보자.

○ 참고문헌

1. 배한동. 새로운 생명윤리. 도서출판 신우. 2017.
2. 유민 외. 생명윤리. 정문각. 2018.
3. 마리아 루이사 디 피에트로 지음, 정재우 신부 옮김. 생명 윤리, 교육, 그리고 가정. 가톨릭출판사. 2010.
4. 서울대학교 의과대학 인문학교실. 임상윤리학 제3판.
5. Marianne Talbot 지음, 강철 외 7인 옮김. 생명윤리학. 정담미디어. 2016.
6. 한국의료윤리학회. 의료윤리팍 3판. 정담미디어. 2015.
7. 김상지 기자. 스스로 택하는 죽음 '존엄사'...존엄사란 무엇일까?. 에너지경제신문. 2017. http://www.ekn.kr/news/article.html?no=319455
8. 김희윤 기자. '존엄사' 오늘부터 가능, 다른 나라는 어떻게 시행되나? 아시아경제신문. 2017. http://www.asiae.co.kr/news/view.htm?idxno=2017102310380010977
9. 이벌찬 기자. 한국 '죽음의 질' 세계 18위. 조선일보. 2015. http://news.chosun.com/site/data/html_dir/2015/10/08/2015100800195.html
10. 서민지 기자. "연명의료 가족범위 축소 '미봉책'...근본 틀 바꿔야". 메디파나뉴스. 2017. http://www.medipana.com/news/news_viewer.asp?NewsNum=222869&MainKind=&NewsKind=5&vCount=12&vKind=1
11. 보건복지부. 암 외의 만성간경화, AIDS, 만성폐쇄성호흡기질환도 8월부터 호스피스 대상 된다! 보건복지부. 2018.
12. 보건복지부. 호스피스 · 완화의료 및 임종과정에 있는 환자의 연명의료결정에 관한 법률. 보건복지부. 2018.

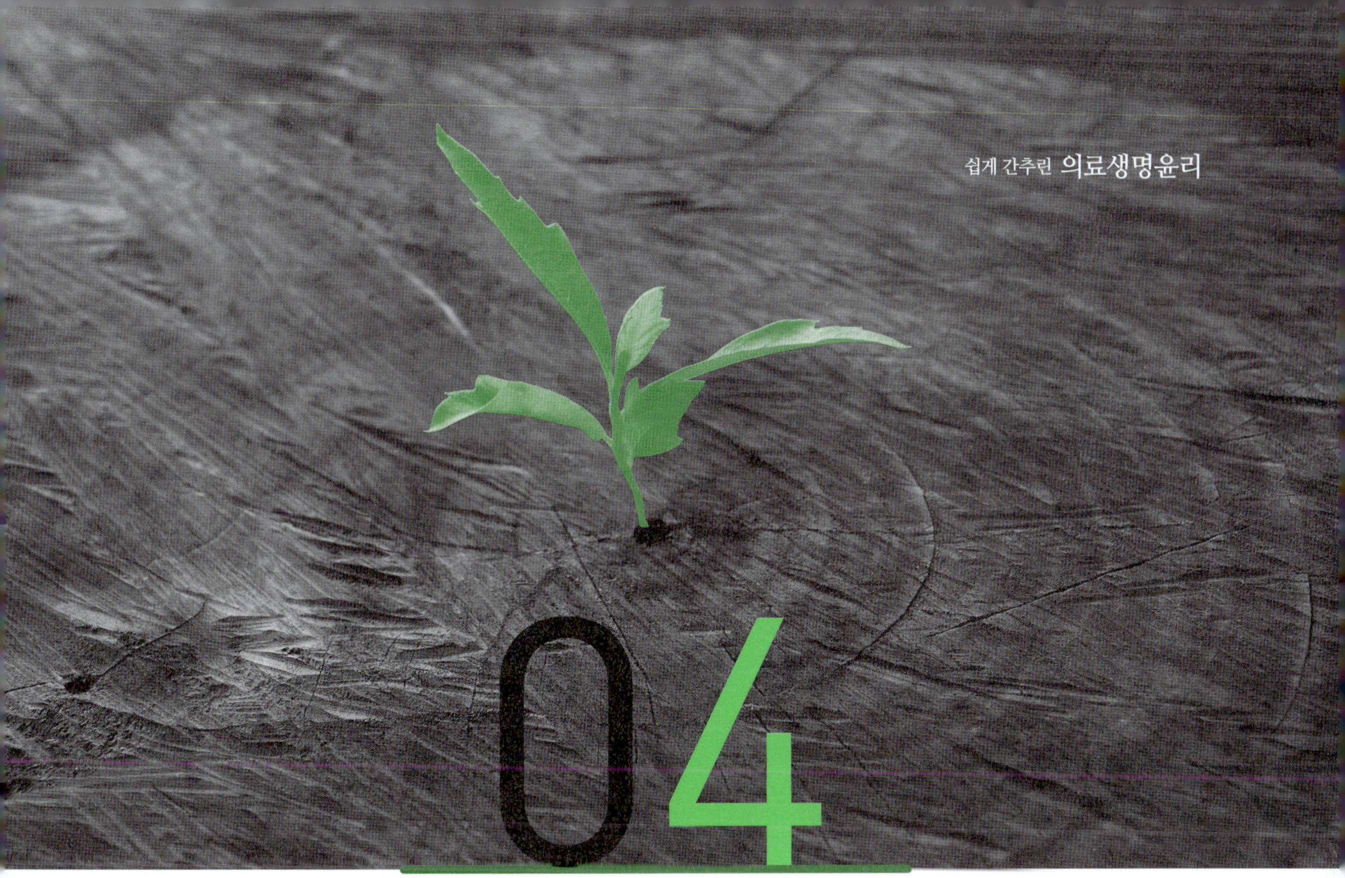

04

생명윤리 및 안전

Chapter 10

환자동의, 개인정보보호와 ELSI

= 학습목표 =

1. 충분한 사전설명(告知)에 입각한 동의의 개념을 말할 수 있다.
2. 충분한 사전설명(告知)에 입각한 동의로 발생할 수 있는 윤리적 문제에 대해 사례를 들어 설명할 수 있다.
3. 개인프라이버시에 관해 설명할 수 있다.
4. 의과학기술로 인해 등장한 ELSI연구의 특징을 설명할 수 있다.
5. 체세포 복제, 줄기세포 기술개발, 유전자가위 기술의 인간배아 적용, 인간 게놈 합성 프로젝트의 도덕적 논쟁점을 안다.
6. 의료 유전학의 미래와 기술개발의 문제점을 도덕적으로 어떻게 풀어가는것이 좋을 지 의견을 말할 수 있다.

1. 환자동의

1) 충분한 사전설명(告知)에 입각한 동의의 개념

1914년 뉴욕 병원 의료사고에 관한 재판은 복부를 검사하다가 자궁근종을 발견하여 의사가 임의로 수술을 하다 사고가 발생하였다. 법원은 환자의 자기결정권을 무시한 병원 의사에게 책임을 물었다. 1957년 스탠포드대학 평의회는 환자가 조영 검사 후 하반신이 마비된 사건에 대해 의사의 사전 설명 부족으로 인한 의료사고라 판결하였다. 그 후 충분한 사전설명(告知)에 입각한 동의(informed consent)'라는 용어를 정식으로 사용하게 되었다. 헬싱키 선언에도 1975년부터 충분한 사전설명(告知)에 입각한 동의에 관한 규성을 포함하기로 하였다. 이러한 충분한 사전설명(告知)에 입각한 동의가 의료원칙이 된 배경은 다음과 같다. 첫째, 의사가 사전 정보 동의 없이 실시된 환자의 치료과정에서 빈번한 의료 사고가 발생하여 이를 막기 위함이다. 둘째는 의사의 환자에 대한 가부장적 태도가 비판의 대상이 되었기 때문이다.

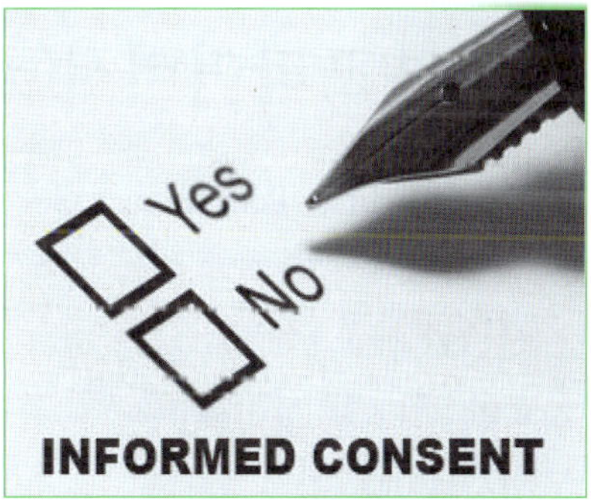

그림 10-1. 충분한 설명을 환자에게 제공하여 사전에 동의를 받는 것이 동의의 대원칙이다.

2) 충분한 사전설명(告知)에 입각한 동의의 윤리적 문제

의사의 환자에 대한 정보 동의 과정에 있어서 대두될 수 있는 윤리적 문제는 아래와 같다.

(1) 정보 동의 범위

의사는 환자의 질병 상태, 치료법, 치료의 위험성, 치료의 전망, 치료에 불리한 징후, 치료를 하지 않을 경우에 예상되는 결과에 대해 충분히 설명해야 한다. 의사는 환자의 치료에 관하여 환자 개인뿐 아니라, 가족, 친척, 친구 포함하여 관계자에게 자기결정을 할 수 있는 충분한 정보를 제공할 의무가 있다. 정보 동의는 환자와 의사의 충분한 소통이 필요하며 치료나 수술에 있어서는 사전 동의서를 작성할 필요도 있다.

(2) 동의를 구하기 어려운 경우

환자의 병세, 지적 장애, 인지 능력의 부족 등으로 동의를 구하기 어려운 경우에 언제 누구에게 어떻게 동의를 구할까하는 문제가 발생한다. 의사는 어린이와 같이 자기결정권을 제대로 행사할 수 없는 환자의 경우 부모나 보호자에게 알려 동의를 구해야 한다. 의사는 심신 상실자의 보호자나 근친자, 친권자 등에게 고지해야 할 의무가 있다. 의사는 에이즈 등과 같이 전염성이 큰 질병의 경우에도 병명과 전염에 대한 주의 사항을 반드시 본인에게 고지해야 한다.

(3) 동의를 구할 수 없는 경우

의사가 사전 동의를 구할 수 없는 경우도 있다. 의사는 여호와의 증인과 같은 환자들처럼 수혈을 거부하거나 치료를 거부하는 경우에도 그들을 계속 설득시켜야 한다. 그러나 여호와의 증인이 수술 중 생명이 위태로울 상황에서도 종교적 신념에 따라 수혈을 거부할 경우에는 환자의 의견을 존중해야 한다. 정상인의 경우도 수술을 거부할 경우 환자에 대한 의사의 설득이 요구된다. 이 경우 의사는 설득과 동의를 구하고 환자는 의료정보의 이해와 선택을 해야 한다. 이 때 생명윤리의 선행의 원리와 자율성 존중의 원리가 충돌하지만 의사와 환자는 최선의 의료 결과를 위해서 노력해야 할 것이다.

2. 개인 프라이버시(privacy)

인격권(Right to Personality) 내지 인권(Human Right)의 보호는 생명, 신체와 같은 육체적인 침해로부터의 보호에서 점차 자유, 명예, 프라이버시와 같은 정신적인 침해로부터의 보호로 확대되었다. 그리고, 외부의 침해로부터 소극적인 보호에서 주장하는 적극적인 보호로 확대되며, 국내 보호에서 국제적인 보호로 확대되고 있다. 특히 정보화 사회에서 정보의 수집과 관리가 대량적이고 집단적으로 이루어짐에 따라 개인의 프라이버시의 침해에 따른 보호의 필요성이 커지고 있다. 우리 헌법 제17조는 "모든 국민은 사생활의 비밀과 자유를 침해받지 아니한다"라고 규정하며 사생활의 권리를 보장하고 있는데, 이런 사생활의 권리가 유전 정보의 기증으로 침해될 수 있는 것이다. 이에 따라 프라이버시는 개인의 인권 보호라는 차원에서 법으로 보호될 필요성이 증대되어 실정법에 의하여 구체적인 청구권으로 발달되어 갔다. 법학계의 통설에 따르면 이 사생활의 권리는 ① 사생활의 내용을 공개당하지 않을 권리, ② 사생활의 자유로운 형성과 전개를 방해받지 아니할 권리, ③ 자신에 관한 정보를 스스로 관리 통제할 수 있는 권리를 포괄한다.

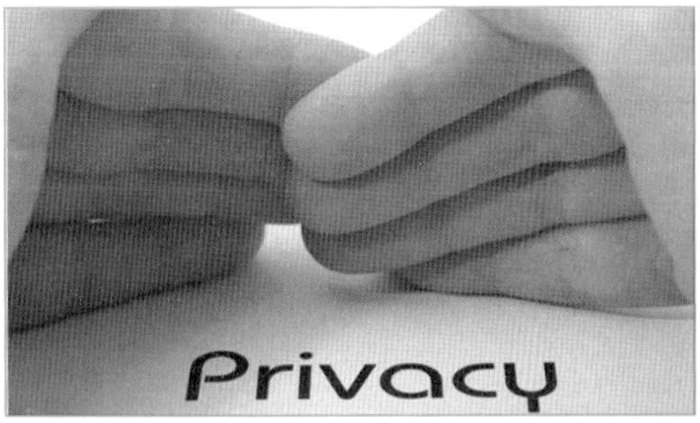

그림 10-2. 프라이버시권은 환자의 자기정보통제권으로서 의료행위 전반에 걸쳐 보장받아야만 한다.

인격권으로서의 프라이버시권은 명예권에 비해 비교적 늦게 독립된 인격적 권리로 인정되어 왔다. 1890년 당시 변호사였던 사무엘 워랜(Samuel D. Warren)과 루이스 브랜디스(Louis D. Brandeis)가 '하버드 리뷰'에 '프라이버시권'(Right to Privacy)라는 제목의 글을 게재하면서 프라이버시권에 대한 논의가 처음 시작되었고, 그로부터 40년 뒤 연방대법원 판사로 재직하던 브랜디스가 프라이버시권을 '사생활을 침해받지 않을 권리', '타인으로부터 간섭받지 않을 권리'(Right to be let alone)로 정의하면서 법적 권리로서의 프라이버시권이 발전하게 된다. 적극적인 의미의 프라이버시권은 정보사회에서의 개인 정보의 침해 가능성이 증대됨에 따라 '개인이 자기에 대한 정보를 통제할 권리', 즉 자기정보통제권 또는 자기정보결정권의 강화로 나타나게 된다. 또한 그 내용은 실정법에 의하여 청구권으로 구체화된 것이며, 각 국가의 입법 태도에 따라 그 내용이 달라진다. 각국의 입법에 많은 지침이 된 것은 경제협력개발기구(OECD)의 프라이버시 보호와 개인 데이터의 국제유통에 대한 가이드라인에서 제시한 8원칙이다. 이에는 수집 제한의 원칙, 정보 정확성의 원칙, 목적 구체화의 원칙, 안전성 확보의 원칙, 공개의 원칙, 개인 참가의 원칙, 책임의 원칙 등이 있다.

이에 따라 각국의 법률이 공통적으로 인정하는 자기정보통제권의 내용은 다음과 같다. 첫째는 정보열람 청구권으로 개인은 누구나 자신의 정보를 보유하고 있는 보유기관에 대해 자신에 관한 정보를 열람할 것을 청구할 수 있고, 해당 기관은 정당한 이유가 없는 한 열람을 허용해야 한다는 것이다. 둘째는 정보 정정, 보완 청구권으로 정보 주체는 자신에 관한 정보를 열람한 결과 정보 내용이 부정확하거나 불완전한 것이면 정정, 보완을 요구할 수 있고, 정보 보유 기관은 그 요구가 이유있다고 판단되는 때에는 그 부분을 정정, 보완해야 한다는 것이다. 셋째는 정보 사용중지 및 삭제 청구권으로서 개인 정보의 취급에 관하여 정보 보류 기관이 법규에 정한 의무를 위반하거나 그 법규의 취지에 반하여 부적정한 이용을 하고 있는 경우에 개인은 당해 정보의 사용 중지 및 삭제를 청구할 권리를 갖는다는 것이다. 법으로 보장된 프라이버시권의 내용을 정리하면 표 10-1과 같다.

이상에서 보듯이 프라이버시권의 법적 성격은 헌법의 인격권에 기초를 둔 자유권적 성격과 동시에 청구권적 성격을 갖는 복합적 권리라고 할 수 있다. 인격권은 권리주체와 분리할 수 없는 생명, 신체, 자유, 명예, 정조, 성명, 사생활의 비밀 등의 보호를 내용으로 하는 권리이다. 이 프라이버시권은 이러한 인격권의 한 범주에 속하는 고도의 정신적인 권리이다. 이러한 프라이버시권의 본질은 자유권적인 성격을 가진 기본권으로, 특히 자기정보통제권은 그 권리 침해에 대해서 손해배상청구, 원인배상청구, 정정요구 등의 방법으로 구제를 받을 수 있는 청구권적인 성격이 강하다. 따라서 정보화 사회에서 사생활의 비밀과 자유 및 자기정보통제권으로서의 프라이버시권은 궁극적으로 인간의 존엄성으로서의 인권을 보호하기 위한 가장 기본적인 권리이다.

표 10-1. 법으로 보장된 프라이버시권의 내용

구분	내용
사생활 비밀의 불가침	사적 사항의 공개
	명예나 신용을 훼손하는 공표
	인격적 징표의 타인에 의한 이용
사생활 자유의 불가침	자유로운 사생활의 형성과 유지의 불가침
	사생활 평온의 불가침
자기정보 통제권	자기정보 열람 청구권(자기정보 접근권)
	자기정보 정정 청구권
	자기정보 사용중지, 삭제 청구권

3. 일반적 개인정보보호 방안

의생명과학자가 전문가로서의 판단을 내리는 데 영향을 받을 수 있는 상황들에는 다음과 같은 요소들이 있다. 사회적 이해관계가 기술 연구에 미세한 영향을 미쳐 연구 결과를 변형시키는 위험의 요소를 예상할 수 있다. 다음의 사례를 살펴보자.

- 신약의 임상 효과를 연구하는 A 연구자는 해당 제약사의 주식을 보유하고 있다.
- 대기업 계열 제약회사가 개발한 약물 임상시험을 같은 기업 계열의 의료기관에서 실시한다.
- B 의대 교수는 동일한 분야의 경쟁관계인 연구자가 제출한 연구비 신청의 심사를 맡게 됐다.
- 의료기관에 거액을 기부한 산업체와 연관된 연구나 병원장이 제출한 연구를 심의하는 IRB.

이러한 사항들에 관해 윤리헌장(Code of Ethics)은 판단 행위에 영향을 미칠 수 있을 것이다. 전문직 직업을 유지하는 데 필요한 정신을 포함하고 있는 윤리헌장은 전문 직업인으로써 윤리적 판단을 위한 기본적인 틀을 제공하고 윤리적 판단을 내리는데 있어 기준점을 제시한다. 따라서 윤리 헌장은 다음과 같은 특성을 가져야 한다.

① 구체성: 조문은 구체적으로 명확하게 표현되어야 한다.
② 투명성: 조문은 애매모호해서는 안 되며, 투명해야 한다.
③ 논리성: 조문 사이에는 상호충돌이 없어야 한다.
④ 보편성: 구성원이면 신분에 상관없이 누구에게나 적용되어야 한다.
⑤ 체계성: 조문의 순서는 중요도에 따라 정하도록 한다.

일반적으로 개인정보는 동의한 목적을 위해서만 이용해야 하고, 법령에서 해당 개인정보의 처리를 요구하거나 허용하는 경우를 제외하고는 제3자에게 제공해서는 안 되며, 정보제공자의 개인정보는 안전성 확보에 필요한 조치를 해야 한다. 동의를 받을 때에는 다음의 사항을 충분히 설명하여 사전 동의서(informed consent)를 받아야 한다. 개인정보의 수집·이용목적, 수집하려는 개인정보의 항목, 개인정보의 보유 및 이용 기간, 동의를 거부할 권리가 있다는 사실 및 동의 거부에 따른 불이익이 있는 경우에는 그 불이익의 내용을 알려야 한다. 그리고, 개인정보를 목적외 이용 또는 제3자 제공할 경우에는 정보주체에게 별도의 동의를 받아야 한다. 그리고 이 경우에 ① 개인정보를 제공받는 자, ② 개인정보의 이용 목적(제공시에는 제공받는 자의 이용 목적), ③ 이용 또는 제공하는 개인정보의 항목, ④ 개인정보의 보유 및 이용 기간(제공 시에는 제공받는 자의 보유 및 이용기간), ⑤ 동의를 거부할 권리가 있다는 사실과 거부에 따른 불이익이 있는 경우에는 그 불이익의 내용을 알려야 한다.

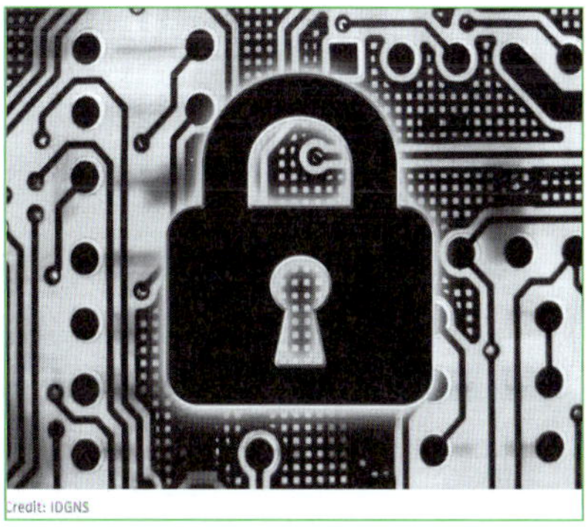

Credit: IDGNS

그림 10-3. 개인정보보호는 기술적인 문제뿐만 아니라 병원의 문화를 통해 보장할 때보다 안전해진다.

4. ELSI의 윤리철학적 배경

'ELSI(ethical, legal and social implications)'란 생명과학 기술의 윤리적·법적·사회적 함의에 대한 연구를 뜻한다. ELSI 연구는 1990년 인간 게놈 프로젝트(human genome project, HGP)가 시작되면서 인간 유전체 연구의 한 부분으로 실시되었다. 우리나라는 2000년대에 들어 '인간유전체기능연구사업단'과 같은 대형 연구개발사업을 중심으로 ELSI 연구가 진행되었다. 현재 인간 유전체 연구뿐만 아니라 생명과학 기술과 관련된 연구 전반에서 해당 기술의 법·윤리·사회적 파급효과에 대하여 연구가 진행되고 있다. 생명과학 기술의 발전은 의료 및 인간의 건강에 획기적인 변화를 가져올 수 있는 잠재력이 있다. 그러나, 이러한 발전이 어떤 개인의 자율성과 프라이버시에 어떠한 영향을 미치게 될는지 혹은 사회적으로 그 기술로 말미암아 고용 및 보험에서의 차별이 없는지와 같은 문제는 사전에 논의되어야 한다. 이와 같이 ELSI 연구는 새롭게 등장한 기술의 활용으로 인한 부작용에 대한 우려를 배경으로 하여 그에 대해 미리 예방하려는 학문적 노력으로 볼 수 있겠다. 독일의 철학자 한스 요나스(Hans Jonas)는 1987년 『기술의학윤리(Technik, Medizin und Ethik-Zur Praxis des Prinzips Verantwortung)』에서 현대 기술의 위험성을 두 가지로 나누고 있다. 첫째, 기술은 현대 생활에서 불가피하게 쓰인다는 것이다. 둘째로 기술은 그 영향력을 점점 확대하고 있다는 것이다. 인류가 진리를 탐구하기 위하여 연구한 결과로 발견된 과학 발전의 산물은 체르노빌 원전 폭발 사고와 같이 인류 파괴의 무기가 되기도 한다. 특히 현대 유전학 기술은 인간에 대해 사용할 수 있게 되었다. 기술 사용의 결과는 공간적으로 지구촌 전체에, 시간적으로 먼 미래의 인류에 영향을 미칠 수도 있다. 요나스는 이러한 현대 기술의 특성과 위험성으로 말미암아 인간과 사회에 돌이킬 수 없는 결과를 초래할 수 있기 때문에 현대사회를 살아가는 사람들은 무엇보다도 위험을 두려워하는 태도

(heuristics of fear)를 가져야 함을 강조한다. 그는 현대인들이 두려워할 줄 아는 태도를 가지는 것이 바로 윤리적인 의무라고 주장한다.

5. 인간 유전체 연구와 의료 유전학의 ELSI

1) 체세포복제줄기세포 기술 개발의 ELSI

개별 인간의 '보존'을 목적으로 하는 체세포복제줄기세포 기술 개발을 위한 인간 배아복제 연구를 허용할 것인가 말 것인가 하는 문제에 대해서는 크게 세 가지 입장이 있다. 즉, 전면적 허용 입장과 전면적 금지 입장과 제한적 허용의 입장이다. 1993년 조지 워싱턴 대학의 한 연구소팀이 처음으로 인간 배아복제 연구를 한 것으로 전해진다. 수정된 배아를 이용하여 인간을 복제하려는 기술은 인간 생명의 발생학적 과정 중에서 초기 단계에 가능하다. 여기서 인간 배아복제란 '개체 탄생의 목적이 아니라 배아 단계의 초기에 잠시 존재하는 신비스러운 세포로 알려진 줄기세포를 얻거나 배아의 형성 과정을 연구하기 위하여 체세포 핵 이식술을 적용하여 인간 배아를 복제하자는 것'이다. 현대 공리주의 윤리학자 피터 싱어(Peter Singer, 1946~)와 같이 배아를 단순한 세포 덩어리로 본다면 배아를 대상으로 하는 연구를 전면적으로 허용할 수 있다. 이에 반하여 기독교적 관점과 같이 배아를 완전한 인간으로 본다면 인간 배아복제 연구를 금지해야 한다. 그리고 배아를 잠재적 인간으로 본다면 인간 배아복제 연구를 제한적으로 허용할 수 있다고 본다.

인간 배아복제 연구에서 과연 배아를 생물학적으로 인간으로 볼 것인지 물질로 볼 것인지가 논쟁점이 되고 있다. 배아를 인간으로 본다면 인간을 파괴하는 연구를 할 수 없게 된다. 배아는 생물학적으로 인간의 특질을 지녔다. 그리고 자궁에 착상시킨다면 인간이 될 수 있다. 배아를 어느 시점부터 인간으로 보는가에 관한 논쟁도 있다. 이를 '수정 후 14일 논쟁(argument around fourteen days in the development of an embryo)'이라 한다. 과연 배아를 실험 대상으로 삼을 수 있는가에 대한 논쟁으로 수정 후 14일에 원시선(primitive streak)이 생기는데, 이 원시선을 인간의 유전적 특징을 결정하는 것으로 보아 실험 대상의 기준을 정하자는 것이다. 즉, 이 원시선이 생기기 전에는 실험 대상으로 삼을 수 있고, 원시선이 생기고 난 후에는 고유한 한 인간의 특징을 갖추는 것으로 보아 '인간'으로 간주하여 실험 대상으로 삼지 말자는 것이다. 배아는 '인간이 될 가능성이 있는 보호해야 할 특수 물질'로 인간 배아를 연구 대상으로 남용해서는 안 되고 치료를 목적으로 제한적으로 연구 대상으로 삼을 수 있다.

2) 유전자 가위 기술의 ELSI

개별 인간의 '개선'을 목적으로 하는 유전자 가위 기술, 즉 '게놈 에디팅(genome editing)'(크리스퍼 유전자 가위 CRISPR-Cas9(CRISPR associated protein 9)의 인간 배아 연구를 둘러싼 도덕적 정당성 논쟁을 다음과 같이 정리할 수 있다고 본다. 먼저 찬성 입장은 유전자 가위 기술을 통해 혈우병, 빈혈 등 유전질환을 근원적으로 치료할 수 있으며, 변이가 이루어지는 유전자는 극히 일부분(32억분의 1)에 불과하고, 치료 범위를 사회적 합의를 거쳐 결정하면 된다는 입장이다. 이에 반대하는 입장은 유전자 가위 기술을 특정 유전자에 대한 인위적인 변형을 생명윤리에 어긋나는 것으로 본다. 반대 입장은 유전자 가위 기술의 발전과 적용으로 부모의 선택에 따른 '맞춤형 아기(designer baby)'가 태어날 수 있고, 빈부격차로 '유전자 격차'가 발생하는 등 사회 갈등 요인이 될 수 있다고 주장한다.

의료윤리학자 니콜라스 아가(Nicholas Agar)는 개체의 발전에 환경과 유전자가 동시에 영향을 미친다고 전제하고, 유전자 개량을 환경 개량과 동일선상에서 취급될 수 있는 것으로 본다. 다시 말하면 자녀의 성장에 중요한 영향을 끼치는 환경을 개선하는 일에 부모가 적극적으로 개입하는(environmental input) 것이 윤리적으로 허용되듯이, 부모가 유전자 조작을 통해 자녀의 선천적 능력의 용량(capacity)을 증강하는 일에 개입하는(genetic input) 행위도 윤리적으로 허용 가능하다는 것이다. 전면적 허용의 입장은 우리가 왜 슈퍼맨이 되면 안 되는지를 문제 삼는다. 그들은 초인(superman)을 긍정적으로 자신을 넘어서려고 하는 존재로 보고 초인이 되려는 것을 인간의 본성으로 본다. 또 다른 의료윤리학자 존 해리스(John Harris)는 다소 극단적인데, 체세포나 생식세포 유전자 치료는 과학적 불확실성만 제거된다면 양자 간에 근본적인 차이가 없다고 본다.

그러나 2015년 4월 과학학술지 네이처에 다수의 의료 유전학자들이 유전자 가위 기술을 인간 배아에 적용하는 것을 반대하는 선언을 다음과 같이 하였다.

> "우리는 현재 유전 기술을 인간 배아에 적용하는 것을 미래 세대에 예기치 못할 영향을 줄 수 있다고 본다. 이 기술은 윤리적으로 예기치 못한 문제를 야기할 수 있고 위험할 수 있다. 이런 연구는 치료가 아닌 다른 목적에 사용될 수 있다. 그러한 윤리적 분야를 말하자면 유전되지 않는 유전적 변화를 만드는 치료의 발전 방향에 관한 것이다. 유전적 조작은 치료로서 끝나지 않는다. 한 개체에 대한 치료는 미래 세대에 영향을 줄 수 있다. 이 기술의 초기 단계에서 과학자들은 인간 생식세포의 DNA를 조작해서는 안 된다."

의료 유전학자들은 과학적 입장에서 인간 배아에 현재의 유전자 가위 기술을 사용하는 것을 위와 같이 미래 세대에 영향을 미칠 수 있다는 이유를 주된 근거로 들며 반대하고 있다. 한편 앞서 살펴본 전면적 금지 입장의 철학자 한스 요나스(Hans Jonas) 역시 유전자 가위 기술을 유전자외과(genchirurgie), 즉 'DNA 건축술'이라고 하며 부정적으로 보았다.

> "DNA 건축술은 의도적으로 자행되는 시행착오를 거쳐 새로운 유형의 생명체 창조로 이어진다. 초기 상태의 인간을 대상으로 이러한 모험이 시도될 경우, 그 시도에서 비롯된 다양한 실패들은 최후의 존경 대상으로서 인간의 유일한 형상을 끔찍하게 망가뜨리고 그의 존엄성에 경의를 표하는 일도 중단될 것이다. 이것은 정상적인 인간 본질과의 형이상학적인 단절인 동시에 그 결과를 전혀 예견할 수 없다는 점에서 경솔하기 짝이 없는 모험이다."

이와 같이 한스 요나스는 그의 저서를 통해 유전자 가위 기술의 인간 대상 적용을 반대한다. 이러한 염려들로 인간 게놈 편집 기술이 사회적으로 승인을 받기에는 어려움이 있을 것이다.

3) 인간 게놈 합성 프로젝트(HGP2) 연구의 ELSI

(1) 인간 게놈 프로젝트(HGP 1, reading of human gene)

인간 게놈 프로젝트(HGP)란 인간이 가진 게놈의 모든 염기 서열을 해석하기 위한 프로젝트이다. 1990년에 시작되어 2003년에 완료되었는데, 13년만에 완료되었다. 게놈의 서열을 알아내었다 하더라도 그 데이터를 해석하는 작업은 아직 시작 단계에 불과하다. HGP1은 인간 게놈을 해석하게 된다면 의학, 약학, 생물학에 큰 도움이 될 것이라 기대하였고, 특히 암이나 알츠하이머병 같은 유전자 연관 질환의 치료에 진전이 있을 것이라 기대하였다. 이렇게 알아낸 정보를 통해 새로운 약물을 개발하거나 유전자 치료(gene therapy)를 도입할 수 있게 된다. 또한 인간 게놈을 통해 인간의 진화에 대한 새로운 사실을 알아낼 가능성도 염두에 두었다. 인간의 유전 정보를 담고 있는 DNA는 인산(燐酸)과 당(糖)에 A(아데닌) · C(시토신) · G(구아닌) · T(티민) 등 네 종류의 염기(鹽基)가 30억 쌍 이어 붙여진 형태이다. 한 사람을 구성하는 세포 내의 DNA 염기 서열은 모두 같고, 사람별로 1~1.5% 정도만 차이가 난다. 1990년부터 2003년까지 진행된 1차 HGP는 이 염기쌍 30억 개의 순서를 모두 밝혀 지도로 그렸다. 현재 인간 유전자를 분석하여 질병 예방에 적용하는 것을 두고 논의가 되고 있는 것에는 태아감별과 유전자 차별 금지에 관한 것이 있다. 더불어 개체 인간의 유전자를 개인의 것으로만 볼 것인지 동족이나 민족 차원의 유전자도 인정할 것인지에 관한 논의들도 있다. 또한 많이 이루어지고 있는 인간 유전 연구에서 특허 문제와 관련하여 어느 정도를 허용할 것인지도 연구되고 있다. 한편에서는 질병 치료 연구에 있어 개인 의료정보와 유전 정보를 연구에 공적인 목적을 위해 제공하는 것을 허용할 수 있는지도 조심스럽게 검토되고 있다.

(2) 인간 게놈 합성 프로젝트(human genome synthesis project, HGP 2, writing of human gene)

미국 과학자들은 2016년 6월에 권위 있는 과학전문지 사이언스 기고문을 통해 인간 게놈(유전체) 합성 프로젝트 개시를 공개 선언하였다. 2000년대 초반 이른바 인간 게놈 프로젝트(HGP)에 따라 인간이 DNA를 구성하는 30억 개의 염기쌍 배열을 해독(reading)하는 데 성공한지 10여년 만에, 인간이 직접 게놈을 만들어내는(writing) 시대를 맞이하게 될 프로젝트를 시작한 것이다. 발표문에서 과학자들은 '인간 게놈 합성에 들어가는 비용을 대폭 줄이는 프로젝트를 시작하고 있다'고 밝히고 있으며, 환자들에게 이식할 수 있는 장기를 실험실에서 만들어낼 수도 있어 생명공학 부문에 있어 '잠재적으로 혁명적 발전'을 이루게 될 것이라는 기대를 나타냈다고 한다. 그러나 요나스가 살아 있었더라면 그는 드디어 판도라의 상자가 열렸다고 평했을 것이다. 인간 게놈 합성 프로젝트(HGP2)의 연구 결과는 개별 인간의 '창조'에 이용될 수도 있기 때문에 이 프로젝트의 발표 이후에 많은 염려를 낳고 있다. 같은 기사에서 HGP를 이끌었던 프랜시스 콜린스 국립보건원(NIH) 원장은 2016년 6월 2일 성명을 통해 "NIH는 대규모 인간 게놈 합성 프로젝트가 적절한 시점이라고 여기지 않는다"라고 우려를 나타냈다고 한다. 특히 "게놈 전체를 합성하는 프로젝트는 현재의 과학적 능력을 넘어서는 것으로, 즉각적인 윤리적 철학적 경고를 초래할 것"이라고 경고했다고 한다.

이제 이러한 논란의 배경이 된 유전 합성 기술 자체에 관하여 간략히 살펴보도록 하자. 연구 DNA 프린트라고 알려진 인공 유전자 합성은 합성생물학에서 인공적인 유전자를 만들기 위해서 사용되는 기법 중 하나이다. 최초의 인공적으로 합성된 유전자인 효모 tRNA는 Har Gobind Khorana와 동업자들에 의해 1972년에 증명되었다. 최초의 펩티드 합성은 허버르 보이어(Herbert Boyer)와 알렉산더 마크햄(Alexander Markham)의 연구소에서 각각 수행되었다. 현대에 이르러 상업적 유전자의 합성을 세계 각지의 수많은 기업들에서 제공하고 있다. 현대의 유전자 합성은 대부분 조합화학과 유기화학, 분자생물학적 기술에 의존한다. 유전자 합성은 분자공학, 백신 제조, 유전자 치료, 형질 발현 등 재조합 DNA를 연구하는 분야에서 아주 중요한 도구가 되었다.

(3) 인간 게놈 합성 프로젝트의 찬반 입장

가. 찬성 입장: 과학의 발전을 위하여, 이 길은 유전의학이 가야만 하는 길이다!

인간 게놈 합성 프로젝트의 찬성 입장의 기치는 '과학의 발전'이다. 한 보도 자료에 따르면 인간 DNA 합성 프로젝트의 제안자는 조지 처치(George Church) 미국 하버드대 의대 교수(professor of genetics)이다. 처치 교수와 입장을 같이하는 앤드류 허셀(Andrew Hessel)은 2012년 인간 게놈 합성 연구에 찬성하며 현대 유전학자들은 게놈을 합성하고 있으며 HGP2에서는 이를 인간 게놈에 적용하려는 것일 뿐이라며 프로젝트의 과학적 당위성을 강조한다. 그리고 허셀은 자연은 게놈을 합성해 왔고 우리 인류 역시 게놈 합성의 길로 가야 한다고 주장한다.

허셀은 인간 게놈 합성을 누군가는 시작해야만 하는 일이라고 말하고 있다. 그는 인간 게놈 프로젝트를 시작할 때 찬반 논쟁이 있었던 것처럼, 인간 게놈 합성 프로젝트를 시작할 때도 마찬가지의 논쟁이 따를 것을 예상한다. 그에 의하면 인간 게놈 프로젝트가 수행되어 인간유전학 발전에 큰 공헌을 한 것처럼, 인간 게놈 합성 프로젝트 역시 과학이 나아가야만 하는 길로써 누군가는 시작해야만 하는 과업일 뿐이다. 이와 같이 처치와 허셀은 생물학에서 유전 합성은 과학이 나아가야 할 길이라고 보며, 인간 유전 합성도 마찬가지라고 본다.

나. 반대 입장: 치료의 이름으로 다른 곳에 이용하는 것을 어떻게 막을 수 있을 것인가? 유전자 기술에 의한 예상치 못한 위험의 책임을 과연 누가 질 수 있을 것인가?

인간 게놈 합성 프로젝트를 반대하는 주장은 이 연구의 결과를 인류가 치료의 이름으로 다른 곳에 이용하는 것을 어떻게 막을 수 있을 것인에 관한 의문을 담고 있다. 또한 이 입장은 이러한 유전 기술의 인간에 대한 적용으로 말미암아 발생하게 될 예상하지 못할 위험의 책임을 인류가 과연 질 수 있을 것인지에 관해서도 강한 불신을 표명하고 있다. 인류는 문명의 초기부터 '안전'을 우선과제로 삼아 왔다. 이것은 인간이 다른 동물들보다 약하게 태어나고 오랜 양육 기간을 거쳐 성장하기 때문이다. 근대에 이르러 수학에서 확률론이 등장하여 '위험'을 통제할 수 있는 근거를 마련하여 주었다. 그런데 현대 문명은 계산할 수도 통제할 수도 없는 위험 개념을 안고 있다. 모든 기술 발전의 빛은 언제나 그림자를 동반하지만, 기술 발전의 초기에 가능한 모든 위험을 예상할 수는 없다. 특히 현대사회의 기술은 발전 속도가 빠르고 그 영향력이 광범위하며 장기적인 만큼 그림자 역시 짙어진다. 체르노빌, 후쿠시마 등의 방사능 누출 사고 등이 그 대표적인 사례일 것이다. 따라서 새로운 기술을 연구하거나 지원하는 기관과 각국의 정부들은 기술의 위험성을 예측하고 통제하기 위해 많은 노력을 쏟아왔지만 결과적으로 실패하였다. 그렇다고 현대 과학 기술 사회의 위험을 대비하지 않을 수는 없다. 니콜 와드덱은 인간 유전 합성과 관련하여 이 기술이 결국에는 미끄러운 경사길 논증(slippery slope argument)에 빠져 처음 의도와는 관련없이 다른 방향으로 나아가게 될 것이라 우려한다.

4) 의료 유전학의 미래와 ELSI: 도덕 · 철학적 대응의 방식

왜 인류는 체세포복제줄기세포 기술 개발을 위한 인간 배아복제 연구를 하려고 하는가? 혹은 유전자 가위 기술을 인간 배아에 적용하는 연구를 하려고 하는가? 또 무엇 때문에 인간 게놈 합성 프로젝트(HGP2)연구를 하는가? 다른 모든 대답들이 가능하겠지만 '현대 의학 기술이 해결하지 못하는 인간이 감당하지 못할 생물학적인 고통의 제거'를 위해서일 것이다. 즉, 우리는 현재 유전적 치유를 통해 고통의 근원을 제거하려 하고 있다. 누군가는 도대체 인간의 본질에 그렇게 침투해도 되겠냐고 반문할 수 있을 것이다. 하지만 우리는 어떠한 실존적 존재로서의 한 인간에게 예상되는 희귀병의 고통을 '생명에 대한 본질적인 침해'라고 그 고통의 해결을 향한 길을 금지만 할 수는 없다. 또한 인간의 고통을 해소할 의학 발전을 도모하는 거대한 발걸음 앞에서 인간 생명의 신성성을 모토로 두려움을 가지자며 계속해서 반대만 할 수도 없을 것이다. 그러나 우리의 이러한 발걸음이 또 다른 종류의 고통을 낳을지도 모르기 때문에 우려의 시선을 늦출 수만도 없다. 인간을 대상으로 하는 기술의 발전이 그 발전과 더불어 윤리적 성찰과 토론을 지속해야만 하는 결정적인 이유가 여기에 있다. 인간 게놈 합성 프로젝트와 관련한 윤리적 입장의 표명에 있어 찬성과 반대 입장에서 염두에 두어야만 할 내용들을 다음과 같다.

찬성 입장은 인간 게놈 합성에 관해 과학적으로 유효성이 있으리라 예상되는 모든 실험을 다 할 수는 없다는 것을 명심해야 한다. 왜냐하면 과학적으로 성과가 기대된다고 하여 어떤 실험이든지 그 실험에 쓰이는 재료와 그 결과물이 인간의 복지를 지향하기 때문이라는 이유만으로 실험을 용인하지 않을 수도 있기 때문이다. 인간은 더불어 살아가기에 기초가 되는 이성적 질서를 지키려 노력하고 이에 대해 동의한다. 우리는 합성생물학이 식물과 동물을 대상으로 그러했듯이 인간이라는 동물을 대상으로 유전기술적으로 실험을 해 버릴 수는 있다. 합성생물학이 형광쥐를 만들었듯이 과학 기술을 적용하여 형광인간을 만들어 낼 수도 있을 것이다. 최근 일본에서 인조난자로 만든 수정란으로 쥐를 태어나게 하였다. 이와 유사하게 인간의 인조난자와 인조정자를 수정하여 인조수정란으로 인조인간을 만드는 일도 과학적으로는 가능할 것이다. 그러나 우리 인간은 할 수 있다고 하여 할 수 있는 모든 것을 다 하지는 않는다.

한편 인간 게놈 합성 연구를 반대하는 사람들은 과학자들의 의도를 오해하지 말아야 한다. 과학자들이 인간 게놈을 합성하려는 가장 근본적인 목적은 인조인간에 있는 것이 아니라 의학적 치료에 도움이 되기 위해서이다. 다만 그 연구 성과를 누군가가 잘못 활용하면 인조인간도 합성할 수 있는 것이다. 이러한 측면을 유념하면서 우리는 다음과 같은 성급한 논의를 조심해야만 한다.

P1. 인간 유전체를 합성하려고 한다.

P2. 인간 유전체를 합성하는 것은 인조인간을 만드는 것이다.

P3. 인조인간을 만드는 것은 나쁜 일이다.

C. 인간 유전체를 합성하려고 하는 것은 나쁜 일이다.

이런 식의 논리 전개에는 오류가 숨어 있다. 왜냐하면 P1이 언제나 P2로 이어지는 것은 아니기 때문이다.

인간을 대상으로 하는 의과학 기술의 운명과 마찬가지로 인간 게놈 합성 연구도 치료를 목적으로 제한적인 연구 허용의 길을 가게 될 것이다. 이 연구가 작은 차이를 인식하지 못하는 인간 인식의 자연스러운 경향으로 말미암아 미끄러운 경사길 논증(slippery slope arguments)로 접어들지 않도록 해야할 것이다. 그리고 치료를 위한 선한 방향으로 연구하고자 하는 시도가 있다면 이 시도를 경시해서는 안 된다는 것이다.

제4차 산업혁명 이후에 전개되는 현대 의료 유전학 기술의 발전을 사회가 어떻게 맞이해야 할 것인가? 인류가 감당해야 하는 질병 치료와 의학 발전을 위해 우리는 미래 세대를 위한 책임성만을 강조하며 치료 가능한 현 세대의 희생만을 강요할 수만은 없다. 그렇다고 현세대의 복지를 위해 미래 세대를 전혀 고려하지 않을 수도 없다. '질병 치료'의 깃발 아래, 과학이 가고자 하는 모든 곳을 갈 수는 없지만, 우리는 조심스럽게 나아가야만 한다. 무엇보다도 기술이 발전할수록 토론의 경험과 그 경험에 기반한 상호존중의 토론 기술을 전할 윤리교육의 역할은 더욱 강조된다. 기술만이 인간을 행복하게 할 수는 없다. 기술은 사회공동체의 민감한 윤리 의식의 문화를 전제하지 않고서는 발전할 수 없다. 이제 초고도과학 기술이 인간 세상에 점점 더 접목되기 시작한 현대에는 더욱 그러하다. 우리는 초고도과학 기술의 날을 쓴 윤리적 문제들을 더욱 주목해야 할 것이다.

학습과제

1. 의료에서 충분한 사전설명(告知)에 입각한 동의는 반드시 필요한가?
2. 충분한 사전설명 동의로 발생할 수 있는 윤리적 문제를 방지하기 위해서 어떻게 해야 할 것인가?
3. 현대 사회에서 개인프라이버시권은 왜 강조되고 있을까?
4. 유전자 기술을 이용하여 머리좋고 잘 생긴 아기를 가질 수 있다면 그렇게 할 것인가?
5. 유전자 기술에 의한 예상하지 못한 위험의 책임을 과연 누가 질 수 있을 것인가?

○ 참고문헌

1. 권건보. 개인정보보호와 자기정보통제권. 경인문화사. 2005.
2. 김경호. 몰래카메라를 이용한 취재의 자유와 법적, 윤리적 한계. 언론중재. 2008.
3. 김광삼. 언론에 의한 명예훼손과 프라이버시 침해에 관한 민사책임. 전북대학교 박사학위논문. 1998.
4. 박길자. 정보화 사회에서 프라이버시권 중심의 인권교육 방안. 초등교육연구. 2009.
5. 배원병 외. 공학윤리. 북스힐.
6. 유호종 외. 유전 정보 기증으로 발생 가능한 피해의 유형과 확률. 생명윤리정책연구 제8권 제2호. 생명의료법연구소 발간. 2014.
7. 의료윤리스터디 8. "연구자 이해상충 관리 의사 신뢰도와 직결", 피할 수 없는 상황 공개하고 전문가적 판단에 떳떳해야. 2013. http://www.monews.co.kr/Item/58011/
8. 이마이 미치오 저, 김일방 · 이승연역. 삶 그리고 생명윤리. 서광사. 2007.
9. 정창록. 인간 유전체연구와 개인 프라이버시 보호방안. 윤리교육연구, 한국윤리교육학회. 2015. http://dx.doi.org/10.18850/JEES.2015.38.12
10. 홍성찬 외. 프라이버시권과 개인정보보호권. 사회과학연구. 1999.
11. 홍현필, 이용환. 기술과 사회. GS인터비전. 2012.
12. MacDonald C. "Creating a Code of Ethics for Your Organization", Dallhousie University, Philosophy Dept., Halifax, Canada.
13. 정창록.「의료분야유전기술의 발전에 따른 도덕적 정당성 논쟁에 대한 고찰; 체세포복제줄기세포연구 · 유전자가위기술 · 인간 게놈합성프로젝트를 중심으로」,『생명 · 윤리와 정책』. 국가생명윤리정책원. 2017.
14. Hans Jonas.『Technik, Ethik und Biogenetische Kunst. Betrachtungen zur neuen Schöpfertum des Menschen』R. Flöhl(Hrsh.), Genforschung-Fluch oder Segen?. München. 1985.
15. 한스 요나스(Hans Jonas).『책임의 원칙: 기술 시대의 생태학적 윤리(Technik, Ethik und Biogenetische Kunst. Betrachtungen zur neuen Schöpfertum des Menschen))』. 이진수 역. 서울:서광사. 1994.
16. 박은정.『생명공학시대의 법과 윤리』. 서울: 이화여자대학교 출판부. 2001.
17. 한스 요나스(Hans Jonas).『기술의학윤리(Technik, Medizin und Ethik-Zur Praxis des Prinzips Verantwortung』. 이유택 역. 서울: 도서출판 솔. 2005.
18. 박충구. "분자생물학에서 생명복제까지",『생명복제 생명윤리』. 가치창조. 2001.
19. 양해림. "인간 배아복제와 책임윤리". 범한철학회 논문집.『범한철학』제27집. 2002. 겨울.
20. 박은정. "생명복제: '적극적 우생학'으로 가는 길이 열리다?",『생명공학시대의 법과 윤리』. 이화여대 출판부. 2000.
21. 문성학 · 정창록. "인간 배아복제 연구의 도덕성 논쟁". 새한철학회 논문집.『철학논총』제62집. 2010. 제4권.
22. 중앙일보. "인조인간' 현실화?...과학자들, 인간 게놈 합성 프로젝트 공식발표'. 2016.
23. Andrew Hessel. Time for Another Human Genome Project? 03/14/2012 05:15 pm ET, 2012. http://www.huffingtonpost.com/andrew-hessel/human-genome_b_1345842.html
24. Nicholas Wadedec. Scientists Seek Moratorium on Edits to Human Genome That Could Be Inherited, By 3, 2015. Science. http://www.nytimes.com/2015/12/04/science/crispr-cas9−human-genome-editing-moratorium.html

Chapter 11

기관생명윤리위원회와 임상시험

= 학습목표 =

1. 기관생명윤리위원회의 구성과 역할에 대해서 설명할 수 있다.
2. 기관생명윤리위원회의 심사에 적용하는 생명윤리 원칙을 설명할 수 있다.
3. 기관생명윤리위원회의 심사 원칙에 대해서 설명할 수 있다.
4. 임상시험에서 지켜야 할 윤리기준을 설명할 수 있다.
5. 임상시험의 각 단계별 특징을 설명할 수 있다.

1. 기관생명윤리위원회

환자의 치료를 위해 사용하고 있는 모든 약제와 의료기구는 적법한 임상시험을 통해서 약효와 안전성이 증명된 것이다. 약제의 개발을 위해서는 과학자들이 실험실에서 물질을 추출하거나 정제하여, 세포 혹은 동물을 이용하여 그 효과와 독성을 입증한다. 이것을 환자에게 사용하기 위해서는 잘 계획된 연구방법에 의해 직접 사람에게 실험하여 효과와 부작용을 검증하여야 한다. 그러나 인간대상 실험을 위해서는 대상자의 건강과 생명에 위험이 될 수도 있는 실험임으로, 충분히 안전에 대한 대비가 되어 있어야 한다. 무엇보다도 실험 참여자가 실험을 충분히 이해하여 자발적으로 참여의사를 밝힌 후에만 가능할 것이다. 따라서 이런 실험을 계획하는 모든 연구자는 실험 시작 전 연구 계획을 공신력 있는 기구로부터 검증을 받아야 할 것이다. 이 기관이 '기관 생명윤리위원회' 혹은, '임상시험 심사위원회', 'IRB(institutional review board)'라고 부른다. 심사 대상은 의약품 뿐만 아니라 의료기구, 의료기기, 인체유래물, 배아줄기 세포를 이용하는 실험 등 이며 2005년 '생명윤리법'의 제정에 의해 인간을 대상으로 하는 모든 연구 즉 설문조사까지 모두 심사를 거쳐서 승인을 받은 후 실시하게 되었다.

1) IRB의 정의

Institutional review board의 약자로서 연구 대상자가 참여하는 생물의학 연구 및 인간대상 연구에 대해 연구계획서를 심사하여, 그 시작을 승인하고, 연구 전 과정을 주기적으로 확인하기 위한 기구이다. 연구를 실시하는 기관 혹은 병원에서 공식적으로 구성되어 있다. 우리나라의 '생명윤리 및 안전에 관한 법률(이하 생명윤리법)'에는 '기관생명윤리위원회'라고 명명하고, 식약처의 공식명칭은 "임상시험심사위원회"로 되어 있다. 기관에 따라서 "기관윤리위원회, 임상시험/연구윤리위원회, 인간생명 연구윤리위원회" 등 다양하게 되어 있지만 의미는 같다. 또한 유럽 여러 국가들은 "independent ethics committee(IEC 혹은 EC)"라고 한다.

2) IRB의 목적

생명윤리법에 기관위원회는 '인간과 인체유래물 등을 연구하거나, 배아나 유전자 등을 취급할 때 인간의 존엄과 가치를 침해하거나 인체에 위해를 끼치는 것을 방지함으로써 생명윤리 및 안전을 확보하고 국민의 건강과 삶 향상에 이바지함'을 목적으로 정의하고 있다. 의약품 임상시험관리기준에는 '의약품 임상시험 실시에 필요한 임상시험의 계획, 실시, 모니터링, 점검, 자료의 기록 및 분석, 임상시험결과보고서 작성 등에 관한 기준을 정함으로써, 정확하고 신뢰할 수 있는 자료와 결과를 얻고 연구 대상자의 권익 보호와 비밀 보장이 적절하게 이루어질 수 있도록 하는 것을 목적으로 한다'라고 명시하고 있다.

3) 관련 법규

IRB는 생명윤리법 제10조에 설립의 법률 근거를 두고 있으며, 임상시험의 경우 약사법에 포함된 '의약품등의 안전에 관한 규칙'에서 별표 4로 공고한 '의약품임상시험관리기준'에 설치의 근거를 갖고 있다.

즉 인간대상 연구 혹은 임상시험 연구 등을 실시하고자 하는 기관은 IRB를 설치하여야 하며, 연구자는 연구 시작 전에 반드시 연구계획을 IRB에 제출하여 승인을 받아야 한다.

4) IRB 설치의 사회적 배경

과거 비윤리적으로 행해진 연구 등이 일반에게 알려지면서 큰 사회적 논란거리가 되었으며 윤리적 보안 장치의 요구가 높아져 왔다. 미국의 경우 계기가 된 사건은 "터스키기 매독 연구"였다. 이 사건을 계기로 1974년 국가연구법(National Research Act)이 만들어져 임상시험의 조건이나 실행여부를 매우 엄격하게 규율하게 되었고, 국가연구법에 의해 설립된 인간 연구 대상자 보호를 위한 국가위원회(the national commission for the protection of human subjects of biomedical and behavioral research)에 의해 1979년 조사보고서인 벨몬트 리포트(Belmont report)가 작성되어 임상시험의 윤리적 근간이 탄생하였으며 이후 임상시험을 진행하는 기관에는 IRB를 설치하여 연구의 전반을 관리, 감독하도록 하였다.

우리나라의 경우 2005년 소위 "황우석 사건"이 계기가 되었다. 연구원 난자 제공 의혹, 논문 조작, 연구비 횡령, 난자 매매 등 여러 의혹이 제기되면서, 연구의 성과를 기대하며 성원을 보내 온 모든 국민과 난치병 환자들에게 큰 충격과 실망을 안겼다. 이 사건은 '생명윤리법'이 제정되어 인간을 대상으로 하는 연구 전반에 생명윤리 가치를 확산시키고, 필요한 제도를 마련하고 보강하는 계기가 되었다.

5) IRB의 위원의 구성

적어도 ① 5인 이상, 1개 분야 이상의 전문가로 구성되어야 한다. 또한 ② 남녀 혼성으로 구성해야 하며, ③ 병원의 경우 의.치.약계 전문가가 아닌 위원을 1인 이상 포함해야 한다. ④ 해당기관에 종사하지 않는 위원을 1인 이상 포함해야 하며, ⑤ 심사과정에서 필요에 따라 위원 외에 자문위원을 활용할 수 있다. 또한 의료기기 연구를 심의할 때는 의료기기 전문가가 위원회에 포함되어 있어야 한다.

(생명윤리법 제11조; 의약품등의안전에관한규칙 [별표4] 의약품 임상시험 관리기준 제6호 나목;의료기기법 시행규칙 [별표2의2] 의료기기임상시험관리기준 제6호 나목)

(1) 이해관계 충돌(conflict of Interest, COI)의 확인

IRB 심사를 시작하고자 할 때, 위원 중 심사하고자하는 연구 혹은 그 연구자와 이해관계를 가지고 있는 경우는 심사에 영향을 미칠 수 있음으로 정규 혹 지속 심사에 참여할 수 없게 하고 있다. 즉, 이해 관계에 연계될 가능성을 미리 배제함으로서 공정한 심사가 되도록 규정화하고 있다. 이 과정을 COI 확인이라고 하며, 위원장은 회의 시작 전 미리 관련 여부를 확인을 하여, 그 위원을 연관된 과제의 심사 시간동안 자리를 피하도록 지시한다.

6) IRB의 심사 내용

IRB는 제출된 연구계획이 위에서 언급한 모든 기준에 적합한지를 판단하기 위해 다음의 사항을 심사한다.

(1) 임상시험계획서와 보충 자료

본 실험을 통해서 공익이 되는 지식이 생길 수 있는 타당성이 있는지 확인하여야 하며, 무엇보다도 참여하는 대상자 전 실험과정에서 안전 할 것인가를 심사한다. 이 때의 안전은 육체적 안전 뿐 아니라 정신적 및 사회적 안전을 모두 포함하여야 한다. 그리고 개인정보보호 및 사생활 침해 방지 대책도 함께 살펴보아야 한다.

(2) 연구자의 자격

본 실험을 수행 할 수 있는 능력이 있는지를 확인한다.

(3) 시험 참여자 혹은 대상자의 동의서

대상자가 충분히 이해된 상태에서 강압이나 위협이 없는 상태에서 자발적으로 동의할 수 있는 지를 확인하며, 설명문의 내용을 심사한다.

(4) 시험 참여자의 보상

실험에 참여함으로써 제공되는 약제 혹은 검사비 등 비용의 발생되는 경우 어느 쪽이 부담하는지, 그 이유는 합당한지를 심사한다. 또한 실험에 참여하기 위해 발생하는 시간의 소요, 교통비에 대한 보상은 실비로 제공할 수 있어야 한다. 그러나 과도한 보상금 혹은 참여비를 주는 것은 금지하고 있다.

(5) 참여자 모집 광고

많은 수의 대상자를 모집하기 위해서는 광고를 해야 할 필요가 있다. 이런 경우 광고의 내용 및 문장 등을 심사한다. 과장 광고 및 현혹적인 내용이 포함되어서는 안 된다.

7) IRB 심사에 적용되는 생명윤리 원칙

(1) 인간 존중의 원칙

인간 존중(respect for persons)의 원칙은 인간의 존엄과 개인 자율성(autonomy)의 존중, 그리고 자율성이 저하된 인간에 대한 특별한 보호를 해야 하는 것이다. 실험에 대해서 대상자가 이해 할 수 있도록 충분한 시간을 갖고 쉬운 용어로 설명을 하여야 하며, 동의서(informed consent)는 자발성 즉 강압이 없는 상태에서 자신의 의지에 의해 할 수 있는 분위기를 마련해야 한다. 따라서 동의서 및 설명문이 잘 갖추어져 있어야 하며 IRB는 다음과 같은 내용과 동의 과정이 포함되어 있는지 확인한다. ① 대상자는 연구과정, 연구목적, 예상되는 위험과 이득, 시험 이외에 선택할 수 있는 다른 치료법은 어떤 것이 있는지, 참여거부를 할 수 있고, 중도에 포기할 권한 등이 있는지에 관한 충분한 정보를 제공받아야 한다. ② 대상자는 제공된 정보를 이해할 능력이 있어야 한다. 만일 대상자가 문맹이거나 어린아이라면 연구자는 문서동의서 대신 말이나 그림을 통해서 정보를 전달한 뒤 동의를 구해야 한다. 단, 대상자가 미성년자, 정신지체자, 말기환자, 혼수상태인 경우에는 대상자의 이익을 가장 잘 대변할 수 있는 대리인이 연구 참여여부를 결정할 수 있다. ③ 참여의 승낙은 반드시 자발적으로 이루어져야 한다. 연구 참여여부를 결정하는 데 있어서 강압이나 부당한 강요를 받아서는 안 된다. 또한 죄수나 군인 등 취약한 처지에 놓여있는 사람들은 암묵적 압력 하에 있는 것으로 간주되어야 하고, 임상실험인 경우 의과대학생, 전공의, 병원직원들을 참여 시키거나, 대학 학과의 학생 혹은 수강학생 등을 연구에 참여시킬 때에는 특별한 주의가 필요하다. 그러나 치료목적의 시험약의 경우 대상자가 동의 능력이 없거나, 의식 불명 등으로 동의를 얻는 것이 불가능 한 경우이며, 적법한 대리인을 기다려서 동의를 얻을 시간이 없는 응급상황의 경우, 심사위원회의 승인 하에 시험약 사용이 허용될 수 있다.

(2) 선행의 원칙

연구자 및 IRB 심사자는 연구 대상자에게 주어지는 위험/이득의 평가(risk/benefit assessment)를 통해 예측 가능한 해악을 찾아내고, 실험에 참여함으로써 얻을 수 있는 이득이 무엇인지 확인하여 비교하여야 한다. 모든 실험은 위험할 수 있으나 연구 대상자가 견딜 수 있는 정도인지, 견딜만한 가치가 있는 것인지를 판단하여야 한다. 이때 해악이 큰 신체적 · 심리적 고통이나 상해만이 아니라 개인정보 노출 등 사회적인 면까지 모두 고려되어야 한다. 이익에 관해서도 개인적 이득만이 아니라 연구를 통해 얻을 수 있는 사회적 이득도 고려되어야 한다. 위험/이득 평가를 수행할 때에는 다섯 가지 기본 규칙이 사용된다. ① 대상자를 야만적, 비인간적으로 대우하는 일은 어떤 경우에도 정당화되지 않는다. ② 위험은 최소화되어야 한다. 따라서 위험한 경우가 발생할 경우를 대비한 조치가 준비되어 있어야 한다. ③ 상당히 심각한 해악이 우려되는 연구인 경우 그 연구가 대상자에게 특별한 이득이 된다거나, 해악에도 불구하고 명백히 자원의사를 밝혔다는 근거가 있어야 한다. ④ 사회적으로 취약한 사람들을 대상자로 동원할 때에는 그에 합당한 근거가 제시되어야 한다. ⑤ 대상자로부터 동의를 구하는 과정에서 연구 참여에 따르는 위험과 이득이 상세하게 공개하여 설명되어야 한다.

(3) 정의의 원칙

정의는 영어의 'justice'를 번역한 단어이지만, 여기에서는 공정하다는 'fair'의 뜻에 더 가깝다. 즉, 연구에 참여하는 대상자들은 공정하게 선정되어야 한다. 사회계층, 나이, 성별, 학력, 출신지역, 종교 등의 특성을 이유로 대상자 선정이 편파적이어서는 안 된다. 질병이나 사회경제적 조건이 낮아서 이용당하기 쉬운 상태에 처해있는 환자를 대상자로 선발하는 것은 안 된다. 연구 대상자에게 경제적인 유혹이 될 수 있을 정도의 보상금을 지급하지 못하게 하는 이유도 정의의 원칙에 따른 것이다.

8) IRB 심사의 종류

(1) 정규심사

사전에 고지된 일정에 의해서 이루어지며 의결정족수를 만족시키는 회의이다.

다루는 의제는 대부분 연구의 초기심사이나, 최소 위험 이상의 연구, 소아와 같은 취약한 환경의 대상자를 다루는 연구, 침습적 절차가 포함된 연구, 속임수(deception)가 포함된 연구 등이 정규심의 대상이 된다.

(2) 신속심사(expedited review)

1~2명의 경험이 많은 위원이 정규 일정보다는 신속하게 심의하는 절차이다. 그러나 정규심의에 해당하는 연구계획서를 단지 승인절차를 신속하게 할 목적으로 하는 심의가 아니라 KGCP 제7조11항에 따라 다음에 해당되는 연구 혹은 문제 등만을 다룰 수 있다.

① 신속보고 된 이상약물반응의 조치
② 임상시험 종료 보고에 대한 처리
③ 승인한 계획서(변경계획서 포함)의 시정 사항에 대한 처리
④ 시험 담당자의 변경 · 응급 연락 전화번호의 변경 등과 같은 행정 절차 관련 사항에 대한 변경, 유효성 및 안전성에 영향을 미치지 않는 검사의 추가 및 삭제 등과 같이 계획서의 사소한 변경 사항에 대한 처리
⑤ 심사위원회의 심사 결과에 따라 보완되어 제출된 계획서의 심사
⑥ 기타 임상시험의 실시와 관련하여 신속심사가 필요하다고 심사위원회의 표준작업지침서에서 정한 사항의 처리 등이다.

(3) 심사 면제

전문간사 혹은 위원장의 판단으로 심의가 면제되는 예로서, 연구 개시 전에 IRB에서 결정을 받아야 한다. 이후 연구과정의 모니터링을 면제하므로 IRB에 보고 의무나 기록 유지 의무가 없음이 다른 연구와 다른 점이다.

심사면제에 해당하는 연구들은 생명윤리법 시행규칙 제 13조에 다음과 같은 경우들로 규정하고 있다.

① 연구대상자를 직접 조작하거나 그 환경을 조작하는 연구 중 다음 각 목의 어느 하나에 해당하는연구
   가. 약물투여, 혈액채취 등 침습적(侵襲的) 행위를 하지 않는 연구
   나. 신체적 변화가 따르지 않는 단순 접촉 측정장비 또는 관찰장비 만을 사용하는 연구
   다. 「식품위생법 시행규칙」 제3조에 따라 판매 등이 허용되는 식품 또는 식품첨가물을 이용하여 맛이나 질을 평가하는 연구
   라. 「화장품법」 제8조에 따른 안전기준에 맞는 화장품을 이용하여 사용감 또는 만족도 등을 조사하는 연구
② 연구대상자등을 직접 대면하더라도 연구대상자등이 특정되지 않고 「개인정보보호법」 제23조에 따른 민감정보를 수집하거나 기록하지 않는 연구
③ 연구대상자등에 대한 기존의 자료나 문서를 이용하는 연구

(4) 지속 심사(continuing review)

위원회는 연구가 대상자에게 미칠 수 있는 위험에 따라 주기를 정하여 적어도 1년에 1회 이상 지속적으로 심의를 해야 한다. 대부분 연구계획서의 위원회 승인은 1년간 유효하다. 지속 심의에서 IRB는 위험과 이득간의 관계가 연구를 계속할 수 있을 정도인지, 시험에 사용되는 동의서와 문서가 여전히 적절하고 그동안의 대상자 선정이 적합했는지 확인하여 연구 지속을 결정하는 심의이다.

IRB의 승인은 특정 기간 내에만 유효함을 명심해야 한다. 재 승인을 전 승인의 유효기간 내에 받지 못하면 시험은 규정을 어긴 것이다.

9) IRB의 운영 원칙

연구과제를 심의함에 있어서 위원회 활동의 목표는 "모든 연구 대상자의 존엄성, 권리, 안전 및 안녕을 보호 하는데 기여하는 것"이다. 이를 위해서 IRB는 그 운영 등에 있어 다음의 원칙을 가지도록 하고 있으며, 기관이 이 원칙을 보장하도록 의무화하고 있다.

① 독립성(independence): IRB는 위원회의 구성, 절차 및 의사 결정에 있어서 정치적, 제도적 영향과 기관 및 의뢰 업계의 영향으로부터 독립성을 유지해야 한다. 즉, 위원회의 결정은 독립성을 보장 받아야 한다는 뜻이다.

② 역량(competency): IRB는 자신의 분야에서 역량과 능력이 증명된 사람들로 구성되어서 위원회의 결정에 공신력을 가질 수 있어야 한다.

③ 정의(justice): IRB는 정의의 원칙을 고려해야 한다. '정의'라 함은 단순히 옳은 것이라는 의미를 넘어서, 구체적으로 실험 참여자의 성별, 연령, 성별, 경제상태, 문화 및 인종 등을 고려하여, 연구의 이익과 책임을 사회의 모든 계층과 분야에 균형 있게 분배한 것을 말한다.

④ 지속적 노력(continuing effort): 연구심의에 참여하는 모든 IRB 위원들은 각자의 업무수행을 위해 필요한 교육, 훈련 등을 지속적으로 받아야 한다. 또한 IRB는 국가, 연구기관 및 지역사회와 함께 잠재적 실험 대상자를 최대한 광범위하게 보호하고, 의학연구가 최고수준의 과학성과 윤리성을 확보할 수 있도록 윤리성 심의체계를 지속적으로 개발하는 데 노력해야 한다.

⑤ 질 관리의 투명성(transparency): IRB의 연구심의는 신뢰성을 보증하고 확인할 수 있는 체계 하에서 실시되어야 한다.

10) IRB의 결정

심의 후 토론과정을 거쳐서 투표 혹은 기타의 방법으로 IRB는 다음과 같은 조건의 결정을 내린다. ① 임상시험을 허용하도록 하는 승인, ② 경미한 사안의 수정이 필요하여 수정 제출한 사항은 행정직원의 단순한 확인만으로 수정여부를 판단할 수 있는 경우는 시정승인, ③ 동의서를 포함한 계획시에 신속심의 이상의 위원들의 재심의를 거쳐야 할 수정사항이 있는 경우를 보완승인으로 한다. ④ 임상시험 계획서를 근본적으로 새로 작성해야 할 경우는 부결하여 반려, ⑤ 계획서는 잘 작성되었지만, 윤리적으로 행해져서는 안 될 실험이라고 판단되면 시험중지 또는 보류로 결정한다(그림 11-1).

11) 임상시험의 점검

IRB는 연구계획서를 심의하여 연구를 허용하는 역할만 하는 것이 아니라 해당 임상시험이 계획서,

의뢰자의 표준작업 지침서, 임상시험기준, 관련규정 등에 따라 잘 수행하고 있는지를 임상시험 현장을 직접 찾아가서 점검하는 의무가 있다. 식약처에서는 이 기능을 더욱 강화할 목적으로 2013년부터 자율 점검하여 결과를 보고하게 하고, 기관에는 피험자 보호센터를 만들기를 권장하고 있다.

2. 임상시험

1) 임상시험의 정의와 변천과정

인체를 직접 대상으로 하여 약물 혹은 의료기기를 이용하여 치료 또는 예방효능을 평가하는 실험적 연구를 임상시험(clinical trial)이라 한다. 사람을 직접 대상으로 하는 실험이기에 안전과 윤리성이 보장되어야 함이 가장 중요한 전제요건이다. 연구계획의 내용이 엄밀한 과학성을 견지해야 하는 이유도 이러한 윤리성을 보장하기 위한 필수적인 수단의 하나이기 때문이다.

이차세계대전 이전에는 의약품판매 이전에 약품에 대해 공식적으로 임상시험이 요구되지는 않았다. 그러나 1960년대 초반의 선천성 사지결손증을 유발한 탈리도마이드(thalidomide)사건으로 미국과 영국정부는 약품관련 규제를 강화하였다. 1968년 영국은 의약품 안전성 위원회(The Committee of Safety of Medicines)를 구성하여 모든 의약품은 시장판매 이전에 임상시험과 그 결과에 의한 공식적인 허가제도를 시행하였다. 미국은 1969년 식약청(Food and Drug Administration, FDA)를 조직하여 의약품에 대한 무작위 비교시험(random control study)을 강화하였으며 의약품 안전에 관한 여러 지침들을 개발하였다. 이런 변천과정과 함께 임상시험은 실행 전에 반듯이 윤리적 검증을 위해 IRB의 승인을 받게 되었다.

2) 의약품 임상시험의 현황

의약품의 안전성에 대한 정부 규제 강화 이후에 미국과 영국 등에서 의약품에 대한 임상시험들이 이전보다 많아졌으며, 제약 회사들은 막대한 연구비를 투자하고 있다. 실험실에서 개발된 약품이 임상시험을 거쳐 판매허가에 성공하는 확률은 20% 미만이며, 약품이 개발 후 판매되기까지 7–10년이 걸리는데 이 시간의 반 이상이 임상시험에 할당된다.

1990년도부터 임상시험은 세계화 경향이 되었으나, 국가마다 임상연구의 과학적, 윤리적 기준과 의료 제도의 차이는 해당지역에서 행해진 임상연구 자료를 다른 국가에서 직접 적용하는 데에 장애로 작용하게 되었다. 이를 표준화하기 위하여, 세계보건기구의 의약품위원회(Drug Committee)를 통하여 1991년부터 미국, 유럽공동체, 일본의 3개 지역의 의약품의 개발과 관련한 연구방법론, 임상시험, 임상시험관련 윤리적 요구, IRB제도의 운영 등까지 폭넓은 통일화 작업을 하였다. 의약품국제조화회의(International Conference on Harmonization, ICH)라는 이름으로 2년에 한 번씩 제도적 보안을 점검하게 되었고, ICH에서 결정된 사항은 3개 지역 또는 국가의 관련 법규, 지침 등의 개정으로

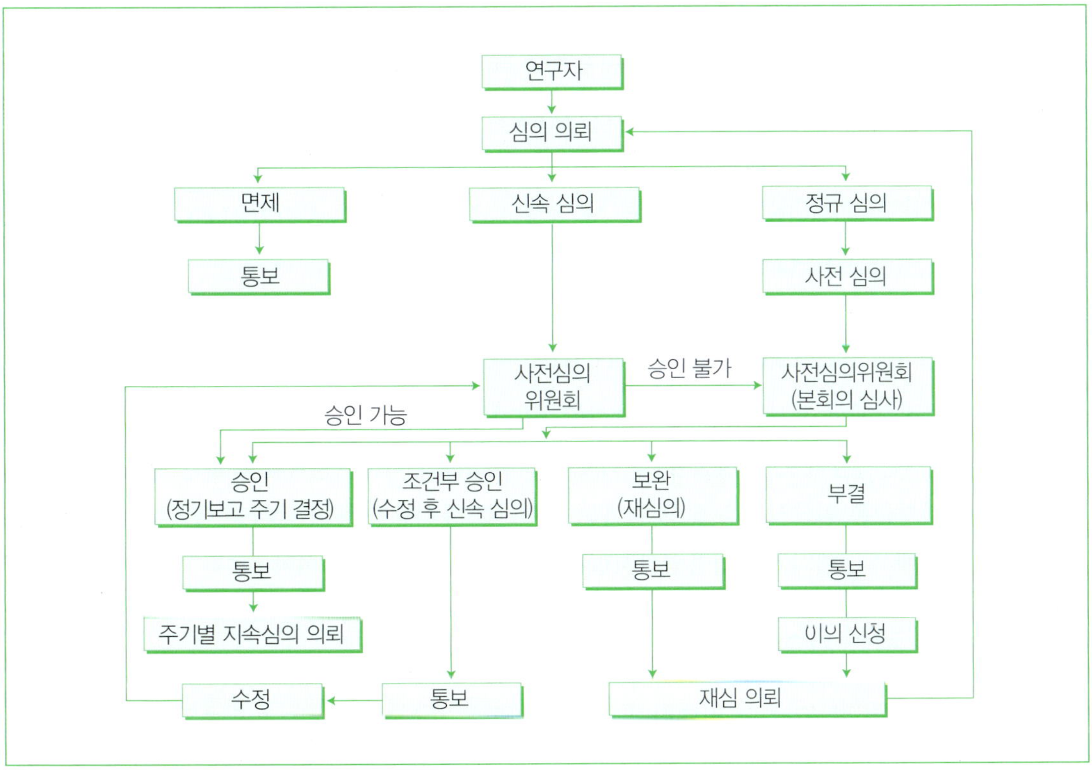

그림 11-1. Flow chart of IRB procedure from submission to approval.
(김용진. 임상연구윤리위원회의 임무와 운영. 영남의대 잡지. 2013.

이어지게 되었다. 우리나라도 회원국으로 참여할 예정이다.

전 세계적으로 임상시험이 활성화되는 이유는 임상시험이 제약산업 발전에 필수적이기 때문이다. 세계적인 신약 1개 품목은 자동차를 3백만 대 이상 생산한 것과 같은 순이익을 창출한다. 또한 신약은 개발 이후 20년 이상 독점적인 특허권을 보호받기 때문에 수출을 통해 더 높은 부가가치를 창출할 수 있다. 따라서 많은 제약회사들이 부가가치를 극대화하고 개발비용을 절감하기 위해 다국가 임상시험에 참여하고 있다. 우리나라는 잠재구매력이 매우 크고, 저렴한 임상비용과 대형병원 집중에 의한 관리가 용이하며, 양질의 인력과 의료수준이 높다는 긍정적인 배경을 바탕으로 다국적 제약사들의 국내 임상시험이 증가하여 2018년 현재 세계 4위의 임상시험 실시 국가가 되었다.

3) 임상시험윤리

의학연구윤리는 나치 수용소에서 저질러진 만행에 대해 판결된 뉘른베르그 재판을 기점으로 뉘른베르그 이전 시기(pre-nuremberg era)와 이후 시기(post-nuremberg era)로 나눌 수 있다. 1947년 재판의 판결문에 포함된 10가지 조항이 국제적 기준으로 인용되면서 '뉘른베르그 강령'으로 불리게 되었다. 최초의 의학연구윤리 강령으로 인간대상실험에서 '대상자의 자발적인 동의는 절대적으로 필수적'임을 명시하였다. 또한 과학적인 목적을 위해서만 연구를 수행하여야 하며, 대상자의 건강과 복지가 절대적으로 보호받아야 하고, 적절한 시설을 갖춘 곳에서 적합한 자격이 있는 연구자만이 연구를 할 수 있으며, 피험자는 언제라도 연구 참여를 그만둘 수 있다는 내용이 들어 있다.

이 후 세계 의사대회에서 채택된 헬싱키 선언(Declaration of Helsinki), 미국의 터스키기 사건 이후 제정된 벨몬트 보고서(The Belmont Report) 및 국제 표준화 임상시험 지침(ICH-GCP) 등이 개정 보완 되어 가면서 점차 강화되고 있다.

4) 우리나라 의약품임상시험관리기준(KGCP)

식품의약품안정처에서 고시한 의약품임상시험관리기준(Korean Good Clinical Practice, KGCP)은 위에서 언급한 임상시험의 윤리 지침과 그 맥을 같이 하고 있다. 기본원칙과 관련한 제3조에서 의약품임상시험관리기준은 임상시험은 헬싱키 선언에 근거한 윤리규정 등에 따라 수행되어야 함을 명시하고 있다. 국내에서 수행되는 의약품임상시험은 이 관리기준을 준수하여야 한다.

5) 임상시험 참여자의 역활

임상시험에는 각종 전문가들이 참여하여 분담된 역할을 수행하고 있다. 의약품임상시험관리기준(KGCP)에서는 임상시험 수행의 전문 참여자로 시험자, 시험 책임자, 시험 담당자, 임상시험 조정자, 관리약사, 의뢰자, 임상시험 수탁기관을 나열하고 있으며, 이들에 대해서는 다음과 같이 정의하고 있다.

① 시험자(investigator): 시험 책임자, 시험 담당자, 임상시험 조정자를 말한다. 병원에서 행해지는 경우는 대부분 전문분야 의사가 책임자가 된다.

② 시험 책임자(principal investigator): 시험기관에서 임상시험의 수행에 대한 책임을 갖고 있는 사람을 말한다.

③ 시험 담당자(subinvestigator): 시험 책임자의 위임 및 감독하에 임상시험과 관련된 업무를 담당하거나 필요한 사항을 결정하는 의사, 치과의사, 한의사(이하 '의사 등') 및 기타 임상시험에 관여하는 의료인을 말한다.

④ 임상시험 조정자(coordinating investigator): 각 시험기관의 시험 책임자 중에서 다기관 임상시험에 참여하는 시험자 사이의 의견을 조정할 책임을 부여받은 자를 말한다.

⑤ 관리약사(clinical trial pharmacist): 시험기관에서 임상시험에 사용되는 의약품의 인수, 보관, 조제, 관리 및 반납에 대한 책임을 갖는 약사로서 시험기관의 장이 지정한 자를 말한다.

⑥ 임상시험 의뢰자(sponsor): 임상시험의 계획, 관리, 재정 등에 관련된 책임을 갖고 있는 의약품의 제조업자(수입업자를 포함)를 말한다.

⑦ 임상시험 수탁기관(contact research organization, CRO): 임상시험과 관련된 의뢰자의 임무나

역힐의 일부 또는 전부를 대행하기 위하여 의뢰자로부터 계약에 의해 위임받은 개인이나 기관을 말한다.

⑧ 임상시험 담당자(clinical research coordinator, CRC): 시험 책임자의 위임과 감독 하에서 임상시험의 실무를 광범위하게 담당하는 시험 담당자로서 연구전후 및 전 기간을 통해 연구자와 환자뿐만 아니라 병원, 임상시험심사위원회, 의뢰자와 유기적인 관계를 유지하면서 프로젝트를 관리 진행한다. 임상의 실무에 밝은 전문인이 CRC에 적합하며, 국내에서는 간호사들이 주로 이 업무를 수행하고 있고 임상간호사의 새로운 전문분야로 개발되고 있다. 임상시험을 담당하는 이들을 특별히 임상시험 간호사(clinical research nurse)라고 부르기도 한다.

6) 임상시험의 단계별 종류

일반적으로 임상시험 단계는 시판 허가전 과정에서 3단계로 나눈다. 임상시험의 결과에 의해 식약처에서 시판 허가가 이루어진다. 시판이 시작되면 대량의 그리고 다양한 경우의 환자에게 처방이 됨으로 시험에 의해서 발견할 수 없었던 부작용이나 새로운 작용이 발견될 수 있다. 식약처에서는 시판 후 일정 기간을 간격으로 시판 후 임상시험을 실시하도록 한다. 이를 포함하는 경우에는 4단계로 구분된다.

(1) 제1상 임상시험(phase I trial)

제1상 시험은 의약품 후보 물질의 전임상 동물실험에 의해 얻은 독성, 흡수, 대사, 배설 및 약리작용 데이터를 토대로 비교적 한정된(통상 20~80명, 때로 20명 이하) 인원의 건강인에게 신약을 투여하고 그 약물의 체내동태(pharmacokinetics), 인체에서의 약리작용, 부작용 및 안전하게 투여할 수 있는 투여량(내약량)의 폭 등을 결정하는 것을 목적으로 하는 임상시험이다.

제1상시험은 투여용량에 따라 a와 b단계로 구분하기도 한다.

① Phase 1a[단일용량 상승시험(single ascending dose study, SAD)]: 단독용량을 투여한 후 안전성과 내약성을 확인하는 실험.

② Phase 1b[다중용량 상승시험(multiple ascending dose study, MAD)]: 반복용량을 투여하여 평형상태 혈장농도(steady state plasma concentration)에 대한 자료를 얻는 실험

(2) 제2상 임상시험(phase II trial)

제2상은 신약의 유효성과 안전성을 증명하기 위한 단계로, 약리효과의 확인, 적정용량 또는 용법을 결정하기 위한 시험이다. 통상 면밀히 평가될 수 있는 환자에 대해 한정된 인원수의 범위에서 행해지며 대상 환자 수는 100~200명 내외이나, 항균제와 같이 다양한 적응증을 갖는 약물의 경우에는 훨씬 많은 환자 수에서 진행되기도 한다.

(3) 제3상 임상시험(phase III trial)

제3상은 신약의 유효성이 어느 정도까지는 확립한 후에 행해지며, 시판허가를 얻기 위한 마지막 단계의 임상시험으로서 비교대조군과 시험처치군을 동시에 설정하여 용량, 효과, 효능과 안전성을 비교 평가하기 위한 시험이다. 대상 환자 수는 약물의 특성에 따라 달라지고 일반적으로 1/1000의 확률로 나타나는 부작용을 확인할 수 있는 경우가 바람직하다.

(4) 제4상 임상시험(phase IV trial)

약이 시판 사용된 후 장기간의 효능과 안전성에 관한 사항을 평가하기 위한 시험이다. 신약의 부작용 빈도에 대한 추가정보를 얻기 위한 시판 후 조사(post-marketing surveillance), 특수 약리작용 검색 연구, 약물사용이 이환율 또는 사망률 등에 미치는 효과 검토를 위한 대규모 추적연구, 시판전 임상시험에서 검토되지 못한 특수 환자군에 대한 임상시험, 새로운 적응증 탐색을 위한 시판 후 임상연구 등이 포함된다.

(5) 기타 임상시험

① 사전 시험(preclinical trial): 사람에게 실험하기 전에 세포 혹은 동물(in vitro/in vivo)를 이용하여 약물의 여러 가지 효과 및 정보를 얻기 위해서 시행하는 시험이다. 이 결과를 기본으로 임상시험 허가 여부가 결정된다. 세포 시험을 거쳐서 적절한 소동물에서 시행하며, 마지막으로 영장류에 대한 실험이 필요한 경우도 있다.

② 제0상 임상시험(phase 0 trial): 본격적인 임상시험에 들어가기 전에 동물실험의 결과와는 달리 사람에게서 전혀 다르게 작용하는 경우를 대비해 몇 사람에게만 아주 작은 양을 투여해 사전시험에서와 비슷한 결과가 나오는지를 보는 시험한다. 필수 사항은 아니며 선택적으로 시행한다.

학습과제

1. 임상시험에서 지켜야 할 윤리의 기본원칙이 지켜지지 않은 예를 들어보시오.
2. IRB의 심사는 어떤 관점으로 이루어지는가?
3. 비윤리적으로 이루어지는 연구에 대해서 IRB가 할 수 있는 역할은 무엇인가?
4. 임상시험에 지켜야 할 윤리원칙은 어떤 것이 있는가?
5. 임상시험의 단계와 목표는 무엇인가?

○ 참고문헌

1. 보건복지부. 약사법 시행규칙. 의약품 임상시험 관리기준. [개정 2012].
2. 식품의약품안전청 임상시험 관련자를 위한 기본교육교재. 2012.
3. 김용진. 임상연구윤리 위원회의 임무와 운영. 영남의대 잡지. 2013.
4. Nuremberg code. Directives for human experimentation. Avialable from: http://helix.nih.gov:8001/ohsr/nuremburg.phtml.
5. The Belmont report ethical principles and guidelines for the protection of human subjects of research. Available from: http://www.fda.gov/oc/oha/ IRB/toc11.html#The Belmont Report.
6. Code of federal regulations of the United States. Available from: http://www.ecfr.gov.
7. Categories of research that may be reviewed by the institutional review board (IRB) through an expedited review procedure. Available from http://www.hhs. gov/ohrp/policy/expedited98.html
8. 식품의약품안정청, 국립독성연구원. 임상시험 관련자를 위한 기본교재. 2006.
9. 신상구. 신약의 임상개발과정과 국내 여건의 변화. 2003.
10. https://www.khidi.or.kr/board/view?pageNum=22&rowCnt=10&no1=42&linkId=147770&menuId=MENU00095&maxIndex=00001477859998&minIndex=00001477299998&schType=0&schText=&boardStyle=&categoryId=
11. 한국임상시험포털 K-Clinic., https://www.koreaclinicaltrials.org/kr/contents/kclic_info_04/view.do
12. 식품의약품안정처. [별표4] 의약품 임상시험관리기준 (제30조제1항 관련). 2018.

Chapter 12

바이오뱅크 생명윤리

= 학습목표 =

1. 바이오뱅크의 정의, 중요성과 관련 용어를 설명할 수 있다.
2. 생명윤리법을 준수하는 연구용 인체유래물은행과 인체조직법을 따르는 치료용 인체조직은행의 차이를 설명할 수 있다.
3. 인체자원의 수집 · 보관법 · 분양 절차를 설명할 수 있다.
4. 정밀의료 서비스 구축을 위한 바이오뱅크와 보건의료 빅데이터를 예를 들어 설명할 수 있다.

바이오뱅크(biobank, 인체유래물은행 또는 인체자원은행)는 수술 후 잔여조직, 혈액, 세포, 체액 등의 인체유래물과 그에 관련된 역학(疫學) · 임상 · 유전 정보 등을 수집 · 보존하여 이를 직접 이용하거나 타인에게 제공하는 기관을 말한다. 21세기 의학 및 생명과학 연구는 유전체학[1]과 오믹스(omics) 연구기술의 발전으로 정밀의학 또는 개인 맞춤의학(precision or personalized medicine)을 구현하였고, 중개연구(translational research)라는 새로운 연구 분야를 실현시켰다. 양질의 생물자원(bioresources or specimen)과 시료정보가 제공되고 관련된 유전 정보(유전체 연구 결과)와 임상 · 역학 정보를 제공하는 바이오뱅크가 연구자와 연계될 때, 진단과 치료에 기여할 중개연구와 정밀의학이 구현될 것이다.

1. 인체조직은행과 인체유래물은행

1) 치료용 인체조직은행과 연구용 인체유래물은행

바이오뱅크는 인체조직 안전 및 관리 등에 관한 법률(약칭: 인체조직법)을 따르는 의료용 인체조직은행과 생명윤리 및 안전에 관한 법률(약칭: 생명윤리법)을 준수하는 연구용 인체유래물은행으로

1) "유전체(genome)"란 유전자(gene)와 염색체(chromosome)를 합성해 만든 용어. 특정 생명체가 갖고 있는 유전 정보의 총합을 뜻한다. 모든 생명체는 유전 정보를 염색체라는 곳에 저장하는데 사람의 경우 부모에게서 절반씩 물려받은 23쌍, 46개의 염색체가 있다. 각각의 염색체에는 DNA 가닥이 촘촘하게 감겨 있고, DNA 가닥에는 네 가지 염기(A · G · C · T)가 서로 결합해 이어져 있다.

나눌 수 있으며, 어느 은행이든 보건복지부의 개설 허가를 받아서 개설 · 운영한다.

환자 치료 목적의 바이오뱅크는 '인체조직은행'으로 불리며, 종합병원이나 일부 개인 전문병원에서 운영하는 혈액은행, 조혈모세포은행[2], 줄기세포 은행, 난자은행, 정자은행 등이 있다. 인체조직법 제 3조[3]에 의거하여 신체의 일부는 사람의 건강, 신체회복 및 장애 예방을 위하여 채취하여 이식할 수 있다.

연구목적의 바이오뱅크는 '인체유래물은행' 또는 '인체자원은행'으로 불리고, 인체에서 유래한 물질과 유전 정보 등 인체자원을 수집 · 보관하고 연구자들에게 인체 자원을 분양하고 있다. 우리나라 대학병원이나 일부 종합병원에서 인체자원은행, 병원체 자원은행, 뇌은행, 혈청은행, 연구용 세포주은행, 질환중심 특화은행 또는 연구소재은행 등이 있고, 약 90 여개의 인체유래물은행이 개설 허가[4]를 받았다. 인체유래물은행은 생명윤리법에 따라서 인체유래물을 수집 · 관리 · 분양한다. 이 단원에서는 주로 인체유래물은행에 관하여 기술한다.

2) 바이오뱅크와 관련된 용어들

바이오뱅크와 관련된 용어들은 아래와 같다.

① 인체유래물(人體由來物): 인체로부터 수집하거나 채취한 조직 · 세포 · 혈액 · 체액 등 인체 구성물 또는 이들로부터 분리된 혈청, 혈장, 염색체, DNA(Deoxyribonucleic acid), RNA(Ribonucleic acid), 단백질 등을 말한다.

② 인체유래물 연구: 인체유래물을 직접 조사, 분석하는 연구를 말한다.

③ 인체유래물은행: 인체유래물 또는 유전 정보와 그에 관련된 역학정보(疫學情報), 임상정보 등을 수집 · 보존하여 이를 직접 이용하거나 타인에게 제공하는 기관을 말한다. 생명윤리법 제41조에서 정한 시설 · 장비 및 인력 기준을 갖추고 보건복지부장관의 개설허가를 받아, 향후 연구

---

2) 조혈모세포은행: 조혈모세포는 혈액 내 적혈구와 백혈구, 혈소판을 비롯한 각종 면역세포를 만든다고 해서 '어머니 세포'로 불린다. 골수나 말초혈, 제대혈 속에 주로 들어 있다. 난치성 혈액질환 환자 치료에 필요한 조혈모세포 기증희망자의 조직 적합성 항원 검사가 필요하다. 조직 적합성 항원은 조혈모세포 이식 여부를 결정하는 항원으로 기증자와 환자의 적합성 항원이 같아야 거부반응이 일어나지 않는다. http://m.chosun.com/svc/article.html?sname=biz&contid=2018060600872

3) 인체조직안전 및 관리 등에 관한 법률(약칭: 인체조직법) 제 3조에 따라 기증받은 "인체조직"이라 함은 장기등 이식에 관한 법률 제3조 제1호의 규정에 의한 장기 등에 속하지 아니하는 다음에 해당하는 것(이하 "조직"이라 한다)을 말한다.
가. 뼈 · 연골 · 근막 · 피부 · 양막 · 인대 및 건
나. 심장판막 · 혈관
다. 신체의 일부로서 사람의 건강, 신체회복 및 장애예방을 위하여 채취하여 이식될 수 있는 것이다.

4) "인체유래물은행의 개설허가를 위한 시설 · 장비 및 인력 기준"(생명윤리법 제16조 제1항 관련)은 다음과 같다.
1. 인체유래물 및 유전 정보와 그에 관련된 역학정보, 임상정보 등을 수집 · 보존하는 경우
가. 시설기준: 정보관리실, 인체유래물 처리실, 인체유래물 저장실, 세포를 배양하여 보관하는 경우 세포배양실
나. 장비기준: 냉장고, 냉동고, 초저온 냉동고(Deep freezer), 원심분리기, 멸균기, 전산 장비, 데이터시스템, 액체질소탱크(세포를 저장하는 경우만 해당한다)
다. 인력기준: 정보의 관리 및 보안을 담당하는 책임자 1명 이상, 인체유래물 등의 관리 및 연구를 위한 연구자 2명 이상
2. 유전 정보와 그에 관련된 역학정보, 임상정보 등을 수집 · 보존하여 제공하는 경우: 정보관리실, 전산장비, 데이터시스템, 정보의 관리 및 보안을 담당하는 책임자 및 연구자 각 1명 이상

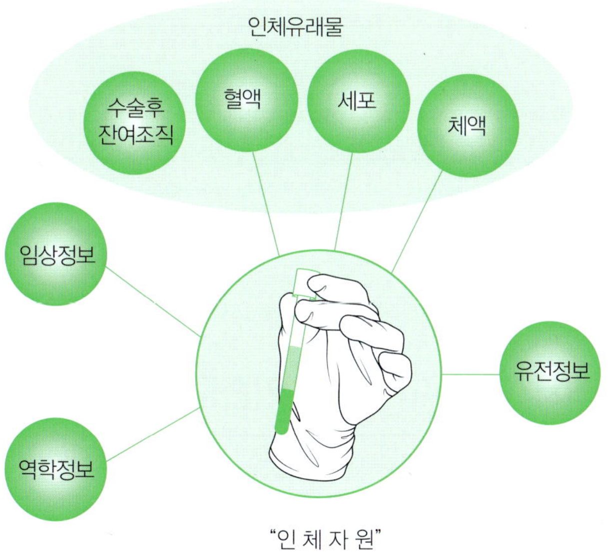

그림 12-1. **인체자원은행이란 수술 후 잔여조직, 혈액, 세포, 체액 등의 인체자원(인체유래물)과 그에 관련된 정보 즉, 역학(疫學) · 임상 · 유전 등의 정보를 수집 · 보존하여 이를 직접 이용하거나 타인에게 제공(분양)하는 기관을 말한다.**

목적으로 "인체유래물"을 저장하여 연구자에게 이를 분양하는 기관 혹은 부서이다. 즉, 넓은 의미의 바이오뱅크를 뜻하며, 기관에 따라 "검체은행", "인체자원은행", "유전자은행" 등으로도 불린다. 생명윤리법에서의 명칭은 모두 "인체유래물은행"이다.

④ 유전 정보: 인체유래물을 분석하여 얻은 개인의 유전적 특징에 관한 정보를 말한다.

⑤ 유전자 검사: 인체유래물로부터 유전 정보를 얻는 행위로서 개인의 식별 또는 질병의 예방 · 진단 · 치료 등을 위하여 하는 검사를 말한다.

2. 인체유래물의 수집

수집이란 단위은행에서 기증자로부터 동의를 얻어 인체자원을 모으는 행위뿐만 아니라 기탁 받은 인체자원을 등록하여 자원화하는 일련의 과정을 말한다. 자원은행 코디네이터(미국은 honest broker라고 함)라 부르는 자원은행 직원(주로 임상병리사, 의무기록사, 연구간호사, 정도관리 연구원)이 수집, 정보관리, 정도관리 및 분양 등의 은행 업무를 담당한다. 임상의사와 간호사 등의 의료진이 인체자원 기증 대상자에게 충분한 설명(告知)에 입각한 사전 동의서(informed consent, 약칭 사전 동의서)를 획득하여 자원을 수집하다. 바이오뱅크의 수집절차는 그림 12-2와 같다.

인체유래물은행에서 등록 · 자원번호 생성, 가공, 저온보관, 정도관리, 분양, 이관 및 폐기 등을 수행하는 은행 업무는 "인체자원은행 정보관리시스템(Biobank Information Management System,

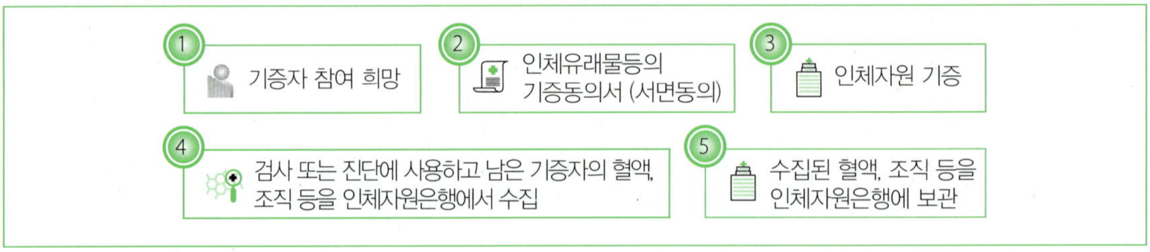

그림 12-2. 바이오뱅크의 수집절차

BIMS)[5)]”을 이용하는 표준운영지침(Standard operation procedure, SOP)[6)]에 따라 수행된다.

1) 환자의 사전 동의서: 인체유래물등의 기증동의서와 인체유래물 연구동의서

환자의 진단과 치료를 위한 진료가 아니면 즉, 생명과학 연구 개발을 위해서 인체자원과 임상 · 역학 정보를 수집할 필요가 있으면, 반드시 환자의 동의 획득이 필요하다. 환자의 동의 하에 진단 후 남은 조직 · 세포 · 혈액 · 체액 등을 향후 연구 목적으로 활용하기 위해 인체자원은행에 기증하는 것이다.

인체자원에 대한 사전 동의서에는 인체유래물등의 기증동의서와 인체유래물 연구 동의서(그림 12–3)가 있다. 인체유래물등의 기증 동의서는 기간의 명시가 없고, 연구의 구체적인 목적 기술도 없는 은행용의 포괄적인 동의서이다. 반면에 인체유래물 연구 동의서는 연구의 목적, 인체유래물의 종류와 수량, 보존기간, 보존기간 내 2차적 사용을 위한 제공여부, 제공시 익명화 해지[7)](개인식별정보 포함) 여부를 환자에게 충분한 설명을 하고 동의서 사본을 1부 받아 보관한다. 연구자가 연구목적에 국한된 수집을 하는 것이고, 다른 연구목적으로 자원을 이관하거나, 은행 업무를 하면 개인정보보호를 위한 익명화[8)](개인식별정보의 암호화)가 어렵고, 타 연구의 사용에는 환자로부터 다시 동의를 받기가 어렵고, 폐기 등의 작업을 개인 연구자가 감당하기도 쉽지 않아서 생명윤리법에 저촉되기 쉽다. 인체자원 기증 대상자(피험자)에 대한 설명문 내용은 다음 쪽과 같다. 이러한 설명서를 구비하는 이유는 충분한 사전설명에 입각한 사전동의서(informed consent)가 되어야 하기 때문이다.

---

5) 인체자원은행 정보관리시스템(Biobank Information Management System, BIMS): 국립중앙인체자원은행이나 단위은행에 수집된 인체자원의 보관, 관리 및 분양현황 등에 대한 정보를 담고 있는 시스템을 말한다.

6) **표준운영지침**(Standard operation procedure, SOP): 특정업무를 표준화된 방법에 따라 일관되게 실시하기 위해 필요한 해당 절차 및 수행방법 등을 상세히 기술한 문서를 말한다.

7) 익명화 해지: 단위은행에서 인체자원을 제공받은 연구자 또는 연구기관이 기증자의 개인식별정보 제공을 요청할 경우, 기관생명윤리위원회 심의를 거쳐 기증자의 개인식별정보에 접근하는 것을 말한다. 단, 기증자가 본인의 개인식별정보를 제공하는 것에 동의한 경우에 한한다.

8) **익명화**: 개인식별정보를 영구적으로 삭제하거나, 개인식별정보의 전부 또는 일부를 해당 단위은행의 고유식별기호로 대체하는 것을 말한다. 익명화 단계에서 제거되어야 할 신원 확인 정보는 이름, 생년월일, 사진, 주소, 전화번호, 팩스번호, 주민등록번호, 운전면허증번호, 각종 자격증번호, 은행계좌번호, 전자메일주소, URLs, IP 번호, 기타 특정 개인을 식별할 수 있는 가능한 모든 기호이다.

피험자 사전 동의서 설명문

1. 연구 과제명: 질환군 인체자원 수집(보건복지부)
   - 책임자:
   - 시행기관(사업단):

본 동의서 설명문은 귀하에게 연구에 대한 정보를 제공하기 위한 것입니다. 그러므로 연구에 참여하는 것을 동의하시기 전에 본 설명문을 주의 깊게 읽고 연구에 대해 이해하여 주시길 부탁드립니다. 만약 귀하께서 본 연구에의 참여를 동의한다면, 귀하가 본 연구를 이해하였다는 것을 확인하기 위하여 동의서에 서명하여 주시기 바랍니다. 이해하지 못하는 정보는 언제라도 담당자에게 질문하시고 정보와 답변을 이해할 수 있는 시간을 충분히 가지시기 바랍니다.

2. 인체유래물은행에 보관되는 물질의 종류
   1) 검사 후 남은 잔여검체(추가로 환자분이 제공할 필요는 없습니다.)
      - 조직, 혈액, 체액, 임상정보, 역학정보(개인식별정보는 제거됩니다.)
   2) 수집된 인체유래물은 2차 가공될수 있습니다.
      - 유전물질(DNA, RNA), 단백질, 세포

3. 인체유래물 채취 및 수집에 따른 위험성

질환의 진단을 위해 채취된 검체 중에서 검사 후 폐기할 검체를 다시 저장하는 것이므로 추가적인 채취는 절대 없습니다. 따라서 추가적인 채취로 인한 위험성은 없습니다.

(예외 경우; 인체유래물은행에서는 주로 질환의 검사를 위하여 사용하고 남은 검체를 수집하여 저장합니다. 따라서 정상인의 자원이 현격하게 부족합니다. 그러나 연구를 위해서는 실험군 외에 대조군도 필요한데 필요에 따라서 이를 위하여 정상인으로부터 인체유래물을 채취하는 경우도 있습니다. 연구를 위하여 대조군을 정상인으로부터 채취하는 경우 해당 인체유래물을 채취할 수 있는 적법한 권한을 가진 의사나 간호사가 인체유래물을 채취합니다. 채취는 비교적 안전하며 위험성이 낮은 방법으로 시행하므로 안심하셔도 됩니다. 또한 이 경우 채취 후 개인식별정보의 보안 및 기타 사항들은 검사 후 남은 잔여검체를 수집하는 경우와 동일하게 시행하므로 안정성 및 개인정보의 보안문제는 안심하셔도 됩니다.)

4. 개인정보보호

검체 채취 시 수집된 개인식별정보(이름, 사진, 전화번호, 주민번호, 주소, 병록번호 및 개인 식별이 가능한 모든 정보)는 인체유래물은행에서 철저하게 제거(익명화)를 합니다. 추후 연구자에게 제공되는 정보는 개인식별정보는 완전히 제거된 상태의 임상정보 및 역학정보(연구에 필요한 정보)를 제공합니다. 따라서 개인정보의 유출에 의한 피해는 없습니다.

5. 수집된 인체유래물의 사용

본 사업의 특성상 수집된 인체유래물의 사용처를 명확하게 명기할 수는 없습니다. 그러나 각 기관의 생명윤리심의위원회(IRB) 및 인체유래물은행의 운영위원회에서 철저한 검증을 거친 연구에만 기증하신 소중한 유래물을 연구자에게 제공하여 공공의 이익에 기여될 수 있도록 최선을 다하고 있습니다.

6. 연구 참여로 얻을 수 있는 혜택

본 연구를 통해서 직접적인 혜택을 얻지 못할 가능성도 있습니다. 하지만 귀하의 참여가 향후 환자 진단 및 치료에 획기적인 정보와 기술의 발전에 큰 도움이 될 것입니다.

7. 동의 철회 및 파기

귀하가 본 연구에의 참여를 선택하는 것은 자유의지입니다. 귀하가 연구에의 참여를 동의하지 않을 수 있으며 연구기간 중 언제라도 참여를 중단할 수 있습니다. 어느 경우에라도 연구기관에서 귀하에게 부여된 권한에 제약을 받거나 혜택을 잃지 않을 것입니다. 만약 귀하가 연구를 중단하기로 결정하였다면 OO대학교병원 인체유래물은행으로 연락해야 합니다.

또한 귀하의 담당의사가 귀하의 연구 참여를 중단하는 것이 최선이라고 판단하거나 귀하가 본 연구에의 참여를 지속할 수 없을 때 연구를 중단하거나 이를 요청 할 수 있습니다.

8. 비밀보장

본 동의서에 서명하시면 OO대학교병원의 전산망과 연계하여 임상정보를 인체유래물은행의 전산망에 저장을 합니다. 이때 개인식별정보(이름, 주민번호, 차트번호)를 열람할 수 있는 인원은 정보담당자로 제한됩니다. 저장되는 정보는 암호화를 통하여 정보담당자 이외의 인원은 열람이 불가능합니다. 인체유래물은행에서는 전산시스템을 독립적으로 구축하여 철저하게 개인의 비밀을 보장하기 위한 시스템을 가동하고 있습니다. 따라서 개인의 정보가 외부로 유출될 가능성은 없고 연구자에게도 최소한의 필요한 임상정보 및 역학정보만 제공(개인식별정보 제거)하고 있으므로 비밀보장은 안심하셔도 됩니다.

9. 귀하는 언제라도 연구 정보에 대해 질문이 있으면 OO대학교병원 인체유래물은행에 문의를 할 수 있습니다. 또한 연구와 관련된 걱정이나 불만이 있을 경우에도 언제나 인체유래물은행에게 연락하실 수 있습니다.

인체유래물은행 연락처

전화번호: 소속기관: OO대학교병원(인체자원은행)

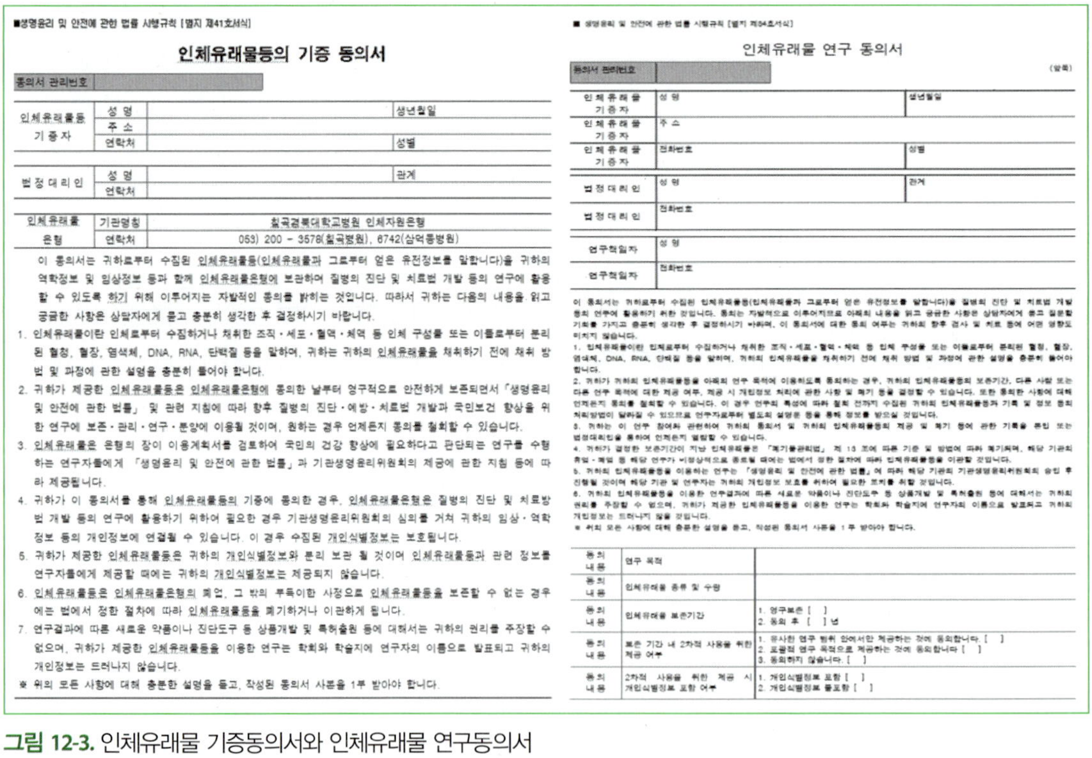

■생명윤리 및 안전에 관한 법률 시행규칙 [별지 제41호서식]

인체유래물등의 기증 동의서

동의서 관리번호			
인체유래물등 기증자	성 명		생년월일
	주 소		
	연락처		성별

법정대리인	성 명		관계
	연락처		

인체유래물 은행	기관명칭	칠곡경북대학교병원 인체자원은행
	연락처	053) 200 - 3578(칠곡병원), 6742(삼덕동병원)

이 동의서는 귀하로부터 수집된 인체유래물등(인체유래물과 그로부터 얻은 유전정보를 말합니다)을 귀하의 역학정보 및 임상정보 등과 함께 인체유래물은행에 보관하여 질병의 진단 및 치료법 개발 등의 연구에 활용할 수 있도록 하기 위해 이루어지는 자발적인 동의를 밝히는 것입니다. 따라서 귀하는 다음의 내용을 읽고 궁금한 사항은 상담자에게 묻고 충분히 생각한 후 결정하시기 바랍니다.

1. 인체유래물이란 인체로부터 수집하거나 채취한 조직·세포·혈액·체액 등 인체 구성물 또는 이들로부터 분리된 혈청, 혈장, 염색체, DNA, RNA, 단백질 등을 말하며, 귀하는 귀하의 인체유래물을 채취하기 전에 채취 방법 및 과정에 관한 설명을 충분히 들어야 합니다.
2. 귀하가 제공한 인체유래물등은 인체유래물은행에 동의한 날부터 영구적으로 안전하게 보존되면서 「생명윤리 및 안전에 관한 법률」 및 관련 지침에 따라 향후 질병의 진단·예방·치료법 개발과 국민보건 향상을 위한 연구에 보존·관리·연구·분양에 이용될 것이며, 원하는 경우 언제든지 동의를 철회할 수 있습니다.
3. 인체유래물은 은행의 장이 이용계획서를 검토하여 국민의 건강 향상에 필요하다고 판단되는 연구를 수행하는 연구자들에게 「생명윤리 및 안전에 관한 법률」과 기관생명윤리위원회의 제공에 관한 지침 등에 따라 제공됩니다.
4. 귀하가 이 동의서를 통해 인체유래물등의 기증에 동의한 경우, 인체유래물은행은 질병의 진단 및 치료방법 개발 등의 연구에 활용하기 위하여 필요한 경우 기관생명윤리위원회의 심의를 거쳐 귀하의 임상·역학정보 등의 개인정보에 연결될 수 있습니다. 이 경우 수집된 개인식별정보는 보호됩니다.
5. 귀하가 제공한 인체유래물등은 귀하의 개인식별정보와 분리 보관 될 것이며 인체유래물등과 관련 정보를 연구자들에게 제공할 때에는 귀하의 개인식별정보는 제공되지 않습니다.
6. 인체유래물등은 인체유래물은행의 폐업, 그 밖의 부득이한 사정으로 인체유래물등을 보존할 수 없는 경우에는 법에서 정한 절차에 따라 인체유래물등을 폐기하거나 이관하게 됩니다.
7. 연구결과에 따른 새로운 약품이나 진단도구 등 상품개발 및 특허출원 등에 대해서는 귀하의 권리를 주장할 수 없으며, 귀하가 제공한 인체유래물등을 이용한 연구는 학회와 학술지에 연구자의 이름으로 발표되고 귀하의 개인정보는 드러나지 않습니다.

※ 위의 모든 사항에 대해 충분한 설명을 듣고, 작성된 동의서 사본을 1부 받아야 합니다.

인체유래물 연구 동의서

(앞쪽)

동의서 관리번호		
인체유래물 기증자	성 명	생년월일
인체유래물 기증자	주 소	
인체유래물 기증자	전화번호	성별
법정대리인	성 명	관계
법정대리인	전화번호	
연구책임자	성 명	
연구책임자	전화번호	

동의 내용	연구 목적	
동의 내용	인체유래물 종류 및 수량	
동의 내용	인체유래물 보존기간	1. 영구보존 [ ] 2. 동의 후 [ ] 년
동의 내용	보존 기간 내 2차적 사용을 위한 제공 여부	1. 유사한 연구 범위 안에서만 제공하는 것에 동의합니다. [ ] 2. 포괄적 연구 목적으로 제공하는 것에 동의합니다 [ ] 3. 동의하지 않습니다. [ ]
동의 내용	2차적 사용을 위한 제공 시 개인식별정보 포함 여부	1. 개인식별정보 포함 [ ] 2. 개인식별정보 불포함 [ ]

그림 12-3. 인체유래물 기증동의서와 인체유래물 연구동의서

2) 잔여 검체 수집에 대한 윤리적인 쟁점: opt-out and opt-in system

병원 진단검사의학과에서 진단 검사용으로 채취하여 검사한 후 남은 잔여 검체(remnant specimen)는 혈청, 혈장, 연막, 체액 등의 형태로 저온실(cold room, 4℃)에 1주일 정도 보관하였다가 폐기한다. 병원 병리과에서 검사하고 남은 잔여검체는 세포와 조직 및 그 슬라이드(특수 · 면역 염색 슬라이드), 파라핀블럭 등으로 실온에서 5~20년 정도 보관 후 폐기된다.

대부분의 잔여 검체는 환자의 동의서가 없으므로 법정 5년의 보관기간 중, 재검사나 정도관리용으로 사용된다. 연구용 인체자원의 분양에 대한 수요가 증가함에 따라서 기관생명윤리위원회(institutional review board, IRB)[9]에서 연구자들의 사전연구계획서를 검토하고 승인받으면 연구용으로 사용 가능하다. 인체유래물은행의 도움으로 개인 식별 정보를 익명화하고, 분양절차를 거쳐서 의생명과학자나 의료기기 개발업체의 연구개발에 제한적으로 분양되며, 은행에서 이관 및 폐기보고서를 작성한다.

임상 · 역학 · 유전 정보와 연계된 인체자원의 기증동의를 옵트아웃(opt-out; 별도로 거부 의사를 밝히지 않는 한 진단 · 치료용으로 채취한 환자의 인체유래물의 기증 여부를 의료진이 결정할 수 있는 시스템)으로 자원수집과 연구개발을 활성화하자는 의견이 증가하고 있다. 네덜란드, 영국, 일본 등에서 실시하고 있는 제도인데, 우리나라도 2018년 장기이식 제노를 옵트아웃으로 변경하는 인체조직 법안을 상정한 상태이다. 기존의 옵트인(opt-in; 사후 장기 및 조직을 자발적으로 기증해야 하는 시스템)보다는 장기기증과 이식을 증가시킬 것이라고 보기 때문이다. 옵트아웃 시스템이 그 자체로 인체유래물 연구를 증가시킬 것이라고 볼만한 확고한 증거는 거의 찾아볼 수 없다. 수집은 증가할 것이 분명하지만, 저장된 자원의 질(quality)과 저장비용은 주목할 필요가 있다.

3. 인체자원의 보관

자원의 질은 수집과정에서 대부분 결정된다. 자원의 완전성에 가장 큰 영향을 미치는 요소는 온도와 시간이다. 저온유지를 위해 자원은행까지 아이스박스를 사용하고, 이송시간을 최대한 줄이는 이송절차를 마련하도록 한다. 다양한 튜브로 이송된 혈액 및 조직 자원은 저온바이알(cryovial)에 넣어, 액체질소냉동고[10](liquid nitrogen tank, −196℃)나 초저온냉동고[11](deep freezer, −65℃~−70℃)에서 동결한다. 파라핀블럭(formalin-fixed paraffin-embedded tissue block, FPET)은 항온항습의 보관함 등의 저장설비에 보관한다(표 12−1).

---

9) 기관생명윤리위원회: 인간대상연구 또는 인체유래물연구를 수행하는 기관과 인체유래물은행 등에서 생명윤리 및 안전을 확보하기 위해 설치한 의사결정기구를 말한다.

10) 액체질소냉동고: 진공으로 단열된 냉동고 내부에 액체질소를 담아서 내부의 온도를 −196℃까지 낮추는 장비를 말하며, 액체질소를 담아두는 방법에 의해서 기체형태와 액체형태로 구분된다.

11) 초저온 냉동고: 전기를 사용하여 압축기를 작동시키고 냉매를 순환시켜 냉동고 내부의 온도를 −90℃까지 낮추는 장비를 말하며, 설정온도에 의해서 분류된다. 초저온 냉동고는 "기계식냉동고(mechanical freezer)"라고도 한다.

표 12-1. 튜브로 이송된 체액 조직 자원의 처리와 저장 과정

이송된 체액 조직 자원 튜브의 종류			임시저장 온도, 시간	1차 가공 제작	저장설비
EDTA tube	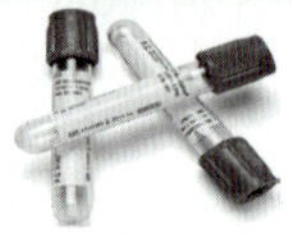	5 ml(cc) 10 ml(cc)	4 ℃, 3시간 이하	전혈(Whole blood) 혈장(Plasma) 연막(Buffy coat)	액체질소 냉동고(LN2 tank), 초저온 냉동고 (Deep Freezer)
SST tube	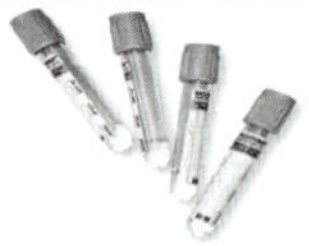	5 ml(cc) 10 ml(cc)	4 ℃, 3시간 이하	혈청(Serum)	액체질소 냉동고(LN2 tank), 초저온 냉동고 (Deep Freezer)
Conical tube	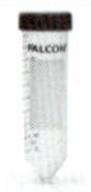	50 ml(cc)	4 ℃, 3시간 이하	복수, 흉수, 소변 등	액체질소 냉동고(LN2 tank), 초저온 냉동고 (Deep Freezer)
Tissue mass	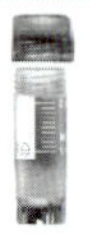	적출된 크기에 따라 다양함	-20 ℃, 30분 이하	저온바이알(Cryovial)	액체질소 냉동고(LN2 tank), 초저온 냉동고 (Deep Freezer)
파라핀블럭	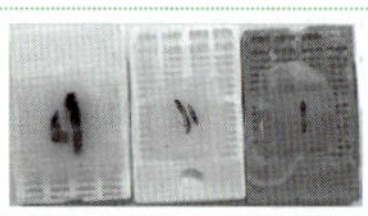	1 block	22 ℃, 1일 이내	FPET 블럭	항온 · 항습실

4. 인체자원의 분양

인체자원의 분양 절차는 인체유래물은행을 이용하는 방법과 질병관리본부의 인체자원분양데스크를 이용하는 방법이 있다. 인체자원 분양은 일반적으로 분양신청–접수–IRB심사 승인–은행운영위원회 분양심사–분양일정통보–분양–연구 결과물(논문 등) 제출의 과정을 거친다(그림 12–4).

1) 인체유래물은행을 이용하는 방법

내부 또는 외부 연구자로부터 자원제공에 대한 문의가 발생하면, 즉시 은행장 또는 운영위원에게 알려 분양 전 연구자와 운영위원(은행장) 간의 소통이 이루어질 수 있도록 한다. 자원이 있으면, 분양 관련 서류들을 준비하여 은행운영위원회(은행윤리위원회)에 상정하여 분양여부를 심사한다. IRB 심의에서 승인되면, 해당 자원을 신속하게 분양 처리한다. 분양자원의 이송은 자원은행 코디네이터

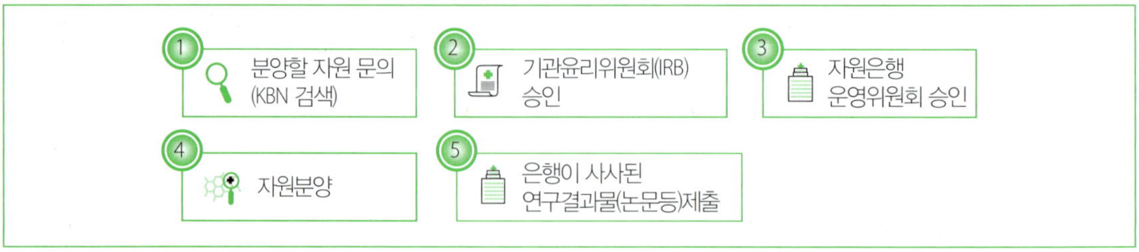

그림 12-4. 인체유래물은행을 통한 분양 절차

가 결정하고 자원을 이송한다.

2) 질병관리본부의 인체자원분양데스크 웹사이트를 이용하는 방법

질병관리본부의 질병보건통합관리시스템(http://is.cdc.go.kr)에 접근하여 연구자용 회원가입을 하고, 안내에 따라 검색과 자원선택, 분양상담, 분양신청, 분양심의, 분양, 분양 사후보고 순으로 진행을 하면 된다.

5. 한국인체자원은행사업과 정밀의료

1) 국립중앙인체자원은행과 인체유래물은행

2008년 국립중앙인체자원은행(질병관리본부 국립보건원 바이오뱅크과)을 중심으로 지역 거점 대학

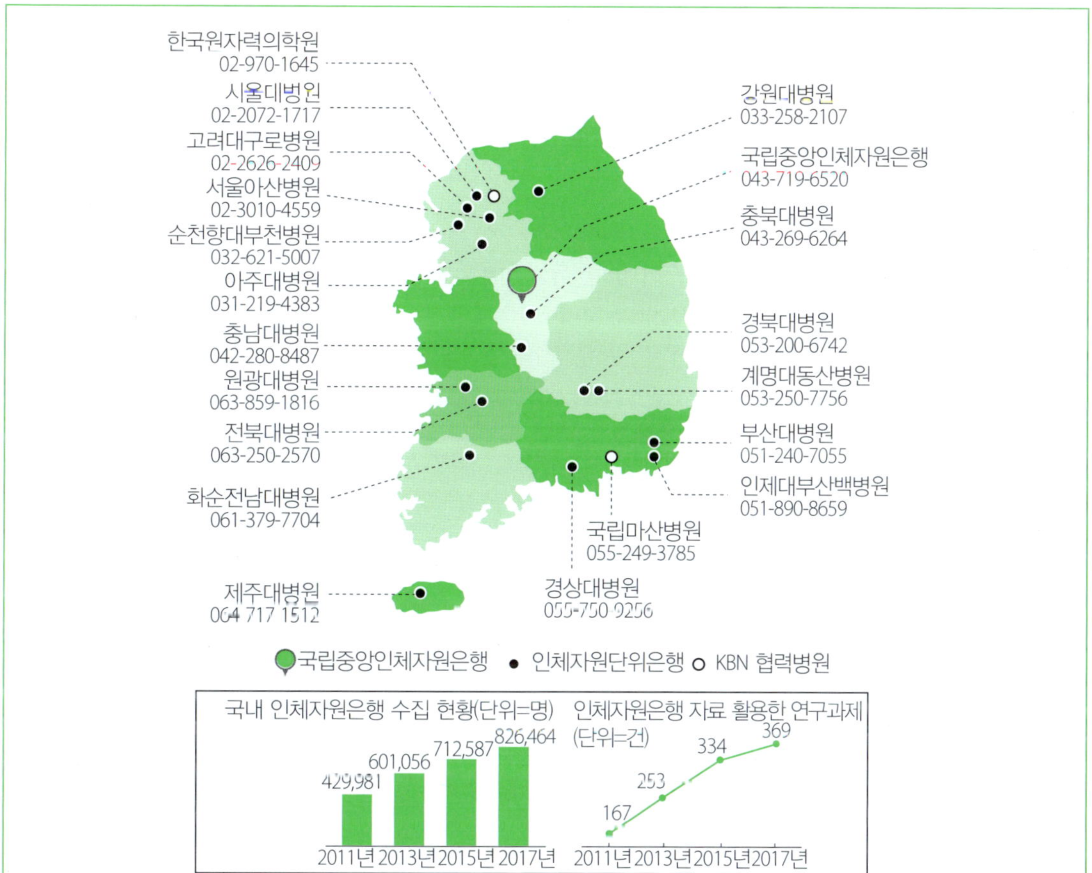

그림 12-5. 국립중앙인체자원은행(오송)을 중심으로 17개 대학병원 인체자원은행이 한국 인체자원은행 네트워크(Korea Biobank Network)를 구성하였다. 대규모 인구집단 코호트 기반인 중앙은행과 질병 기반인 대학병원의 인체자원 단위은행이 인체자원과 관련된 임상 · 역학 · 유전 정보를 수집, 관리하여 국내 연구자들에게 분양하고 있다.

병원의 인체유래물은행이 한국 인체자원은행 네트워크(Korea Biobank Network, KBN)를 구성하였다. 대규모 인구집단 코호트 기반인 인체자원 중앙은행과 질병 기반인 17개 대학병원의 인체자원 단위은행이 인체자원과 관련된 임상정보를 수집, 관리하여 국내 연구자들에게 분양하고 있다(그림 12-5).

2) 정밀의료(precision medicine)

정밀의료는 환자마다 다른 유전체 · 임상 · 생활습관 정보를 분석해 정확한 치료 타깃을 설정한 뒤 최적의 표적치료 방법을 제공하는 의료서비스다. 정밀의료서비스를 위해서는 유전체 정보 등 빅데이터가 구축되어 있어야 한다. 바이오뱅크에 대한 관심이 높아지고 있는 것은 세계적으로 정밀의료 서비스가 확산되고 있기 때문이다. 보건의료 빅데이터가 있어야 이를 분석하여 특정 환자에게 가장 잘 듣는 약을 처방하는 등 맞춤치료를 할 수 있기 때문이다(그림 12-6).

인체자원의 중요성이 커지면서 민간 차원에서도 자체 바이오뱅크를 설립하는 회사들이 늘고 있다. 혈액은행이나 정자은행처럼 건강한 사람에게서 대변을 기증받아 장내 미생물(마이크로바이옴)을 추출하고 분석하는 아시아 최초의 대변은행 '골드 바이옴'은 식이보충제 프로바이오틱스를 만드는 바

'졸리의 선택' 도운 보건의료 빅데이터, 반도체의 20배 시장

(출처: 중앙일보 기사, 2018.5.18.)

할리우드 스타 안젤리나 졸리(43)는 가슴이 없다. 유방암에 걸리지도 않았는데 수술을 선택했다. 2013년 유전자 검사에서 유방암에 걸릴 위험이 매우 높다는 의사의 말을 들었기 때문이다. 어머니와 이모를 유방암으로 잃었던 졸리는 '브라카1(BRCA1)'이란 유전자의 변이를 확인했다. 수술 후 졸리는 "유방암에 걸릴 확률이 87%에서 5%로 줄었다"고 말했다. 안젤리나 졸리의 수술은 전 세계 대중들에게 정밀의료의 기반인 유전자 분석 시스템에 대해 알리는 기폭제가 되었다. 이른바 '졸리 효과'로 전 세계에서 여성들의 브라카 유전자 검사가 크게 늘었다.

졸리의 선택은 '유전자 빅데이터' 덕분에 가능했다. 과정은 이렇다. 먼저 수많은 사람을 대상으로 방대한 유전자 데이터(빅데이터)를 수집한다. 이 중 유전자 변이로 생길 수 있는 질환의 자료를 뽑아낸다. 이어 개인의 의료기록과 가족력, 의학 보고서, 치료방법 간 상관관계를 분석한다. 이렇게 하면 어떤 부분에 어떤 질환이 발생할 수 있는지 상당 부분 예측이 가능해진다.

'4차 산업혁명' 시대를 맞아 전 세계 의료 · 건강관리 시장은 급속도로 변화하고 있다. 'ICBM'으로 요약되는 첨단 기술의 힘이다. ▶사물인터넷(I)으로 수집한 자료를 ▶클라우드(C)에 저장한 다음 ▶빅데이터(B) 분석으로 결과를 찾아내고 ▶모바일 디바이스(M)로 활용한다는 의미다. 경쟁력의 핵심은 양질의 빅데이터 확보와 이를 효율적으로 처리하는 기술 개발이다.

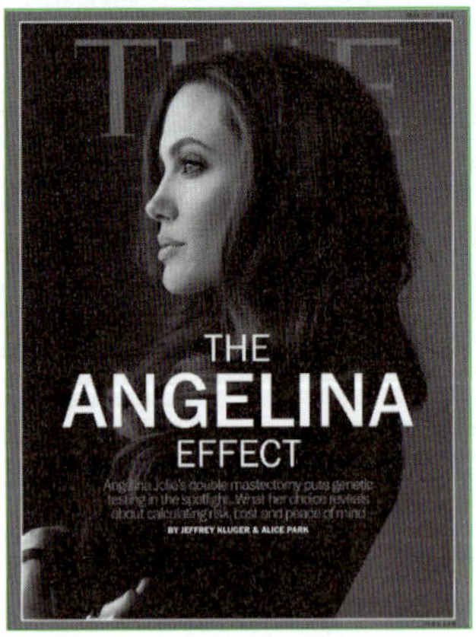

그림 12-6. 2013년 유전자 검사 후 유방암에 걸릴 확률을 줄이기 위해 절제수술 받은 앤젤리나 졸리

(출처: 중앙일보 기사, 2018.)

이오일레븐의 부설연구소에서 설립하였다. 한미약품 지주회사인 한미사이언스도 관계사 코리그룹을 통해 바이오뱅크 산업에 진출하였다.

3) 건강정보 빅데이터(healthcare big data) 산업

무형의 자산인 데이터가 기업과 국가의 성패를 좌우하는 차세대 주요 신성장 동력이 되고 있다. 환자의 임상 · 역학 정보, 생활습관 및 유전 정보 등 건강정보 빅데이터가 의료에서 활용되면 국민 건강 증진을 위한 의생명과학 연구개발의 활성화에도 크게 기여할 수 있을 것이다.

6. 바이오뱅크의 ELSI와 개인정보보호

'ELSI'란 윤리적, 법적, 사회적 이슈(ethical, legal and social issues/implications)의 줄임말로써 과학 기술의 영향을 포함한 사회문화적 영향에 대한 평가와 정책 등에 관한 것들을 통칭하여 사용되고 있다. 미국은 인간 게놈 프로젝트(Human Genome Project, HGP)가 시작되면서, 매년 ELSI에 대한 연구비를 투입하여 HGP에 대한 초기 반대와 일반시민의 불안감의 근거와 해소방안을 모색하면서, 유전체 연구에서 ELSI 연구는 인권과 존엄성을 확보하는데 상당한 도움을 주었다.

최근 유전체 연구는 환자의 임상 · 유전체 정보뿐 아니라, 재현성있는 연구 결과를 얻기 위해서 수백 명에서 수만 명의 대규모 인구집단 코호트 인체자원과 개인 생활습관까지 사용한다. 이렇게 대량의 시료를 사용하는 연구에서는 생물학, 정보학, 저장 · 운송기술의 융합뿐만 아니라 윤리적 · 법적 · 사회적 적용(ELSI)도 고려되어야 한다.

우리나라에서도 2001년 '인간 유전체 기능사업'의 일환으로 ELSI 연구가 본격화되기 시작하여 유전정보 보호방안, 인간 유전체 연구 활용에 대한 사회적 인식조사 등의 연구 활동을 벌여왔다. 또한 개인정보보호법이 사생활 보호(privacy)와 기밀유지(confidentiality) 차원에서 강조되고 있다.

1) 개인정보보호의 기본원칙

인체자원은행의 장은 생명윤리법 제44조항에 따라 인체자원의 익명화 방안이 포함된 개인정보보호 지침을 마련하고, 보안책임자를 지정하여야 한다. 개인정보보호 지침의 필수 포함 사항은 다음과 같다.

① 인체자원과 동의서의 관리에 필요한 익명화방법

② 물리적 · 행정적 개인정보보호 방법

③ 개인정보 제공 시 정보 제공 방법

④ 은행의 휴업 · 폐업 시 보관 중인 인체자원의 이관에 따른 개인정보 처리 방안

⑤ 인체자원 폐기 시의 개인정보 처리방안

⑥ 단위은행 직원에 대한 개인정보보호 교육

개인정보 처리방침 등 개인정보의 처리에 관한 사항은 일반적으로 공개하여야 하며, 열람 청구권 등 정보주체의 권리가 보장될 수 있도록 합리적인 절차를 마련하여야 한다. 개인정보를 수집하는 목적은 수집 당시에 명확히 특정되어 있어야 하고, 그 특정된 목적을 달성하기 위하여 직접적으로 필요한 범위 내에서만 개인정보를 처리하여야 한다. 개인정보의 처리과정에서 고의 또는 과실로 개인정보가 부당하게 변경 또는 훼손되지 않도록 하여야 한다. 개인정보는 정보주체의 권리가 침해받을 가능성과 위험의 정도에 상응하는 적절한 기술적 · 관리적 · 물리적 보안조치를 통하여 안전하게 관리하여야 한다. 개인정보를 처리함에 있어 처리 목적에 필요한 범위에서 개인정보를 처리하는 경우에도 가능한 한 정보주체의 사생활 침해를 최소화하는 방법을 선택하여야 하고, 정보주체의 동의를 얻은 경우라도 구체적인 업무의 특성상 가능한 경우에는 특정 개인을 알아볼 수 없는 형태로 개인정보를 처리하여야 한다.

2) 개인정보 관리 및 보안 체계

단위은행장은 생명윤리법 제44조항에 따라 개인정보 관리 및 보안을 책임지는 보안책임자를 지정한다. 보안책임자는 다음의 업무를 수행하여야 한다.

① 기증자의 개인식별정보와 인체자원의 분리보관
② 인체자원에 대한 기증자의 개인식별정보 익명화
③ 기증자와 인체자원의 기록 · 정보에 대한 보안조치
④ 익명화 해지 등에 관한 사항
⑤ 그 밖에 단위은행 보유 개인정보의 보호를 위해 필요한 사항

보안책임자는 개인정보 취급자로 업무상 필요한 한도 내에서 최소한으로 두고, 개인정보 처리 범위를 업무상 필요한 한도 내에서 최소한으로 제한하여야 하며, 개인정보 취급자로 하여금 "비밀유지 의무 동의서"을 제출하도록 하는 등 적절한 관리. 감독을 해야 하며, 인사이동 등에 따라 개인정보 취급자의 업무가 변경되는 경우에는 개인정보에 대한 접근 권한을 변경 또는 말소해야 한다. 보안책임자는 매년 초 당해 연도 개인정보보호 교육계획을 수립하여 시행한다.

3) 개인정보 수집 및 처리 단계별 준수사항

개인정보의 '수집'이란 정보주체로부터 직접 성명, 주소, 전화번호 등의 정보를 제공받는 것뿐만 아니라 정보주체에 관한 모든 형태의 개인정보를 취득하는 것을 말한다. 기증자에 대한 개인정보 수집은 생명윤리법 제37조 제1항에 따라 기증자 본인 또는 법정대리인으로부터 서면동의서를 받아 확보한다.

① 기증자의 임상 · 역학정보는 개인정보 취급자가 소속병원의 처방전달시스템(order communication system, OCS) 또는 전자의무기록(electronical medical record, EMR)에 직접 또는 간접적인 방법으로 접근하여 수집하며, 이때 수집할 수 있는 개인식별정보는 병원등록번호와 성명으로 한정한다.

② 인체자원 분양 업무를 위해 인체자원 분양신청자로부터 개인정보 수집 및 이용에 대한 동의를 받아야 하며, 수집하는 개인식별정보는 성명, 생년월일, 소속 기관, 부서 및 직위, 전화번호, 팩스번호, 전자우편, 학력사항 등을 포함한다.

4) 개인정보 관리

개인정보가 포한된 문서 및 전자 파일 관리업무는 지정된 개인정보 취급자에 한하여 업무가 수행되도록 관리한다. 개인정보의 안전한 보관을 위한 보관시설의 마련 또는 잠금장치의 설치 등 물리적 조치를 하여야 한다. 사전 동의서 파일(전자 문서화된 동의서), 분양 서식 파일, 역학 · 임상 · 유전정보 파일 등의 개인정보가 포함된 전자파일은 암호가 설정된 상태로 접근 권한이 개인정보 취급자로 제한된 컴퓨터에 보관 · 관리하여야 한다.

5) 개인정보 제공

개인정보의 "제공"이란 개인정보의 저장매체 또는 개인정보가 담긴 출력물이나 책자 등의 물리적 이전, 네트워크를 통한 개인정보의 전송, 개인정보에 대한 제3자의 접근권한 부여, 개인정보 처리자와 제3자의 개인정보 공유 등 개인정보의 이전과 공동으로 이용할 수 있는 상태를 초래하는 모든 행위를 말한다.

① 개인정보를 제3자에게 제공하는 경우에는 개인식별정보를 제거하고 익명화하여야 하며, 다른 정보와 결합하여서도 특정 개인을 알아볼 수 없는 형태로 제공하여야 한다.

② 개인식별정보를 제3자에게 제공하는 경우에는 IRB의 심의를 거쳐야 한다. 다만 개인정보 주체가 개인식별정보를 제3자 제공에 동의한 경우에는 그러하지 아니한다.

③ 단위은행으로부터 개인정보를 제공받은 자는 개인정보를 제공받은 목적 외의 용도로 이용하거나, 이를 제3자에게 제공하여서는 안 된다.

6) 개인정보 파기

개인정보의 보유기간이 경과된 경우 정당한 사유가 없는 한 보유기간 종료일로부터 5일 이내에 파기해야 하고, 개인정보 처리의 목적 달성, 해당 서비스의 폐지, 사업의 종료 등 불필요한 것으로 인정되는 날로부터 5일 이내에 그 개인정보를 파기하여야 한다. 또한 기증자가 개인정보 활용 동의를 철회하고 폐기를 원한 경우에는 즉시 폐기하여야 하며, 기증자의 개인정보가 불필요하게 되었을 경우에는 IRB 심의를 받아 파기한다.

① 분양된 기증자의 개인정보는 활용기간 만료 즉시 폐기되도록 관리하여야 하며, 활용기간 만료 일로부터 30일 이내에 연구자로부터 폐기확인서를 받아야 한다.
② 개인정보의 파기는 복원이 불가능한 방법으로 이루어져야 하며, 다음 중 어느 하나의 조치를 하여야 한다. 그 방법은 (1) 완전 파괴(소각 · 파쇄 등) (2) 전용 소각 장비를 이용하여 삭제, (3) 데이터가 복원되지 않도록 초기화 또는 덮어쓰기를 수행한다.
③ 전자 파일은 개인정보를 삭제한 후 복구 및 재생되지 않도록 관리 및 감독하여야 하며, 기록매체인 경우에는 해당 부분을 마스킹, 천공 등으로 삭제하여야 한다.
④ 개인정보의 파기에 관한 사항을 기록 · 관리하여야 한다.

7) 단위은행 휴업 · 폐업 시 개인정보처리 방안

단위은행이 휴업 또는 폐업으로 개인정보를 보존할 수 없는 경우 IRB의 심의를 거쳐 개인정보 파기 절차에 따라 폐기 또는 질병관리본부로 이관하여야 한다. 개인정보를 질병관리본부로 이관할 때에는 개인정보 제공에 관한 기록물을 함께 이관하여야 한다.

학습과제

1. 인체유래물은행과 인체조직은행의 차이를 설명하시오.
2. 졸리효과를 통해 정밀의학에 대해서 설명하시오.
3. 보건의료 빅데이터와 바이오뱅크에 대하여 설명하시오.
4. 개인정보보호의 중요성에 대하여 설명하시오.
5. 바이오뱅크의 ELSI란 무엇인가?

○ 참고문헌

1. 전재필, 한복기. 바이오뱅크 입문. 월드사이언스. 2009.
2. 유민외. 생명윤리. JMK. 2018.
3. 사랑의 장기기증 운동본부 블로그. [스코틀랜드 연구] Opt-out제도가 장기이식을 증가시킨다는 증거는 희박하다. https://blog.naver.com/donorlove/221324382516
4. '졸리의 선택' 도운 의료 빅데이터, 반도체의 20배 시장. 중앙일보. 2018. http://news.joins.com/article/22634394?cloc=joongang|article|clickraking
5. 경북대학교병원 인체자원단위은행 표준작업지침서. 2018.
6. 배한익 외. 병리검체은행의 외국 사례. 대한병리학회지. 2005.
7. 국립중앙인체자원은행 인체자원 정도관리지침. 바이오뱅크과, 질병관리본부. 2014.

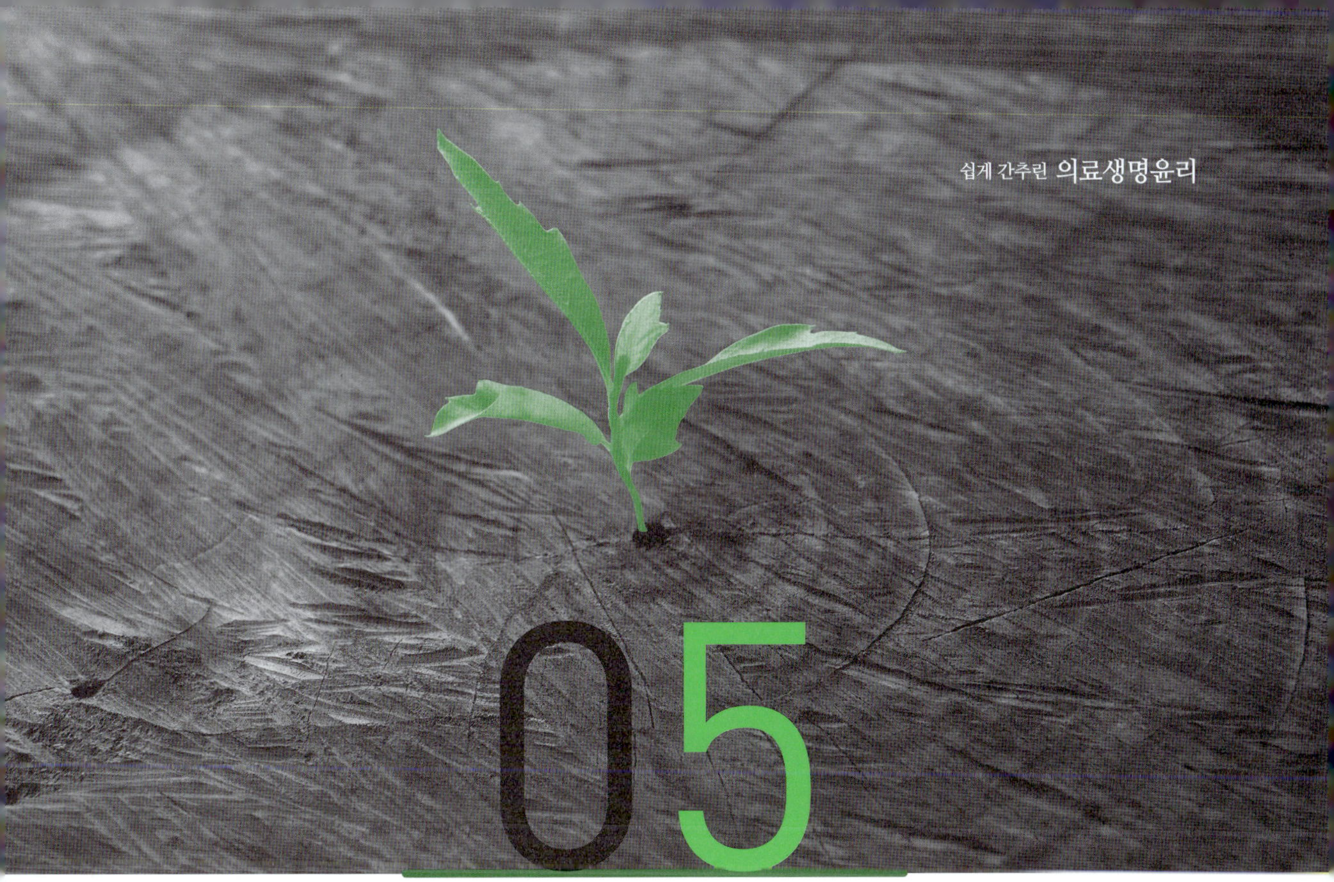

05

병원과 행복윤리

Chapter

13 의료인의 행복윤리

= 학습목표 =

1. 인간의 행복에 영향을 미치는 요인에 대해 설명할 수 있다.
2. 병원폭력에 대처하는 방법에 대해 설명할 수 있다.
3. 환자안전을 지킬 수 있는 방법에 대해 설명할 수 있다.

1. 행복윤리

1) 행복이란?

행복이란 일반적으로 기쁨, 환희, 즐거움, 사랑의 감정이 혼재된 더 이상 바랄게 없는 경지를 가리키는 단순한 용어로 정의된다. 많은 심리학자들은 행복은 거창한 것이 아니라 편안하고 안락하고 친밀한 가족, 공동체, 쾌적한 환경, 스트레스가 적은 일상들처럼 훨씬 단순한 것이라 주장한다.

행복공식이란 사람은 저마다 이미 설정된 행복의 범위가 있어 행복의 순간 또는 좌절의 순간에도 이내 자기 본래의 행복도로 되돌아오게 된다는 것으로 행복은 연습과 훈련을 통해 얻을 수 있으며 태도나 노력에 따라 달라질 수 있다고 하였다. 학습된 낙관성 훈련에 의해 행복을 느끼는 능력을 기른다면 유전적 요인과 환경적 요인을 지배할 수 있다.

2) 행복의 원천

(1) 긍정적 인간관계

제로섬(zero-sum)이란 무슨 일이 있어도 자신의 의견을 굽히지 않고, 상대방을 깍아내려서라도 이기려고 하는 것을 의미하며, 포지티브섬(positive-sum)이란 상대방의 의견에도 좋은 점이 있으면 수용하고, 서로에게 윈-윈(win-win)하는 방법을 모색하는 동고동락의 사고방식을 말한다. 인간관계에 적용시켜 보면 제로섬 관계는 결국 서로를 잃게 되고 관계도 악화될 수 밖에 없지만 이와 반대로 포지티브섬은 인간관계의 상승효과를 가져오게 된다.

(2) 직업만족도

셀리그만 교수는 즐거운 기분을 느끼면서 자신의 일에 몰입하여 삶의 의미를 발견할 수 있는 것이 진정한 행복이라고 정의하였다. 즐거움을 느낄 뿐 아니라 의미를 발견할 수 있는 일에 열정적으로 참여하는 것이 행복한 삶의 비결이라는 것이다.

(3) 사회적 기여와 여가활동

다른 사람을 돕는 이타적 행동은 기분을 긍정적으로 변화시키는 보상적 기능을 지닌다. 자원봉사 활동과 주관적 안녕의 관계를 다룬 37개의 연구를 종합하여 메타분석을 실시한 연구에 의하면 자원봉사활동이 주관적 안녕과 매우 밀접한 관계가 있다고 나타났다.

여가활동이 행복감을 증진시키는 이유는 의무감으로부터 해방된 편안함 속에서 휴식과 재미를 주어 일상생활의 스트레스를 해소시켜 주며, 긍정적인 기분을 유발시켜 주기 때문이다. 스스로 선택하여 자발적으로 참여하는 즐거운 활동이므로 기본적인 내재적 욕구를 충족시켜 주고 대인관계를 촉진시키며 개인의 정체감 형성에 도움을 주기 때문이다.

(4) 인생의 의미와 영적 추구

삶의 목표는 엄청난 잠재력을 이끌어 내는 요인이 된다. 또한 살아갈 의지를 심어주고 삶의 목적과 의미를 부여해 준다. 또한 어떠한 어려움에도 희망의 빛이 꺼지지 않게 만드는 위력을 가지고 있다. 그러므로 삶에 더 집중하게 하며, 역경과 고난 속에서도 인내하게 만든다. 그 과정에서 세속적인 것들보다 절대적인 것을 갈망하기도 한다. 이러한 노력들은 영적 추구라고 불리어지며, 이러한 영적 추구는 종교를 통해 이루어지는 경우가 흔하다. 종교는 행복과 정신건강에 도움이 되는 것으로 알려져 있다. 종교 활동에 적극적으로 참여하고 종교심이 깊은 사람일수록 육체적으로나 정신적으로 더 건강한 경향을 보인다.

3) 행복훈련

긍정적 정서 상태를 위해서 좋은 습관은 배우고, 나쁜 습관을 버리고, 긍정적인 사고와 정서가 길들여지도록 실천계획을 세우는 것이 중요하다. 부정적 상황에서도 긍정적 자기 암시(표 13-1)를 통해 긍정적인 생각들을 할 수 있다면 행복수준을 유지할 수 있다. 그러나 긍정적 사고는 개인적인 생

표 13-1. 긍정적 자기암시 문장 만들기(예시)

나만 실패 → 누구나 실패 항상 실패 → 이번만 실패 인생 실패 → 기회는 있다. 실패하기 싫어 → 반드시 성공할테야 끝까지 못하면 어쩌지? → 틀림없이 성공할테야	내겐 아무 재능도 없어 → 내겐 여러 가지 재능이 있어 이렇게 어려운 걸 어떻게 해 → 직접 해 보면 의외로 쉬울지도 몰라 내 능력으로는 도저히 못해 → 내 능력이라면 언젠가는 충분히 할 수 있어

표 13-2. ABCDE 모형의 예시

사 건(A):	누나가 최근 구입한 최신 노트북을 내가 빌려 사용하다가 떨어뜨려 액정이 깨져버렸다.
믿 음(B):	내가 너무 무책임했다. 누나가 굉장히 아끼는 노트북인데, 고장을 내버리다니. 누나가 알면 나한테 엄청 화를 내고, 나를 미워할거야. 나는 왜 이렇게 덤벙거릴까? 누나가 노트북을 새로 사달라고 할 지도 모르겠어
결 론(C):	기분이 너무 안좋았고, 황당했다. 누나에게 사실을 이야기 하고 싶지만, 내가 너무 멍청하다는 느낌을 지우기 힘들다.
반 박(D):	그래 노트북을 망가뜨린 것은 정말 운이 없었던 까닭이야. 그것은 누나가 가장 아끼는 노트북인데다(증거) 틀림없이 크게 실망할거야(함축). 하지만 누나도 내가 고의로 고장낸 것이 아니라 사고로 인한 고장임을 인정할거야(대안). 게다가 이 일 때문에 누나가 정말 나를 미워할 것 같지는 않아(함축). 단지 누나의 노트북을 망가뜨렸다고 해서, 나 자신을 완전히 무책임한 사람이라고 스스로 규정하는 것은 적절하지 않다고 생각해(함축)
활 력(E):	노트북을 망가뜨린 것을 생각하면 여전히 마음이 아팠다. 그러나 이제는 누나가 이 일로 엄청 화를 낼 것이라는 걱정은 거의 들지 않았다. 긴장이 어느 정도 풀려서 누나에게 자초지종을 이야기 했고, 서비스센터에 맡겨서 수리를 받기로 했다.

각이라 일관성이 없을 수 있고, 긍정적 마인드는 의지는 있지만 습관이나 변화는 의지만으로 이루어지는 것이 아니다. 의지는 한계가 있어 시간이 지남에 따라 고갈되기 때문에 지속적인 방법으로 연습과 실천하는 것이 중요하다.

자기 자신의 내면에서 비롯된 비관적인 생각을 반박하여 긍정적인 생각으로 바꾸는 방법은 그 비관적인 생각의 실체를 파악한 다음 그것을 마치 나 자신을 불행에 빠뜨리려고 작정한 경쟁자의 비난처럼 여기고 반박하는 것이다.

ABCDE 방법은 비관적인 생각을 반박하기 위해 적용하는 인지조화 방법이다(표 13-2). ① Adversity(불행한 사건) ② Belief(왜곡된 믿음) ③ Consequence(잘못된 결론) ④ Disputation(반박) ⑤ Energization(활력 얻기)로 구성된다. 불행한 일을 겪은 다음에 이를 당연시하는 자신의 믿음을 효과적으로 반박하면, 다양한 기회와 행복을 지레 포기하는 절망적인 태도를 바꿀 수 있다.

2. 병원폭력

1) 병원폭력 실태

인간사회에서의 폭력은 과거부터 현재까지 지속적으로 이어져 왔으나 최근 병원 응급실에서 환자 및 보호자가 의료진을 폭행하는 사건이 연이어 발생하여 환자 안전이 최우선이 되어야 할 병원이 폭력의 위험에 노출되고 있어 사회적인 문제가 되고 있다(표 13-3). 2018년 의협신문은 887명의 의사를 대상으로 병원폭력에 노출된 정도를 조사해 본 결과 80.6%가 최근 3년 동안 진료실과 응급실에서 폭언과 폭력(신체폭력)을 직접 경험하였다고 보고하였다. 설문참가자의 약 62.6%가 폭언(정신폭력)을 경험했으며, 폭언과 폭력(정신, 신체폭력)을 동시에 당한 경우도 36.8%였다. 폭언 · 폭력을 경험한 횟수는 연 1~2회 경험한 경우가 57.3%로 가장 많은 것으로 나타났다.

또한, 고려대학교 의과대학 이형민 교수는 전문의, 전공의, 간호사, 응급구조사 등 1640명을 대상으로 폭력실태를 조사한 결과, 설문 응답자의 55%가 근무 중 생명의 위협을 느끼고 있었으며, 응급실

표 13-3. 의료기관의 폭언 · 폭력 사건

<table>
<tr><td>이젠 '망치'까지.... 또 터진 진료실 폭행
다음은 '의협신문'(2018.7.16.일자)에 실린 폭행사건에 대한 기사이다.
"6일 환자가 의료진을 향해 '망치'를 휘두르고, 상해를 입힌 사건이 발생했다. A의사가 조현병으로 진료를 받아오던 환자 B씨에게 주먹으로 목, 머리, 어깨 등을 구타당했다. A의사는 전치 2주의 상해를 입었다. 조현병으로 진료를 받고 있는 B씨는 국민연금공단이 장애등급을 3등급으로 판정, 장애수당이 감소하자 장애진단서를 발급한 A의사에게 불만을 품은 것으로 알려졌다. B씨의 보호자들은 A의사에게 수시로 전화를 통해 욕설을 퍼부으면서 "자기 아들이 망치나 칼을 들고 가서 의사를 죽일 것"이라고 협박했다. 결국 B씨는 다른 환자를 진료중이던 A의사의 진료실로 난입, 가방에서 망치를 꺼내 "의사를 죽이겠다"며 마구 휘둘러 진료실 집기를 부쉈다. 난동을 부리는 과정에서 망치가 부러지자 B씨는 의사에게 달려들어 주먹으로 폭력을 행사했고, 제지하는 의료진에도 공격을 멈추지 않았다."</td></tr>
<tr><td>다음은 '의협신문'(2018.7.16.일자)에 실린 응급실 폭행사건에 대한 기사이다.
"의사 L씨는 응급실에서 진료 중 환자에게 폭행을 당해 코뼈가 내려앉고 뇌진탕 증세를 보였다. 당시 술에 취한 A 씨는 자신의 얘기를 듣고 웃었다는 이유로 L씨의 얼굴을 가격하고 넘어진 그를 발로 밟았고, "죽여버리겠다며"며 욕설을 퍼부었다."</td></tr>
<tr><td>다음은 'N 포털 2018.8.1.에 실린 권역응급의료센터 폭행사건에 대한 기사이다.
"술에 취한 20대 남성이 전공의를 가격, 동맥파열로 전치 3주의 상해를 입히는 사건이 일어났다. 가해자는 사건 전부터 응급센터의 바닥에 침을 뱉고, 웃통을 벗는 난동을 부리고 있었으며, 전공의는 가해자에게 바이탈체크와 처치를 하다가 차트 작성을 위해 간호사 스테이션으로 자리를 옮긴 상태였다. 그때 갑자기 가해자가 전공의의 뒤로 다가와 철제 트레이로 정수리 부위를 내리쳤다."</td></tr>
</table>

근무자의 97%가 폭언을 당한 경험이 있다고 보고하였다. 폭언의 경우 한달에 1~2회(389명) 경험이 가장 많았으며, 주 1~2회라는 응답(370명)이 그 뒤를 이었고, 146명은 하루에 1~2회 폭언에 시달리는 것으로 조사됐다. 폭언 뿐만 아니라 설문참가자의 62%는 폭행을 당한 경험도 있었으며 폭행을 경험한 횟수는 1~2회가 792명으로 가장 많았다. 이러한 폭언으로 인해 정신적으로 커다란 충격을 받은 것은 물론 폭언과 폭력(정신 및 신체폭력)으로 치료를 받느라, 환자진료와 생활에 심각한 차질을 빚고 있는 것으로 보고되고 있으나 폭언에 대해 적극적으로 대응한다는 응답은 40%, 폭행에 적극적으로 대응한다는 응답은 43% 정도로 보고되고 있어 대응책 마련이 시급한 상황이다.

폭언과 폭력이 일어나는 장소는 진료실이 66%로 가장 많았고, 응급실(20.6%), 환자대기실(9.9%), 엘리베이터와 복도 등 공공장소(2.7%) 순이었다. 특히 응급실의 경우 폭언 · 폭력 경험이 95.9%를 보여 심각한 상황이다. 이처럼 환자의 진료 공간이 폭언과 폭력이 빈번하게 일어나는 공간으로 언제든지 바뀔 수 있고, 가장 안전해야 할 진료실, 생명의 촌각을 다투는 응급실에서 폭력이 발생될 수 있는 장소가 될 수 있어 환자 뿐만 아니라 일반인의 안전 또한 위협받고 있는 상황이다.

2) 관련 법률

의료법 제 12조에는 누구든지 의료기관의 의료용 시설 · 기재 · 약품, 그 밖의 기물 등을 파괴 · 손상하거나 의료기관을 점거하여 진료를 방해하거나, 이를 교사하거나 방조하여서는 아니 되며, 2016년 신설된 의료법 제80조에는 누구든지 의료행위가 이루어지는 장소에서 의료행위를 행하는 의료인, 간호조무사, 및 의료기사 또는 의료행위를 받는 사람을 폭행 · 협박하여서는 안 된다고 규정하고 있다.

2015년 개정된 응급의료에 관한 법률에는 누구든지 응급의료 종사자(의료기사와 간호조무사를 포함)의 응급환자에 대한 구조, 이송, 응급처치 또는 진료를 폭행, 협박, 위계, 위력 그 밖의 방법으로 방해하거나 응급의료를 위한 의료용 시설, 기재, 의약품 또는 그 밖의 기물을 파괴, 손상하거나 점거한 자는 5년 이하의 징역 또는 5000만원 이하의 벌금형에 처하도록 규정하고 있다.

3) 병원폭력 예방을 위한 권고사항

미국의 의료기관평가위원회(Joint Commission International, JCI)는 의료현장 폭력 예방을 위하여 다음을 강조한다.

① 의료기관의 책임자들이 환자와 의료진 안전을 기관의 핵심적 가치가 되도록 독려한다.

② 의료기관 각 부서의 활동과 프로그램 전반에 걸쳐 환자 안전과 의료진 안전 활동 방법을 찾는다.

③ 안전 관련 문제에 대한 활동을 이해하고 측정한다.

④ 성공적인 의료진 및 환자 안전 향상 활동을 실행하고 유지한다.

우리나라의 오랜 경험과 미국의 사례를 검토해 보면 의료현장에서의 폭력을 예방하기 위해서는 다양한 차원에서 다양한 노력이 종합되어야 한다(표 13-4).

① 의료현장에서의 폭력 사건에 대한 지속적인 실태조사가 필요하다. 폭력사건의 양태, 원인과 그 변화를 시간별로 파악할 수 있어야 한다. 관련 공공기관은 지속적으로 실태조사를 하고 관련 자료를 생산하는 것이 필요하다.

표 13-4. 대한전공의협회의 폭력 예방 대책

환자 보호자를 대하는 자세
• 최소 1m 이상의 간격을 둔다. • 옆 모습이 아닌 정면으로 응대해야 한다. • 눈에 힘을 빼고 부드럽게 응시한다. • 표정은 진지하되 거만하지 않으며 최대한 걱정하는 표정을 짓는다. • 가능하면 가운을 깨끗하게 빨아 단정하게 유지해 환자에게 불쾌감을 주지 않는다. • 말투는 항상 상대방을 존중한다는 느낌이 들도록 유지한다. • 양팔은 언제든지 방어할 수 있는 자세를 취한다.
자기계발을 통해 극복하기
• 운동을 통해 신체를 건강하게 유지한다. • 호신술을 배운다. • 환자에게 좋은 인상을 주기 위한 노하우를 끊임없이 계발한다.
도구활용으로 극복하기
• 면담시 CCTV가 있는 곳이 좋으며 안 된다면 녹음이 되는 곳에서 진행한다. • 환사나 의료진 사이에 틱자나 스테이션 등 장애물을 둔다. • 안면 보호대, 변태 퇴치 스프레이 등 보호 장비를 상비한다. • 비상사태 때 움직임이 유용한 신발(운동화, 캐쥬얼화)을 착용한다. • 비상벨 시스템이 제대로 작동되는지 점검을 요청한다. • 동의서, 확인서, 서약서를 반드시 준비한다.

② 병원은 폭력 예방을 위하여 적극적인 노력을 해야 한다. 개별 병원은 관련 사건이 보고되었을 때 신속히 대처할 수 있는 절차를 미리 마련해야 한다. 신속하게 사실 관계를 파악하는 절차, 피해자를 가해자로부터 분리하여 보호하고 구제하는 절차, 가해자에 대한 적절한 징계를 하는 절차가 포함되어야 한다.

③ 개별병원은 폭력 예방교육을 시행하고 안전문화 확립을 위해 노력해야 한다.

④ 야간 응급실에 경찰 인력을 배치하도록 한다.

⑤ 응급의료현장의 의료인에 대한 폭력은 중대 범죄라는 사실을 사회 전반적으로 공유하는 것이 필요하다.

3. 환자안전

1) 환자안전이란?

환자안전은 '의료오류나 사고발생의 가능성을 최소화하여 환자를 위험에 노출되지 않도록 예방함으로써 사고 손상으로부터 자유로운 상태를 유지하는 것'으로 정의를 내릴 수 있다. 안전한 환경에서 안전한 처치를 받는 것은 환자가 기본적으로 누려야 하는 권리이며, 이를 제공하는 것은 의료제공자의 의무인 것이다.

의료분야에서 환자 안전을 위협하는 오류 발생률은 다른 분야에 비해 결코 낮지 않으며, 이러한 내용은 각종 의료사고에 대한 미디어나 언론 보도에서 어렵지 않게 접할 수 있다. 대학병원에서 수술 환자가 바뀌기도 하고, 다른 부위의 장기를 떼어내는 경우나, 잘못된 투약사고의 경우도 일어난다. 오래 전부터 어떻게 하면 안전한 진료 환경을 만들 수 있을지에 대한 고민은 의료인의 최대의 관심사가 되었다.

우리나라는 의료기관평가인증원의 인증제 평가기준으로 의료의 질과 안전보장 활동에 초점을 둔 내용을 포함하고 있고, 여기에 2015년 6월부터 2개월 간 전국을 휩쓸고 간 메르스(중동호흡기증후군) 사태로 정치, 경제, 사회의 모든 영역에서 의료시스템과 환자안전, 그리고 의료의 질에 관심이 집중되었다. 각종 매스컴과 소비자 단체들도 의료소비자보호를 위한 의료서비스의 질과 환자안전보장에 관심을 두고 있다. 환자안전은 의료의 질 향상 활동에 피해갈 수 없는 핵심과제이며, 크게는 국가적인 제도, 예산 등의 지원에 힘입어 사회 각계의 모든 영역에서 우선순위를 두고 수행해 가야 할 국가적 책임이며 의료인의 의무라 할 수 있다.

2) 환자안전의 주요 원칙

환자안전을 위해 미국의 의료기관평가위원회(JCI)는 안전문화 요소를 강조하고 있다. 구체적으로 상호신뢰, 안전의 중요성에 대한 인식의 공유, 예방적 조치의 효과에 대한 자신감, 비난하지 않는 환경 등이다. 그 속성은 다음과 같다. ① 투명성, 책임, 상호신뢰를 중요하게 생각하는 의료진과 책임자 ② 모든 사람의 최상의 가치로서의 안전 ③ 안전문화를 저해하는 행동의 배제 ④ 사고 발생 전 위험한 상태를 찾아내는 활동의 중시 ⑤ 실수를 보고하고 실수로부터 배우는 것에 대한 강조 ⑥ 사려깊은 언어를 사용한 대화와 의사소통이다.

우리나라의 환자안전의 주요 원칙으로는 ① 오류를 예방하거나 발견하기 위한 시스템 강화의 필요성을 강조하고 있다. 특히 표준화와 단순화를 강조한다. MRI 촬영을 위한 환자 이송과정을 표준화하면 올바른 안전절차가 구축되어 표준절차에서 이탈한 경우는 바로 인식되고 교정될 수 있다. ② 의사소통 및 팀워크의 중요성에 대한 인식도 높아지고 있다. 부정확하고 부주의한 의사소통을 예방하기 위해 개방적 의사소통, 표준 용어를 사용한 명확한 커뮤니케이션, 체크리스트와 디브리핑 등을 학습하여야 한다. ③ 실수로부터 학습하는 것이다. 예를 들면, 안전한 시스템에서는 이환 및 사망 집담회에서 실수를 공개적으로 논의할 수 있는 환경이 조성될 수 있다. 이러한 논의는 의사 뿐 아니라 간호직, 병원 행정직 등 관련 분야 구성원들이 참여하며, 처벌적 분위기를 피하기 위해 언급을 회피하기보다는 오히려 오류를 지적하며, 시스템적 사고와 해결을 강조한다. ④ 안전한 의료제공을 위해서는 잘 훈련된 좋은 제공자들 및 인력의 적절한 휴식이 중요하다는 인식이 필요하다. 간호사 일인당 환자 수, 레지던트의 장시간 근무, 감독자 부족 등이 좋지 못한 결과와 연계된다는 연구 결과가 제시되어 있다. 만약 제공자가 과도한 연장근무에 시달리거나, 훈련받지 못하고, 감독이 잘 이루어지지 못하면, 안전한 의료제공은 불가능하다.

학습과제

1. 비관적인 생각을 낙관적인 생각으로 전환하는 것과 자기합리화의 차이는 무엇인가?
2. 자기 합리화를 통해 행복을 느낀다면 이것도 옳다고 할 수 있는가?
3. 환자가 폭력을 사용할 때의 대응 폭력은 잘못되었다고 할 수 있는가?

○ 참고문헌

1. 이상복. 행복을 부르는 긍정심리학. 공동체. 2017.
2. 마틴 셀리그만. 마틴 셀리그만의 긍정심리학. 물푸레. 2009.
3. 탈 벤-샤하르. 행복을 미루지 마라. 와이즈베리. 2013.
4. 조지 베일런트. 행복의 조건. 프런티어. 2010.
5. 김은경, 이순교, 정연이, 조유히, 최유경, 황정해, 황지인. 환자안전의 이해. 현문사. 2011.
6. 박형욱. 의료현장에서의 폭력 예방을 위한 제언. 대한의사협회지, 61(5), 292-296. 2018.
7. 의협신문. 7.9, 7.16일자. 2018.

Chapter 14

사랑과 성의 윤리

= 학습목표 =

1. 사랑과 성의 본질과 윤리에 대해 설명할 수 있다.
2. 성매매, 성희롱, 성폭력, 데이트폭력, 미투에 대해 이해하고 대처방안을 설명할 수 있다.
3. 인공 임신중절의 정의와 분류를 이해하고 이와 관련된 문제점 및 논쟁을 설명할 수 있다.
4. 인공 임신중절에 관한 허용 또는 반대하는 입장에 대하여 각각 그 논거를 설명할 수 있다.

1. 사랑과 성의 본질과 윤리

1) 사랑의 본질

사랑은 생명의 원동력이며 또한 생명을 유지하고 발전시키는 힘이다. 사랑에 대한 종교적, 철학적 이해의 필요성이 증대되고 있다.

(1) 종교적 사랑

불교는 부처의 자비에서 자(慈)는 중생에 대한 최고의 사랑이며, 비(悲)는 고통에 대한 동정과 연민을 의미한다. 유교는 공자의 인애(仁愛)는 어진 마음으로 사랑함 또는 그 사랑 자체를 의미한다. 기독교는 예수의 사랑, 하느님과 사람에 대한 삼위일체의 사랑을 의미한다. 힌두교는 인도 베다 경전에서 카마(kama)는 애욕(愛慾, 사랑에 대한 욕망)을 의미한다.

(2) 철학적 사랑

플라톤의 대화편에 따르면, 에로스(eros)는 감각적이고 본능적인 성적인 사랑으로, 사랑하는 대상과 합일하려는 욕망, 이성 간의 합일하려는 열망, 미와 선의 결핍 상태에서 추구하는 감정에 의한 사랑을 의미한다. 필리아(philia)는 동지애, 우정 등으로 동등하게 상호 존중하는 사랑으로, 아리스토텔레스의 정신적이고 인격적인 사랑, 아우구스티누스의 친구의 죽음 앞에서 우정이 신 안에서 사랑으로 지속되길 바라는 사랑에 해당된다. 아가페(agape)는 인간 중심이 아닌 신의 인간에 대한 사랑과 같이 조건 없이 희생하는 사랑으로, 토마스 아퀴나스는 신의 인간에 대한 사랑, 필리아 사랑을 절대적으로 승화시킨 종교적 사랑, 부모의 자식사랑 등에 비유된다.

2) 사랑의 윤리

(1) 에리히 프롬(E. Fromm, 1900~1980)의 사랑의 윤리·덕목

사랑은 관심을 갖는 것으로, 사랑하는 사람에 대한 관심과 배려, 보호가 필요하다. 사랑은 이해하는 것으로, 상대의 개성을 아는 능력, 깊은 이해력이 필요하다. 사랑은 존중하는 것으로 상대에 대한 소유가 아니라 있는 그대로 인격적으로 존중한다. 사랑은 책임지는 것으로 상대에 대한 책임 있는 행동과 반응을 필요로 한다.

(2) 사랑에 대한 윤리적 태도

상대에 대한 인격적 존중으로 교제 시 이해, 보호, 책임, 존중하는 태도이다. 상대에 대한 있는 그대로의 사랑으로 상대의 개성과 차이를 인정하고 차별해서는 안 된다. 상대에 대한 사랑의 표현으로 이성 간의 도리와 예의가 필요하다. 상대에 대한 존중과 책임으로 사랑의 조화 및 일치성을 추구하며, 사랑에 대한 성적인 절제로 사랑과는 무관한 생리적 성적 욕망과 이성에 대한 사랑을 혼동해서 안 된다.

3) 성의 본질과 윤리

(1) 성 개념

성별(sex)은 생물학적 성의 구분으로 성염색체의 차이에 의한 신체적 외적 구조의 차이, 남녀의 선천적인 성별 구분 기준을 의미한다. 성(gender)은 사회적 문화적 성의 구분으로 사회화 과정에 의하여 획득된 역할에 의한 남녀 차이, 후천적인 사회 · 문화 · 심리적 환경에 의해 결정된다. 성(sexuality)은 생물학적 성과 사회문화적 성 개념을 통합한 것으로 성적 욕망, 성정체성을 의미한다. 19세기 이후 프로이트(1856~1939)가 성을 다양한 측면에서 해석하였다.

(2) 성생활의 윤리적 의미

인간의 이성, 감정, 의지에 의한 인격적인 성생활은 사랑의 표현과 구현의 합리적인 방식이며 다음과 같은 가치를 지닌다. 생산적인 가치로 임신과 출산이라는 생식 기능으로 배우자 사이에 자녀 출산에 따른 책임성을 수반한다. 인격적 가치로 사랑하는 사람과의 자유의지에 의한 육체적 정신적 결합이며, 사랑을 바탕으로 한 인격적 가치의 표현과 조화 수단이다. 행복과 쾌락의 가치로 성적 쾌락은 인간이 누릴 수 있는 쾌락의 일종이다. 성적 욕구 충족의 수단이지만 동물의 본능적인 성행위와는 구분되며, 절제의 덕목이 요구된다.

(3) 성소수자(sexual minority)

성소수자는 1960년대 스웨덴 정신의학자인 랄스 울레르스탐의 저서 “The Erotic Minorities: A Swedish View”에서 사용한 성애소수자(Erotic minority)에서 유래하였다. 성소수자란 성적 지향이나 성별 정체성 등에 있어 주류집단과 구별되어 차별받는 집단 또는 개인을 의미한다. 이성애자와 다른 성적 성향을 가진 성적 소수자에 대한 차별과 비인격적 대우, 동성애자와 성 전환자의 선택, 성적 정체성과 성적 대상의 혼란 등의 문제들이 있다. 국내에도 성소수자의 문제가 등장하기 시작한 것은 90년대 중반 성소수자 인권을 위한 단체들이 생겨나면서 부터이다. 동성애자 인권단체들이 만들어지면서 성소수자들은 사회에 자신들의 존재를 알리기 시작했다. 전세계 곳곳에서 성소수자들의 축제인 퀴어퍼레이드가 열리고 있으며, 우리나라에서도 2000년부터 매년 개최되고 있다.

초기 성적 소수자는 범죄자, 정신병자, 비도덕적인 사람으로 취급받았고, 사회적 비난의 대상이 되었다. 자신이 속한 공동체 내의 불합리한 대우나 괴롭힘의 문제는 치료와 수술 대상으로 생각하였다. 기본적인 인권 침해, 상습적 협박이나 폭력 노출, 취업에서의 불이익 등의 문제가 대두되었다. 킨제이(1894~1957)의 남녀 성 행동 보고서는 성적 소수자에 대한 편견 완화의 필요성을 제기하였다.

미국의 경우 정신과의사협회(1973)에서 성적 소수자에 대한 비난 금지 규정을 마련하였고, 성소수자의 동성혼 합법화와 가족 구성원 인정 및 성전환 인정을 요구하였다. 국가인권위원회는 동성애자의 권리보호조항(법 30조)을 신설하였고, 일부 주는 동성 결혼법이 통과되었다. 우리나라의 경우는 국가인권위원회가 성적 소수자 기초 조사(2005)를 시작으로 군부대 내 성적 소수자의 정신적 장애자 취급의 문제점을 지적하였다. 대한민국은 헌법 10조 행복 추구권과 불가침의 기본 인권, 및 17조 사생활의 비밀과 자유 보장 항목에 따라 자신의 의지나 판단에 의해 자율적이고 책임있는 성적 행동을 결정하고 선택할 권리를 인정하고 있다.

2. 성매매, 성희롱, 성폭력, 데이트 폭력, 미투 관련 문제

1) 성매매(prostitution)

개방적인 성문화 유입의 결과로 외모 지상주의와 인간 육체의 아름다움이 상품화되면서 성적 평가의 대상으로 얼짱, 몸짱 등의 신조어가 만들어졌다. 인간의 성을 직접 혹은 간접적으로 이용하여 이윤을 추구하는 성매매 행위, 성을 통한 소비 자극 행위, 성과 관련된 상품을 판매하는 행위(누드 사진, 가요, 영화, 도색물, 성 관련 상품 선전 광고 등) 등 각종 대중문화에서 성을 상업적 영리 추구의 수단으로 이용한다.

성의 상품화에 따른 성의 본래적 가치의 전도 현상은 대중적인 인기의 대상으로 성의 신성함이 변질되는 문제와 동반된다. 여성과 남성을 성적 상품 즉 비인격적 존재 및 수단적 가치로 전락시킨다.

또한 성 상품화의 범주와 영향이 확대될 가능성이 증가되고 있으며, 불특정 다수에 공개적이고, 일상적인 형태로 영향을 미치게 되었다. 이에 성에 대한 윤리적 해법의 필요성과 성교육 및 성폭력 상담 활동의 필요성이 증대되었다.

2004년 시행된 성매매 특별법은 '성매매 알선 등 행위의 처벌에 관한 법률'과 '성매매 방지 및 피해자보호 등에 관한 법률'이다. 성매매 특별법에서 성매매란 불특정인을 상대로 금품이나 그 밖의 재산상의 이익을 수수하거나 수수하기로 약속하고 성교행위 또는 구강, 항문 등 신체의 일부 또는 도구를 이용한 유사 성교행위를 하거나 그 상대방이 되는 것을 말한다. 성매매 강요, 알선 등 행위에 대해서는 유형별로 10년 이하의 징역 또는 1억원 이하의 벌금까지 처벌을 강화하고, 성매매 알선광고를 한 자에 대해서는 3년 이하 징역, 3천만원 이하의 벌금으로 처벌한다. 단순 성매매자는 1년 이하의 징역 또는 300만원 이하의 벌금, 구류 또는 과태료로 처벌할 수 있도록 하되 보호처분을 원칙으로 하고 제도를 체계화하였다. 국제적으로 성매매는 각 국가별로 합법과 불법이라는 큰 틀 안에서 사회적 허용 여부가 결정되지만, 세부적인 모습은 좀 더 다양하다. 성매매 정책에 대한 해외 사례는 표 14-1과 같다.

성매매를 소재로 한 다양한 영상물과 도서가 출판되고 있다. 미샤 마커스 감독의 영화 '라일라'는 어린 시절 납치되어 성매매라는 잔혹한 현실을 겪게 되는 소녀의 이야기로, 실제 일어난 사건을 바탕으로 만들어졌다. 영화 '죽여주는 여자'는 성매매 노인 여성인 박카스 할머니에 관한 작품으로 영화 곳곳에 장애인, 트렌스젠더 등이 등장해 사회로부터 소외된 이들의 모습을 그렸다(그림 14-1, 그림 14-2).

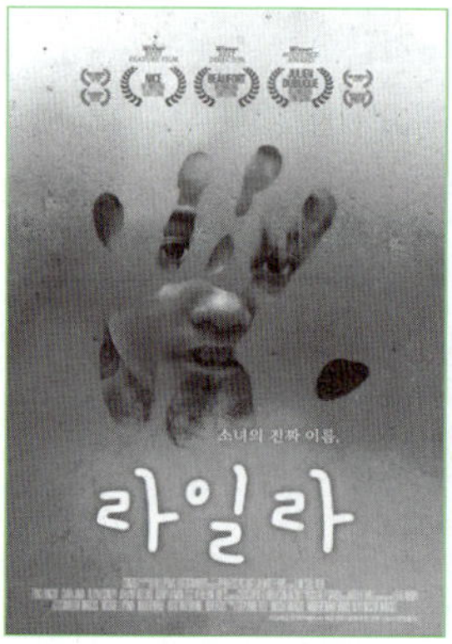

그림 14-1. 라일라(2017)

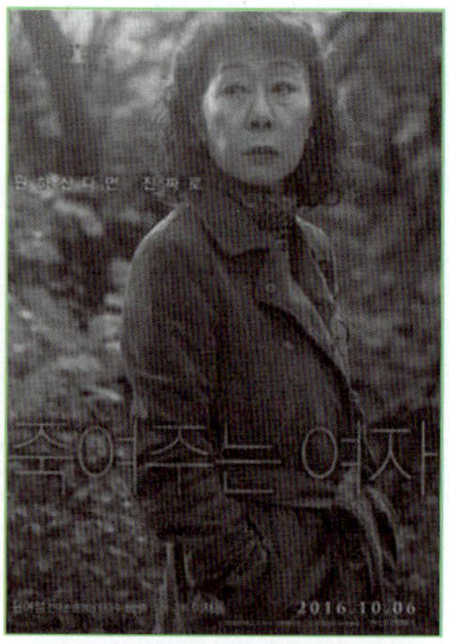

그림 14-2. 죽여주는 여자(2016)

표 14-1. 성매매 정책 해외 사례

구분	금지주의 (불법화, 범죄주의)	부분적 금지주의 (성구매자 처벌)	국가규제주의 (공창제 도입)	비범죄화 (규제 철폐)
성매매 관점	퇴폐행위, 범죄	여성에 대한 폭력이자 차별, 성적 착취	개인 간의 거래성 노동도 정상적 직업으로 간주	개인 간의 성매매 거래는 합법화된 상업적 거래와 유사하게 취급
법적 대응	성매매 당사자, 알선업체 모두 처벌	성구매자, 알선업체 처벌	모두 합법	알선업체 처벌
채택 국가	한국, 중국, 러시아	스웨덴, 핀란드, 노르웨이 등 북유럽	독일, 네덜란드, 호주 일부	프랑스, 이태리, 영국 등

(출처: 성매매 정책 해외사례, 머니투데이, 2015.)

2) 성희롱(sexual harassment)

상대방의 의사와 무관하게 성적 수치심을 느끼게 말하거나 행동하여 상대방을 괴롭히는 일체를 말한다. 당사자가 원하지 않는 신체적 접근, 성적 접촉의 요구, 성적인 성격의 언어적 · 육체적 접촉 요구 행위, 성적인 농담, 일체의 물리적 · 성적인 표현 행위를 포함한다. 상대방의 말이나 행동에 수치감이나 모욕감을 느끼는 피해자의 입장이 판단 기준이 된다.

미국 평등고용기회위원회에서는 당사자가 원치 않는 성적 접근, 성접대 요구, 노골적이거나 은밀한 성적인 언어적 · 신체적 행동들이 고용에 영향을 주고, 개인의 업무수행을 불합리하게 방해하거나, 직장 내에서 협박을 받거나, 적개심을 갖게 하거나, 적대적이거나, 공격적인 환경을 조성하는 것은 성희롱에 포함된다고 하였다. 국내에서도 남녀 고용평등법 제2조 제2호에 따르면 '직장 내 성희롱'이란 사업주, 상급자 또는 근로자가 직장 내의 지위를 이용하거나 업무와 관련하여 다른 근로자에게 성적 언동 등으로 성적 굴욕감이나 혐오감을 느끼게 하는 것을 말한다.

성희롱의 구체적 사례는 가해자의 우월한 지위와 권한(임면권자, 근로 조건 결정권자)을 이용한 1994년 서울대 우 조교 사건을 시작으로, 2016년 부산시 여고 교사가 3년 동안 학생들을 성희롱한 사건 등이 있다. 이에 대한 해결책으로 피해 상황에 대해서, 피해자는 정확한 의사 전달을 명확히 하고, 법적 고발을 예고하며 법적인 강제력 행사 범주를 인식시켜야 한다.

3) 성폭력(sexual violence)

피해자의 의사와 상관없는 성을 매개로 일어나는 모든 신체적 · 정신적 폭력의 총칭한다. 가해자가 인간의 존엄성과 자율성을 침해하는 행위로써 피해자는 저항할 수 있는 권리가 있다. 성추행(sexual molestation)은 일방적인 성적 만족을 얻기 위하여 강제적으로 신체 접촉을 가함으로써 상대방에게 성적 수치심을 불러일으키는 행위(폭력과 협박이 동원된 포옹, 키스, 성기 자극, 성기 노출, 공연 음란 등)이다. 만지지 않더라도 '옷을 벗어보라'는 등 위계에 의한 협박성 성희롱도 성추행에 해당한다. 성폭행(sexual assault)은 폭력이나 협박으로 상대의 의사에 반하여 성관계를 하는 강간(rape)과 위력에 의한 '간음' 행위 등을 말한다(표 14-2).

예방 교육으로 성교육(sex education)이 필요하며, 청소년의 인권과 건강을 위한 규육적인 가치관

표 14-2. 성희롱, 성추행, 성폭행

구분	성희롱	성추행	성폭행
정의	상대방 의사에 반하는 성 관련 말과 행동으로 불쾌하고 굴욕적인 느낌을 갖게 하는 등 유 · 무형의 피해를 주는 행위	강제추행, 성희롱 행위를 '폭행이나 협박'으로 강제 하는 것	강간(상대방의 동의 없이 행하는 성적 삽입 행위)과 강간 미수
처벌	사업주에게 징계 등 조치를 요구할 수 있으며 민사상 손해배상 청구 가능	형법상 10년 이하의 징역 또는 1500만원 이하의 벌금	형법상 3년 이상의 유기징역

(출처: 성적 불쾌감 주면 성희롱…강간 시도만 해도 성폭행. 서울신문. 2018.)

을 지향하도록 교육하여야 한다. 성희롱이나 성폭력 가해자나 피해자에 대한 재인식이 필요하며, 성폭력 상담소를 설치하여야 한다. 법적 대책으로 1994년 성폭력 범죄의 처벌 및 피해자 보호 등에 관한 법률을 제정 · 공포하였으며, 형법 제 198조에 따라 강제 추행한 자는 10년 이하의 징역 또는 1500만 원이하의 벌금형에 처해지며, 성폭행범은 3년 이상의 유기징역에 처해진다.

형법, 성폭력 범죄의 처벌 등에 관한 특례법, 남녀차별금지법 등에 따르면 '성희롱'은 상대방의 의사에 반해 성과 관련된 말과 행동으로 성적 수치심을 느끼게 하는 등 피해를 주는 행위를 뜻한다. 성희롱은 형사 처벌 대상은 아니며 민사상 손해 배상 청구가 가능하다. 피해자는 사업주에게 징계 등의 조치를 요구할 수 있다.

국내에서 성폭력을 다루고 있는 영화를 몇 편 소개하고자 한다. 영화 '도가니'는 청각장애 특수학교인 광주인화학교에서 실제로 일어난 장애학생 성폭행 사건을 소재로 한 공지영의 동명 소설을 영화화한 작품이다. 영화 '돈 크라이 마미'는 해마다 늘고 있는 미성년자 성범죄 사건을 다룬 영화이며, 영화 '소원'은 조두순 사건과 관련된 아동 성폭행 사건을 다룬 영화이다(그림 14-3~그림 14-5).

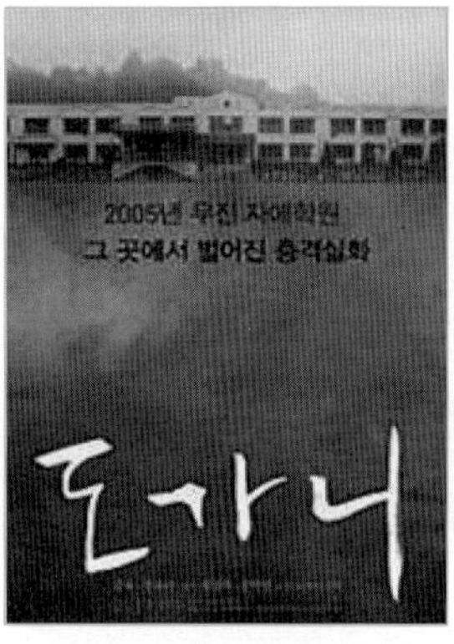

그림 14-3. 도가니(2011)

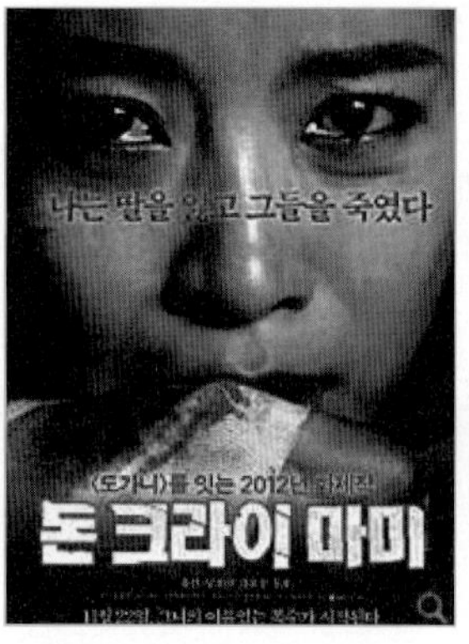

그림 14-4. 돈크라이마미(2012)

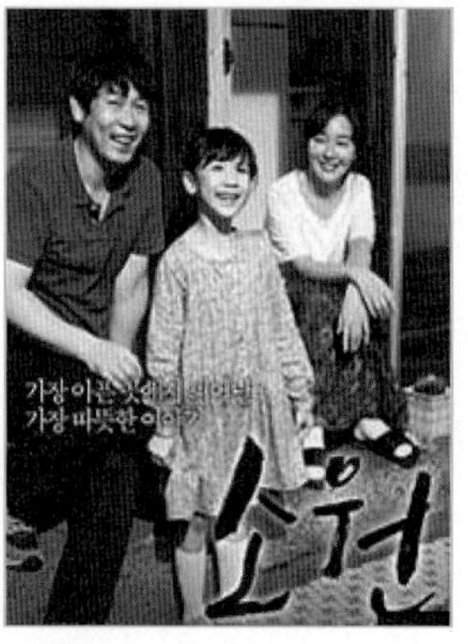

그림 14-5. 소원(2013)

4) 데이트 폭력(dating violence)

데이트 폭력이란 미혼의 연인 사이에서 한쪽이 가하는 폭력이나 위협을 말한다. 폭력적인 행위를 암시하면서 정신적인 압박을 가하여 권력관계에서 우위를 차지하는 것이나 언어폭력 등 비물리적인 행위도 포함된다. 연인이라는 친밀한 관계의 특징상 지속적, 반복적으로 발생하고 재범률 또한 약 76%로 높은 편이다. 성적인 폭력뿐 아니라 과한 통제, 감시, 폭언, 협박, 폭행, 상해, 갈취, 감금, 납치, 살인미수 등 복합적인 범죄로 나타난다.

경찰청에 따르면 데이트 폭력 형사 입건 사례는 2012년 7,584건부터 2016년 8,367건으로 꾸준히 증가하고 있다. 데이트 폭력의 유형은 2015년 데이트 폭력 집중신고기간에 발생한 1,279건 중 61.9%가 폭행 및 상해였고, 체포 감금 협박은 17.4%, 성폭력은 5.4%, 살인과 살인 미수도 각 1건씩 발생했다. 데이트 폭력 가해자는 주로 20 · 30대 남성으로 절반 이상을 차지한다. 사적인 문제로 생각하여 가볍게 넘어가는 인식 때문에 더 큰 피해를 불러일으키기도 하므로 사소한 증상에도 주의가 필요하다.

데이트 폭력에 관한 해외 입법 사례를 살펴보면, 미국은 1994년 '여성폭력방지법'을 제정하여 가정폭력에 적용하는 '보호명령' 제도를 데이트 폭력에 확대 적용하였다. 영국은 2014년 '가정폭력 전과 공개제도'를 도입하여 데이트 파트너 범죄 이력에 대한 정보를 공개하였으며, 일본은 2001년 '가정폭력방지법'을 제정하고, 2013년 3차 법개정 이후 가정폭력 범위에 데이트 폭력도 포함하였다.

5) 미투(MeToo) 운동

2017년 10월 미국에서는 할리우드의 거물 영화제작자가 30년간 성범죄를 행해 왔다는 내용이 언론에 보도되면서 피해 사실을 숨겨오던 피해자들이 더 이상 성범죄를 묵과하지 않겠다는 뜻에서 소셜미디어에 해시태그(게시물에 일종의 꼬리표를 다는 기능), #MeToo를 달아 피해사실을 폭로하면서 미투 운동이 전 세계로 퍼져나갔다. 우리나라에서도 미투의 발화점이 된 2018년 검찰 내 성추행 폭로 사건을 시작으로 문화계, 검찰, 스포츠계, 정계, 언론계, 종교계, 교육계, 기업체 등 사회 각 분야에서 이러한 고발이 이어졌다.

미투 운동은 성범죄의 피해여성들에게 용기 있게 피해사실을 알릴 수 있는 사회적 분위기를 형성하였으며, 피해사실은 소셜 네트워크 서비스를 통해 급속히 여러 사람들에게 퍼져나가므로 향후 사회에 만연해 있는 성문제에 대해 경각심을 갖도록 하여, 궁극적으로는 성범죄 예방에 기여할 중요한 이정표가 될 것이다. 우리나라 일반국민의 10명 중 8명은 미투 운동을 지지하고 있으며, 미투 운동을 계기로 권력형 성희롱 · 성범죄의 심각성을 인식하게 되었으며, 미투 운동이 우리사회의 성 평등 수준 향상에도 도움이 되는 것으로 나타났다.

3. 인공 임신중절 관련 문제

1) 인공 임신중절(induced abortion)

모체 밖에서 생명을 유지할 수 없는 태아 및 그 부속물을 인공적으로 모체 밖으로 배출시켜 임신을 종결시키는 행위이다. 임신중절은 임신 중인 자와 그 협력자인 의사, 조산원이 인위적으로 태아를 낙태하는 행위를 말한다. 대체로 임신 7개월(28주) 이전에 이루어지기 때문에 자연유산이 아닌 인공유산이라고도 한다.

태아가 스스로 생존 능력을 갖기 전 임신을 종결시키는 임신중절(낙태)에는 그 목적에 따라 치료적 임신중절(therapeutic abortion)과 선택적 임신중절(selective abortion)로 분류된다. 전자는 임신의 지속이 산모의 생명이나 건강에 위험이 야기되는 경우 실시하는 중절이며, 후자는 의학적 이유 없이 임신 중인 자의 자의적 선택에 의한 중절을 말한다.

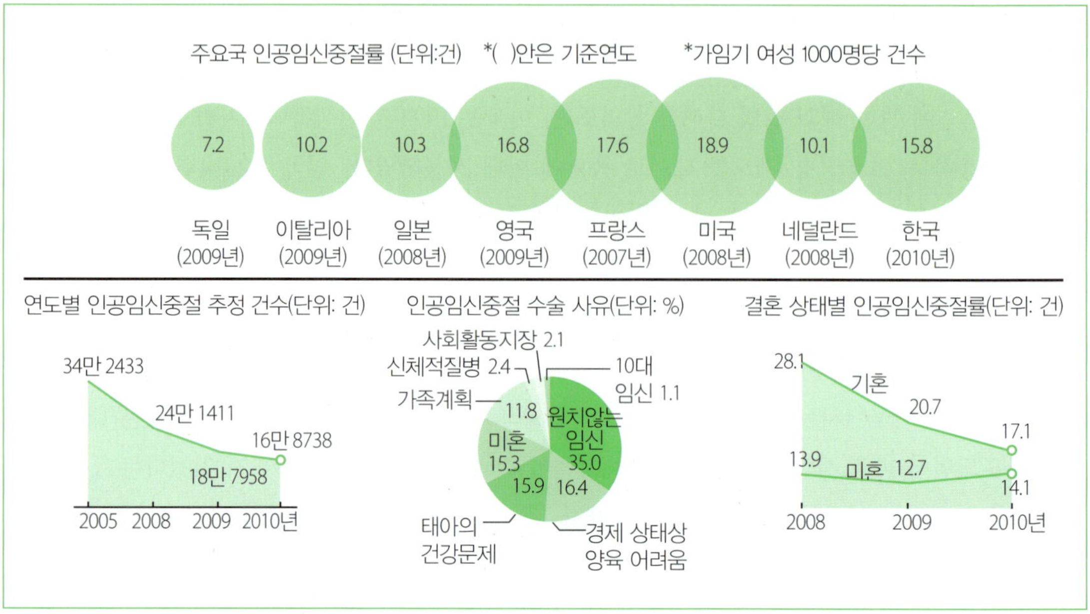

그림 14-6. 인공 임신중절 통계(보건복지부, 2017)

보건복지부가 2011년 발표한 '전국 인공 임신중절 변동 실태조사'(15~44세 가임기 여성 대상)를 보면 2010년 기준 낙태 건수는 16만여 건으로 추정됐다. 2005년 34만여 건, 2008년 24만여 건, 2009년 18만여 건으로 줄고 있지만, 가임기 여성 수 감소에 따른 것으로 보인다(그림 14-6).

한국여성정책연구원 2017년 조사에서 임신경험이 있는 16~44세 여성 1,054명 중 41.9%는 낙태 경험이 있고, 낙태 이후 경험한 신체적 증상은 11.4%, 정신적 증상은 3배 이상 많은 41.2%가 경험하였다고 응답하였다. 이 중 68.0%만 치료를 하였으며, 정신적 증상 경험자의 치료율은 신체적 증상 경험자의 치료율 보다 더 낮은 17.8%였다. 임신중절은 건강 악화로 추후 불임이나 극심한 생리통을 유발할 수 있고, 자궁 외 임신 등의 부작용으로 자궁에 천공이 생길 수도 있으며, 자궁 근염이나 자궁 주위염, 복막염, 심내막염, 패혈증 등의 감염 증상이 생길 수도 있다. 이처럼 낙태는 임산부의 건강뿐만 아니라 생명의 경시 풍조 등 윤리적 문제도 심각한 것으로 나타난다.

2) 임신중절과 관련된 논쟁

(1) 약물에 의한 임신중절 논쟁

현재 사전 피임약인 일반 피임약은 의사의 진단 없이 약국에서도 판매하고 있다. 그러나 사후 피임약인 응급 피임약에 관해서는 약국 판매 허용 방침에 관한 찬반 논쟁이 벌어지고 있다. 응급 피임약의 판매를 찬성하는 경우는 응급 피임약도 일반 약국에서 의사 처방 없이 판매가 허용되어야 한다는 입장이다. 여성의 자기결정권을 존중하고 여성을 배려하고, 여성의 건강을 보호하기 위해서 지지하는 입장이다. 반면에 반대 입장에서는 인간 생명은 수정에서 시작되므로 태아의 생명권 존중이라는 시각에서 엄격히 금지해야 한다고 주장한다. 즉 피임은 경제적 이득이라는 사적 이익 추구 동기에서 판단해서는 안 된다는 것이다. 또한 피임이 여성의 건강 보호라는 것은 과학적, 의학적 근거가 희박하며, 고농도 항체 호르몬인 응급 피임약은 오히려 건강이나 신체에 대한 부작용이 심각하고, 피임의 실패 확률도 높기 때문이다.

(2) 태아 진단의 윤리적·법적 논쟁

의료 기술의 발달에 따라 출생 전 태아에 관한 진단은 초음파 검사(echography), 융모막 검사(chorionic villus biopsy), 양수 검사(amniocentesis) 등 여러 방식으로 실시되고 있다. 태아의 출생 전 진단은 안전한 임신과 출산, 건강한 영아의 탄생에 기여하지만 윤리적 법적 문제를 수반한다. 초음파 검사를 통한 태아의 성판별 정보는 산모나 가족에게 여아나 남아의 선택 즉 낙태로 연결되어 윤리적 문제뿐만 아니라 법적 제재 대상이 될 수 있다. 우리나라 의료법은 태아의 성감별 행위 등을 원칙적으로 금지하고 있다(제 19조의 2). 또한 출생 전 검사를 통해 태아의 장애, 유전성 질환, 이상 염색체 발견 시 임신 중절이 이루어질 수 있다. 여기에도 법적인 허용 여부 문제와 더불어 생명윤리적 문제까지 제기될 수 있다.

(3) 배아·태아·신생아의 인격성 논쟁

배아(embryo)란 정자와 난자의 수정에서부터 태동이 시작되는 8주 전까지의 상태를 말한다. 즉 수정란(zygote)이 형성된 시기부터 기관이 형성되기 전까지의 세포군을 말한다. 우리나라의 생명윤리법 2조 3항에서 배아란 인간의 수정란 및 수정된 때부터 발생학으로 모든 기관이 형성되기 전까지의 분열된 세포군을 말한다고 배아에 관한 규정을 두고 있다. 현대 의학에서 다양한 세포 조직으로 분화 가능성이 있는 배아줄기세포(embryonic stem cell) 추출과 이용 등에 관하여 윤리적 문제가 제기되고 있다. 대체로 '인간 배아 연구'나 '배아줄기세포 연구'는 수정 2주 안의 전 배아(pre-embryo)를 대상으로 할 수 있다. 보통 수정 후 3주에서 8주까지 배아의 배아줄기세포의 이용은 원칙적으로 금지되어 있다. 그것은 생명윤리적 측면에서 상당한 문제가 제기될 수 있기 때문이다. 배아줄기세포는 당뇨병, 심장병, 알츠하이머, 파킨슨 병 등 각종 난치병 치료용으로 사용할 수 있고 인체조직기관의 재생, 또는 대체에 활용 가능하지만 배아를 희생시킨다는 윤리적 문제가 따르고 있다.

출생전 아기(unborn child)의 발달 단계는 크게 3기로 분류된다. 제1기는 수정 이후 8주까지의 태동이 없는(배아) 시기, 제2기는 임신 9~37주까지 외계에서 성장하기 어려운 단계, 제3기는 임신 37~41주까지 모체 밖에서의 생육 가능성(viability)이 인정되는 단계이다. 이 시기의 출산은 만기 출산(full term birth)이라고 할 수 있다. 그러나 현대 의료 기술의 발달로 22주 이전 출생 태아(fetus)도 모체 밖 인큐베이터에서 생존이 가능하다. 태아가 어느 정도까지 성장해야 사람이라고 할 수 있는가 하는 문제가 인격성 논쟁의 핵심이다. 인간의 '생명의 시작'을 어느 시기로 보느냐 하는 문제는 학파에 따라 입장이 상이하다.

신생아(newborn)는 출생 후 4주까지의 갓난아기이며, 분만 후 자궁 외에서 생활할 수 있는 능력을 획득한 아기이다. 신생아의 인격성 문제는 법률적 문제와 결부되어 상당한 논쟁이 있다. 특히 중증 장애 신생아의 안락사는 허용해야 할 것인가, 무뇌아로 탄생한 신생아는 치료로 생존시키는 것이 좋을까 등과 관련하여 윤리적 입장이 아직도 대립되고 있다.

3) 임신중절의 윤리적 논쟁

임신중절인 낙태는 허용되어야 할 것인가? 임신 중절에 관한 윤리적 정당성에 관한 입장은 다음과 같이 첨예하게 대립하고 있다.

(1) 보수주의적 입장

태아는 임신이 되는 순간부터 생명을 가진다고 보고 임신중절을 원칙적으로 반대한다는 입장이다. 피임 도구 사용까지 인정하지 않아야 한다는 가톨릭의 적극적 입장에서부터 불가피할 경우 다소 완화된 소극적 입장도 있다. 그러나 인공 임신중절을 원칙적으로 허용할 수 없다는 입장은, 수정 순간이 인간 생명의 시작으로 보는 생명 존중파(pro-lifer)의 입장을 반영한 것으로, 생명은 절대적으로 존엄하고 인간 생명에 대한 신성 불가침권은 언제나 존중되어야 한다는 입장이다. 임신 순간이 바로 인간이라고 보는 점, 타인이 사회적 약자를 죽일 수 없다는 점을 들어 반대 이유를 분명히 하고 있다.

(2) 자유주의적 입장

임신중절이 빈번한 현실과 세계적 추세를 반영하여 임신중절의 허용을 찬성하자는 입장이다. 산모의 건강, 태아의 우생학적 유전적 질병 등의 이유로 임신 중절을 자유롭게 허용해야 한다고 주장한다. 이들은 인구억제 정책에 따라 산아 제한의 필요성도 인정해야 한다는 공리주의적 입장을 지지한다. 임신중절은 여성의 권리로서 산모의 선택권을 우선해야 한다는 선택권 우선파(pro-choicer)의 입장을 반영하고 있다. 즉, 여성의 자기결정권 보호라는 페미니즘적 입장에서 임신중절을 허용해야 한다는 것이다. 여성의 '성과 생식에 관한 건강과 권리'를 보장하기 위한 피임의 강제, 임신 출산에 관한 압력, 위험한 암거래나 중절 등의 방지를 목적으로 여성의 선택권은 언제나 존중되어야 한다는 것이다.

(3) 절충주의적 입장

보수주의와 자유주의를 절충하는 입장으로 특별한 경우에 한하여 임신중절의 합법성을 인정하지만, 태아와 부모는 똑같이 생명의 존엄과 권리를 가진다고 인식한다. 그러나 태아의 죽임을 당하지 않을 생명권을 인정하지만 어머니의 권리보다는 우선할 수 없다는 것이다. 즉 중대한 이유가 있을 경우 태아의 생명권이 어머니의 권리에 의해 양보할 수도 있다는 입장이다. 오늘날 태아 보호와 임신중절에 관한 각국의 법률적 규정도 이를 반영한 결과이다.

4) 임신중절의 법적 제재

임신중절에 관하여 세계 각국은 어떤 규제를 하고 있는가. 대부분의 국가가 임신중절에 관하여 법적인 제재와 조치를 취하고 있다. 미국에서는 페미니즘운동과 결부하여 오래 전부터 임신중절을 여성의 권리로서 보장해야 한다는 주장이 있었다. 그러나 1973년 미국 연방 대법원은 생명존중파인 보수파와 선택권 존중파인 자유주의적 입장의 대립을 절충하여 페미니즘과 여성의 선택권을 존중하여 임신중절을 일부 허용하면서도 임신 말기에 가까워질수록 임신중절을 규제 · 금지하는 절충적 판결을 내렸다. 1976년 미주리 주의 가족계획에 대한 소송에서 3개월 이내는 임산부가 남편의 동의 없이 임신중절이 가능하고, 미혼자의 경우는 부모나 보호자의 동의 없이 중절이 허용된다는 판결을 내렸다.

국가별 낙태 허용 규정은 다음과 같다(표 14-3). 우리나라를 비롯한 영국과 일본, 핀란드 등에서는 원칙적으로 금지하고 예외적으로 허가하는 '사유 규제' 방식만을 채택하고 있다. 다만 국내의 모자보건법에서는 사회 · 경제적 사유로 인한 낙태를 허용하지 않는 반면 이들 대부분 나라에서는 이를 인정한다. 일본은 모체보호법에서 '임신을 지속하거나 분만을 통해 신체적 또는 경제적 이유로 모체의 건강을 명백히 해칠 우려가 있는 경우'에는 낙태가 가능하도록 규정해 뒀다. 또 합법적인 낙태 사유에 속할 경우에는 배우자의 동의도 필요 없다. OECD 회원국 중 낙태 시 배우자의 동의가 필요한 국가는 우리나라를 포함해 스페인, 일본, 캐나다, 터키, 핀란드 등이다.

(1) 임신중절의 법적인 예외 규정

모자보건법은 의사가 본인과 배우자의 동의하에 임신중절 수술이 가능한 예외 규정을 두고 있다. 본인 또는 배우자가 대통령령이 정하는 우생학적 또는 유전적 정신장애 또는 신체질환(유전성 정신분열증, 유전성 조울증, 유전성 간질증, 유전성 정신박약, 유전성 운동신경질환, 혈우병, 현저한 범죄 경향이 있는 유전성 정신장애, 기타 유전성 질환으로서 그 질환이 태아에 미치는 위험성이 현저

표 14-3. 국가별 낙태 허용 규정

※ △는 24주 이내 다운증후군 또는 중증 장애 발견 시 낙태 허용

구분	한국	일본	중국	호주	미국	칠레	독일	프랑스	영국
임산부 건강	○	○	○	○	○	X	○	○	○
강간 • 근친상간	○	○	○	○	○	X	○	○	X
태아 이상	△	X	○	○	○	X	○	○	○
사회 • 경제적 이유	X	○	○	○	○	X	○	○	○
본인요청	X	X	○	X	○	X	○	○	X
인공 임신중절률(건)	15.8 (2010년)	10.4 (2008년)	—	16.2 (2009년)	18.9 (2008년)	0.5 (2005년)	7.2 (2009년)	17.6 (2007년)	16.8 (2009년)

(출처: 주호노. 낙태에 관한 규정의 현황과 모자보건법의 합리적 개정방안. 의료법학회지. 2012.)

한 질환)이 있는 경우, 본인 또는 배우자가 대통령령이 정하는 전염성 질환(태아에 미치는 위험성이 높은 풍진, 수두, 간염, 후천성 면역결핍증 및 전염병 예방법에서 정하는 전염병)이 있는 경우, 강간 또는 준강간에 의한 임신, 법률상 혼인할 수 없는 혈족이거나 인척간에 임신한 경우, 임신의 지속이 보건 의학적 이유로 모체의 건강을 심히 해치고 있거나 해할 우려가 있는 경우이다.

(2) 낙태죄에 관한 처벌 규정

임신 중인 자가 약물 기타 방법으로 낙태한 경우는 산모에게 1년 이하 징역, 200만원 이하 벌금에 처하고, 의사, 조산사 등 임신 중인 자의 촉탁 또는 승낙을 받아 낙태한 경우도 위의 형과 같다. 그러나 의사, 조산사 등 시행자는 임신 중인 여자를 낙태로 인해 상해에 이르게 한 자는 3년 이하, 사망에 이르게 한 자는 7년 이하의 징역에 처하도록 규정하고 있다.

(3) 임신중절의 적법 요건

임신중절의 예외 규정에 의해 수술을 하더라도 그 적법 요건은 다음과 같다. ① 의사에 의한 수술이 행해져야 하고, ② 본인과 배우자의 동의가 있어야 하며, 본인의 의사 표시가 불가할 경우는 친권자나 후견인의 동의에 의하며, ③ 중절수술은 임신한 날부터 24주 이내에 해야 한다고 규정하고 있다(모자보건법 14조와 동 시행령 15조).

(4) 인공 임신중절의 법적 논란

낙태반대운동연합, 한국기독교생명윤리협회, (사)생명나눔실천본부 등으로 구성된 '낙태법 유지를 바라는 시민연대' 회원들이 여성과 태아의 생명사랑, 생명보호 대회를 열고 낙태죄 폐지 반대 공동선언문을 통해 낙태는 태중의 무고한 생명을 죽이는 일이기에 어떤 이유로도 정당화될 수 없고 낙태가 권리로 잘못 인식되지 않도록 낙태죄 폐지를 강력히 반대하며 낙태죄 폐지는 태아의 생명을 위태롭게 할 뿐만 아니라 여성의 신체적, 정신적 건강을 해치고 출산을 원하는 여성의 권리도 보호받지 못하므로 태아와 여성 모두에게 유익하지 않는 낙태 허용을 반대한다고 주장하였다(그림 14-7).

2012년 낙태죄 위헌소송 판결에서 태아가 비록 그 생명유지를 위하여 모에게 의존해야 하지만 그 자체로 모와 별개의 생명체이고 태아에게도 생명권이 인정되어야 함을 명시하고 낙태죄가 합헌이라는 결정을 이미 내린 바 있다. 그러나 2017년 2월 또 다시 낙태죄와 관련된 형법에 대한 위헌 심사 요청이 헌법재판소에 접수되어 낙태죄에 대한 논란이 다시 이어지고 있다. 낙태죄 폐지를 위해 결성된 연대모임의 여성들은 폴란드의 '검은 시위'를 본떠 검은 옷을 입고 서울 도심에서 시위를 하며 인공 임신중절 전면 합법화를 주장하였다. 이들은 스스로를 '블랙 웨이브(Black Wave)'로 부른다(그림 14-8).

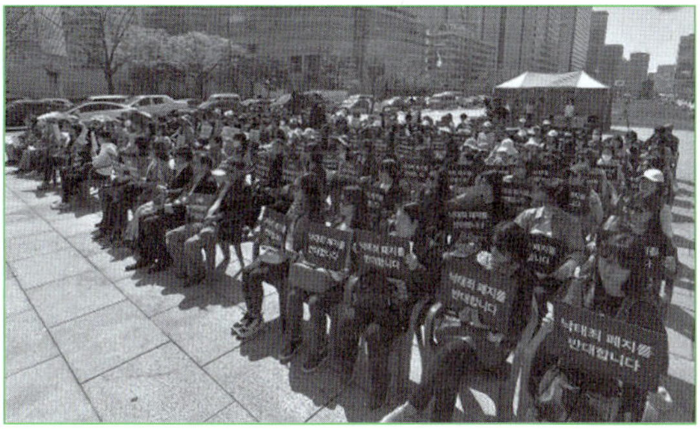
낙태죄 폐지를
반대합니다

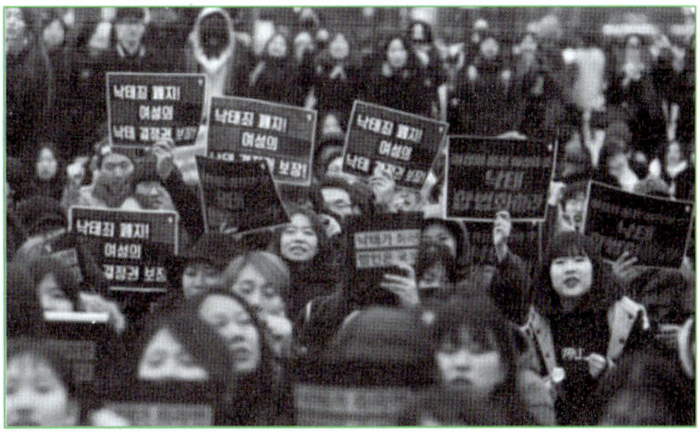
낙태죄 폐지!
여성의
결정권 보장

그림 14-7. 낙태죄 폐지 반대 시위
(출처: 낙태반대운동연합 등 "낙태죄 폐지를 반대합니다". 오마이뉴스. 2018)

그림 14-8. 낙태죄 폐지 시위
(출처: 검은 시위 '낙태죄폐지' 더 이상 미룰 수 없다. 여성신문. 2017.)

학습과제

1. 이성 간의 사랑에 있어서 지켜야 할 윤리적 태도를 구체적으로 기술하시오.
2. 성희롱, 성폭력으로 고통 받는 이들을 도울 수 있는 방법에 대해 토론하시오.
3. 최근 미투 관련 기사를 찾아보고 이에 대한 자신의 생각을 정리하시오.
4. 인공 임신중절 문제에 관한 다양한 입장과 관련 근거를 설명하시오.

○ 참고문헌

1. 고명숙 외. 간호학개론, 개정증보 3판. 수문사. 2015.
2. 고영주 외. 생명윤리: Bioethics. 정문각. 2018.
3. 국가인권위원회. 성적 소수자 기초 조사. 2015.
4. 김수인. 미투운동이 우리 사회에 미친 영향. Ewha Medical Journal. 2018.
5. 김중호. 의학윤리란 무엇인가. 성바오로의 딸. 1996.
6. 김혜옥 외. 간호실무윤리. 4판. 정문각. 2017.
7. 박형욱. 의료현장에서의 폭력 예방을 위한 제언. 대한의사협회지. 2018.
8. 보건복지부. OECD국 불법 인공임신 중절예방 종합계획. 2010.
9. 배한동. 새로운 의료생명윤리. 신우. 2016.
10. 신동열. 성수자의 성인식 성태도 성행동에 관한 연구. 애니어그램연구. 2010.
11. 안이수. 성소수자에 관한 주관성 연구. 한국콘텐츠학회논문지. 2018.
12. 엄영란 외. 간호윤리학. 정담미디어. 2014.
13. 엄영란. 인공 임신중절과 관련된 윤리학적 논쟁과 문제 분석. 여성건강간호학회지. 1996.
14. 여성가족부. 성폭력 예방교육 표준강의안. 2018.
15. 유민 외. 생명윤리. 정문각. 2018.
16. 이마이 미치오 저, 김일방 외 역. 삶, 그리고 생명윤리. 서광사. 2007.
17. 이혜민 외. 한국 성소수자 건강 연구. 보건과 사회과학. 2014.

18. 주호노. 낙태에 관한 규정의 현황과 모자보건법의 합리적 개정방안. 의료법학회지. 2012.
19. 한국여성정책연구원. 한국여성의 임신중단 현실과 낙태죄 폐지 세미나 보도 자료. 2018.
20. 김아진 기자. "낙태죄 존폐 묻는 공론화 검토".11.29. 조선일보 2017.
http://news.chosun.com/site/data/html_dir/2017/11/28/2017112800202.html
21. 김지현 기자. 호주선 스토킹 하면 징역형...한국은 범칙금 달랑 8만원.08.02. 한국일보. 2017.
http://www.hankookilbo.com/v/9ad496428ef444c8a470b4dcd11bad89
22. 김혜지 기자. 폴란드 여성 상복입고 낙태금지 반대 총파업 '블랙먼데이', 10.04. 뉴스원. 2016.
https://news.naver.com/main/read.nhn?oid=421&aid=0002312741
23. 김희선 기자. 성매매 정책 해외사례. 연합뉴스. 2015. http://www.yonhapnews.co.kr/bulletin/2017/11/21/0200000000AKR20171121130500005.HTML?input=1195m
24. 서태욱 기자. 경찰 출동만 하면 뭐하나…또 죽음부른 데이트 폭력. 매일경제. 2017.
http://news.mk.co.kr/newsRead.php?no=46560&year=20
25. 이성원 기자. 엄마가 되지 않을 자유. 서울신문. 2017.
http://www.seoul.co.kr/news/newsView.php?id=20171111014001&wlog_tag3=naver
26. 이성택 기자. 낙태죄 폐지' 청원 23만명 넘어서. 한국일보. 2017.
http://www.hankookilbo.com/v/038de9d449604901abeebe4f0399f339
27. 이정실 기자. 검은 시위 '낙태죄 폐지' 더 이상 미룰 수 없다. 여성신문. 2017.
http://www.womennews.co.kr/news/128382
28. 이하영 기자. 성적 불쾌감 주면 성희롱. 서울신문. 2018.
http://www.seoul.co.kr/news/newsView.php?id=20180308006004&wlog_tag3=naver
29. 최윤석 기자. 낙태반대운동연합 등 "낙태죄 폐지를 반대합니다". 오마이뉴스. 2018.
http://www.ohmynews.com/NWS_Web/View/at_pg.aspx?CNTN_CD=A0002425772
30. Beauchamp T L, et al. Principles of biomedical ethics. 7th ed. new york: Oxford University Press. 2013.
31. Daniel Callahan, Abortion: Law, Choice and Morality, New York: Macmillan. 1972.
32. Dworkin, S H, et al. LGBT identity, violence, and social justice: The psychological is political. International Journal for the Advancement of Counselling. 2003.
33. Henry, et al. Technology-facilitated sexual violence: A literature review of empirical research, Trauma, violence, & abuse. 2018.
34. Mannell, et al, he ethics of researching intimate partner violence in global health: A case study from global health research, Global public health:13(8);1035−1049. 2018.
35. Spalatin C, et al. Talk about sex. 1st ed. Seoul: Bookie. 2003.
36. Ullerstam, Lars. The erotic minorities. Grove Press. 1966.

Chapter

15 병원 불안

= 학습목표 =

1. 직장 내 괴롭힘(태움)의 정의와 발생 원인을 이해한다.
2. 태움의 다각적인 해결방안을 탐색한다.
3. 우울의 정의와 원인, 증상을 이해하고 치료방안을 설명할 수 있다.
4. 자살의 정의와 발생 빈도 및 위중성을 이해하고 대처방안을 모색한다.

1. 직장 내 괴롭힘(태움)

한국에서는 2000년대 들어 간호사의 직장 내 괴롭힘, 가혹 행위가 이슈가 되어 관련 논문과 언론 보도가 나오기 시작하였다. 직장 내 괴롭힘은 "직무상 지위나 인간관계와 같은 직장 내 우위를 바탕으로 업무의 적정한 범위를 넘어 노동자에게 정신적 · 정서적 · 신체적 고통을 주거나, 업무환경을 악화시키거나, 노동자의 인격과 존엄을 침해하는 일체의 행위"로 정의한다.[1] 그러나 간호사의 직장 내 괴롭힘은 '태움'이라고 일컬어지며, 태움은 사람의 생명을 대상으로 하는 병원이라는 조직 내에서 발생하므로 다른 직장내의 괴롭힘과는 엄격하게 차별되고, 의료기관이나 개인의 문제만으로 치부할 수 없는 복합적인 원인으로 얽혀 있다.

1) 태움이란?

'태움'은 주로 대형병원의 간호사들 사이에서 쓰이는 용어로, '영혼이 재가 될 때까지 태운다'는 말에서 알 수 있듯이 명목은 교육이지만 실상은 과도한 인격 모독이고 직장 내 괴롭힘이다. 이는 비단 우리나라만의 문제는 아니며 외국에서도 태움이 유사개념으로 bullying, horizontal violence, incivility, mobbing, harassment에 대한 연구가 이루어지고 있다.

우리나라는 2005년 한 병원에서 간호사가 자살하는 사건을 계기로 이슈가 되었다가 2018년 2월

1) 서울특별시 비정규직 직장 괴롭힘 예방 지침(안) (2015년 제정)

대형병원에서 비슷한 사건이 발생하여 다시 심각한 사회 문제로 대두되었다.

간호사라는 직업의 특성상 환자의 생명을 다루므로 조금의 잘못도 용납되지 않기 때문에 엄격한 교육은 매우 중요하다. 그러나 이 과정에서 본질이 흐려지며 폭력이나 욕설, 인격 모독 등이 가해졌고, '태움 문화'라는 고질적 병폐를 낳게 되었다. 현재는 "높은 간호업무 스트레스와 과중한 업무량으로 인하여 직장 내 선배로부터 훈육을 받는 일종의 사회화 과정 중에 나타나는 현상으로 간호사 간의 거친 또는 정도를 벗어날 정도의 감정이 토로된 윽박지름의 현상"을 태움으로 통용하고 있고, 간호사 이직의 주요 요인으로 꼽히고 있다.

2) 태움의 원인

(1) 신규간호사의 현장 부적응

병원에 투입된 신규간호사는 병원에 따라 경력간호사로부터 1주에서 3달 정도의 교육을 받는다. 그러나 신규간호사가 병원 환경에 적응하는 데는 시간이 필요하고, 간호대학과 병원 환경의 차이로 인해 신규간호사의 1년 내 이직률이 33.9%에 달하는 것으로 보고되고 있다.

(2) 부족한 간호인력

2015년 우리나라의 인구 천명 당 의료기관 활동 간호사 수는 경제협력개발기구(OECD) 평균인 6.5명의 53.8% 수준인 3.5명에 불과하다. 그 만큼 간호사 한 명당 돌봐야 할 환자가 많고, 한 사람의 실수는 주변 간호사들의 업무 가중으로 돌아오게 되며, 누군가가 일에 서툰 것이 용납되지 않는 분위기가 형성되는 것이다(그림 15-1).

(3) 경력간호사의 업무 부담

경력간호사는 자기 몫의 환자를 돌보면서 신규간호사 교육까지 담당하므로 교육 자체가 또 다른 업무로 작용하고, 신규간호사 교육업무 수행에 대한 보상이 만족스럽지 못한 것도 문제로 작용한다.

(4) 열악한 근무환경

간호사들은 과중한 업무부담과 이에 비해 낮은 처우수준, 인권침해 등으로 평균 근속연수가 5.4년으로 짧은 것으로 분석된다. 전국보건의료산업노동조합이 2017년 '의료기관 내 갑질 문화와 인권유린 실태조사'를 한 결

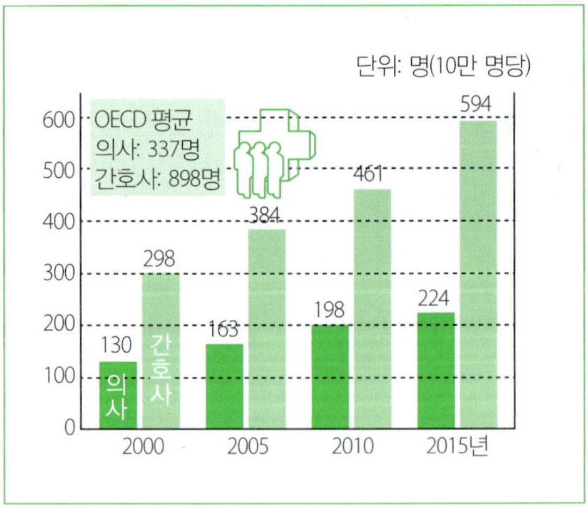

그림 15-1. 한국 의료인 수 추이. 의료 면허 소지자 중 실제 환자를 진료하는 활동 의사 기준

(출처: 연합뉴스. 한국 의료인 수 추이. 김토일 기자. 2017.)

과 간호사 10명 중 4명은 '태움'을 겪었고, 8명은 직무 스트레스를 경험한 것으로 나타났다. 폭언을 경험한 간호사는 65.5%였고, 10.5%가 폭행을 경험하였고, 성희롱과 성추행 등을 경험한 간호사도 13.0%였으며, 그로 인해 간호사의 76%가 이직을 희망하고 있다고 하였다.

(5) 병원들의 저비용 간호사 관리정책

병원들이 경력간호사의 이탈을 막기 위해 처우를 개선해야 하는데, 이런 노력은 하지 않고 비용을 아끼기 위해 경력간호사가 떠난 자리를 신규간호사로 채우는 것도 악순환이 반복되는 원인이다.

3) 태움의 해결방안

태움의 근본적인 원인을 '인력 부족'으로 제기하며, 2018년 3월 20일 보건복지부가 '간호사 근무환경 및 처우 개선대책'을 발표하였다. 의료기관의 장은 간호사 1인당 적정 환자수를 초과하지 않도록 하고 신입직원의 교육 등에 대한 근로기준법 개정안을 발의하였다.

① 간호인력 확충을 위해 간호대학의 입학정원을 단계적으로 확대하여 신규 배출인력을 확대한다. 유휴간호사의 재취업을 위해 권역별 간호인력 취업교육센터를 확대하고(2018년 8개소 예정), 경력단절 간호사의 재취업을 활성화한다. 의료기관 평가기준에 경력간호사 확보 수준을 추가하여 장기근속을 유도한다.

② 보건복지부는 대한간호협회와 공조해 간호사 인권센터를 운영하고, 근로계약, 근로조건, 근로시간, 휴가, 휴일, 급여, 수당, 성희롱, 성폭행, 성차별, 여성, 임산부, 출산, 육아, 직장 내 괴롭힘 등 피해 사례 접수 시 정부기관에서 법률자문, 피해 상담 등을 연계하여 지원한다. 또한 인권침해 등 금지 규정 위반 시 면허정지 등 처분 근거 규정을 마련한다.

③ 신규간호사들의 의료현장 적응을 돕기 위해 300병상 이상 종합병원은 간호교육관리팀을 운영하고, '교육전담 간호사'를 배치하여 신규간호사와 간호대학생 교육만 전담하도록 하고 신규간호사의 교육기간은 3개월 이상 확보한다.

실제로 그간 병원들은 법에서 정한 간호인력 기준을 훨씬 밑도는 수준에서 간호인력을 충원해 왔다. 자연스럽게 간호사의 업무량이 증가했고, 그로 인해 피로와 스트레스 및 태움이 증가하였으며, 이는 의료사고로 연결되어 환자안전에도 위해를 끼치는 악순환이 반복되어 왔다.

병원 내 조직문화 개선만으로 해결될 수 있는 것이 아니고, 노동조건 개선과 업무량 정비, 적정 인력 확보 및 수가 보장, 교육제도의 획기적인 혁신이 선행되어야, 환자의 안전 및 의료 질 재고에 기여하게 될 것이므로 어느 때보다도 국가와 병원, 의료계 및 간호 지도자들의 유기적인 협력이 필요하다고 생각된다.

2. 우울

1) 우울장애의 정의

우울증의 정확한 진단명인 우울장애(depressive disorder)는 일시적으로 기분만 저하된 상태를 뜻하는 것이 아니라 생각의 내용, 사고과정, 동기, 의욕, 관심, 행동, 수면, 신체활동 등 전반적인 정신기능이 저하된 상태를 의미한다.

2) 우울장애의 증상

(1) 정서적 특징

우울장애는 기분의 장애로 일시적인 기분의 장애와는 구별되며, 우울한 기분이 상당 기간 동안 지속되는 상태를 뜻한다. 우울한 기분은 슬픔을 비롯하여 좌절감, 불행감, 죄책감, 공허감, 고독감, 무가치감, 허무감, 절망감 등 불쾌하고 고통스러운 정서 상태를 의미한다.

(2) 인지적 특징

우울장애 상태에는 움직임이 느려지고 얼굴 표정이 감소하며, 시선이 고정된다. 말은 느리고 목소리는 작아지고, 질문에 답변은 느려지며 자극에 대한 반응은 지연된다.

(3) 자존감의 특징

낮은 자존감, 부적절함, 의기소침은 우울장애의 특징이다. 만성적 우울장애를 경험하는 환자들의 자존감은 병이 진전되고 재발됨에 따라 점차 더 낮아진다.

(4) 행동적 특징

우울장애의 대표적 행동적 증상은 운동성 초조증(agitation)이다. 안절부절하고 과민반응과 초조해 하는 불안정한 행동을 나타내며, 심한 경우 자학적 행동이나 자살을 시도할 수 있다. 또한 환자의 80~90%는 수면장애를 경험하는데 흔히 불면증이 나타나지만 반대로 과다수면증이 나타나는 경우도 있다.

(5) 신체 생리적 특징

우울환자의 70~80%가 체중 감소를 동반한 식욕 상실을 경험하며, 성적 욕구나 성(性)에 대한 흥미도 감소한다. 또한 어떤 일에도 더 이상 즐거워하지 않는다.

자신이나 사랑하는 가족의 사망, 심각한 질병, 가정불화, 가족관계나 이성관계의 악화, 친구와의 심각한 갈등과 다툼, 실직이나 사업실패, 경제적 파탄과 어려움, 현저한 업무부진이나 학업부진 등의 사건들은 우울장애를 유발시킬 가능성이 그렇지 않은 사람들에 비해 6배나 높을뿐만 아니라 악화시키는 계기가 될 수 있다.

3) 우울장애의 발생 빈도

연구마다 차이가 있어 정확하게 파악하기 어렵다. 그러나 세계보건기구(WHO)는 2017년 최근 10년 사이에 우울장애가 18.4% 증가하였다고 하고, 전 세계 인구의 4%인 약 3.2억만 명이 우울장애를 앓고 있다고 하였다.

우울장애는 어떤 연령에서도 시작될 수 있지만 12세 미만의 아동에서는 2% 이하로 매우 낮은 유병률을 나타내고 청소년기에 접어들면서 급증하며, 평균 발병연령은 20대 중반이다. 우리나라 보건복지부의 정신질환실태 역학 조사(2016년)에 따르면 평생 우울장애를 한 번 이상 앓는 사람의 비율은 5.0%이며, 여성(6.9%)이 남성(3%)의 두 배가 넘는다(그림 15-2).

최근 5년(2012~2016)의 건강보험심사평가원 의료통계정보 자료를 분석한 결과, 우울장애 환자는 30대에서 1.6% 증가하고 다른 연령대에서는 오히려 감소했지만, 20대에서만 22.2% 증가해 심각성이 두드러졌다(그림 15-3).

4) 병원 환자의 우울장애

유진영 등(2007)의 연구에서 요양병원에 입원하고 있는 환자 중 60일 이상 입원한 환자는 우울이 발생할 가능성이 약 2.4배 가량 높았고, 환자가 앓고 있는 질병이 4개 이상인 경우, 질병 수가 3개 이하인 입원환자에 비해 우울이 발생할 가능성이 3.3배 높았다. 따라서 장기요양시설 입원 노인에 적합한 노인 우울 관리 및 치료를 위한 프로그램 개발과 제도적 뒷받침 및 의료기관의 적극적인 노력이 필요하다고 하였다.

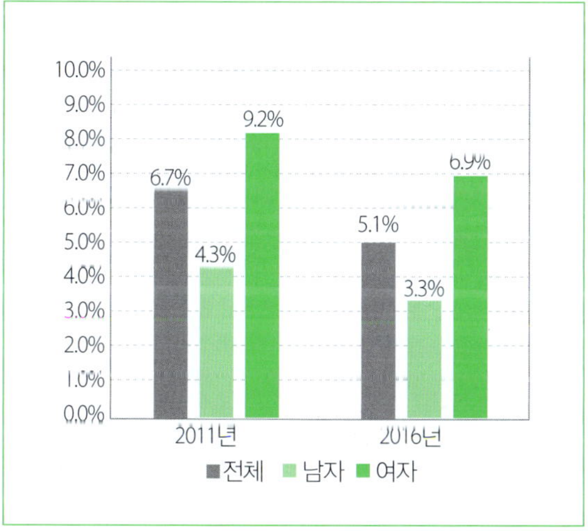

그림 15-2. 2016년 정신질환실태 역학조사
(출처: 보건복지부)

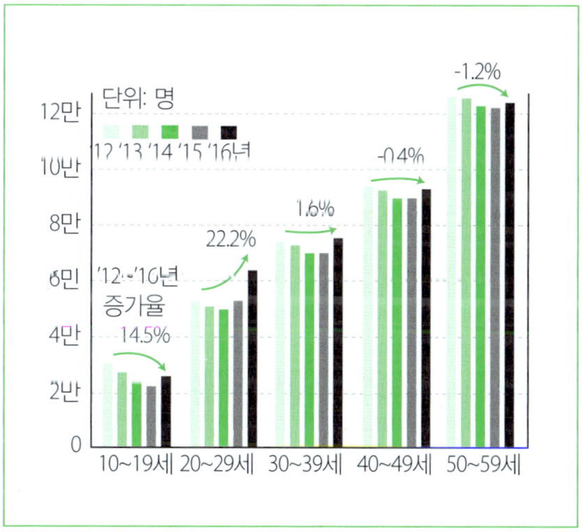

그림 15-3. 우울증 환자 증가추이
(출처: 연합뉴스, 2017.)

최근의 연구에 따르면 일반 질병으로 입원한 환자 중에서도 우울장애 유병율이 12% 가량 되므로 입원 환자를 대상으로 정기적인 검사와 필요 시 치료를 해야 한다는 보고가 있다.

우리나라는 체면을 중시하는 문화 때문에 신경정신의학과 진료를 받는 것을 사회적 낙인으로 여기거나, 정신력이 약해서 그렇다는 등의 잘못된 시선이 우울장애 환자를 더 힘들게 하고 치료를 받지 못하게 하는 사회적인 분위기가 형성되어 있다. 우울장애는 전체 국민의 1/4이 일생에 한번은 겪고, '심리적 감기'라고 할 만큼 흔한 질병이지만, 심한 경우 자살을 시도하는 심각한 사회적 문제이기도 하다. 입증된 예방법은 없으나 스트레스 조절, 인간관계, 사회적 지지 등이 도움이 될 수 있고, 술이나 담배, 불법적 약물 등은 우울 증상을 악화시키므로 피해야 하며, 신체적 활동과 운동이 우울 증상을 감소시키는 것으로 보고되고 있다. 그리고 우울장애는 효과적으로 치료될 수 있는 질환으로 초기 완쾌율이 2개월 내에 70~80%에 이르므로 가장 중요한 것은 초기에 치료를 받는 것이며, 재발 방지를 위해서도 전문가에게 적절한 치료를 받는 것이 필요하다.

3. 자살

1) 한국사회의 자살 현황

(1) 자살의 개념

자살행위란 '어느 정도의 자살의도를 가지고 그 동기를 인지하면서 자기 자신에게 가한 상해'라고 하였다. 일반적 정의로는 '행위자가 자신의 죽음을 초래할 의도를 가지고 자신의 생명을 끊는 행위'라고 할 수 있다.

(2) 자살 현황

한국의 자살률은 매우 높아 2003년부터 2016년까지 13년간 경제협력개발기구(OECD) 회원국 가운데 1위이며, 한국의 자살률은 OECD 국가 평균 자살률(12.1명)의 2.4배에 이른다.

2016년 통계청 자료에 따르면 우리나라에서 자살한 사람은 1년에 1만3천92명이었다. 하루 평균 36명, 40분마다 1명이 자살이란 극단적 선택을 한 셈인데, 인구 10만명 당 자살자 수는 25.6명에 달하며, 한국의 인구대비 자살률은 미국의 3배 수준이고 주요 사망원인 5위로 교통사고 사망률(10.1명)의 2.5배에 이른다.

2) 우리나라의 자살 원인

개인의 정신질환이나 질병이 주로 꼽히지만, 다른 선진국과는 달리 소득 불평등 등 경제적 · 사회적 · 문화적 요인도 자살에 큰 영향을 끼친다. 경찰청의 2016년 자살 주요동기 자료를 보면, 자살 동기의 36.2%는 정신적 문제였지만, 경제생활 문제도 23.4%를 차지했다. 신체질병은 21.3%, 이어 가

정문제(8.9%), 업무상의 문제(3.9%) 등으로 자살을 선택하는 사람들이 많았다.

① 원인으로 경제적 어려움이 있다. 한국인의 자살은 1997년 하루평균 17명이었으나 IMF 외환위기와 2000년대 금융위기에 급상승하여 2011년에는 약 43.6명에 이르렀다.

② 남성이 여성보다 자살에 더 취약하다. 남녀 간 자살률 성비는 10대(1.38배)에서 가장 낮고, 이후 연령에서 증가해 60대(3.51배)에서 가장 높다.

③ 세대별로는 노인층의 자살률이 가장 높았다. 2016년 세대별 자살률 조사에 의하면, 10만명 당 30대(24.6명), 40대(29.6명), 50대(32.5명), 60대 (34.6명), 70대(54.0명), 80세 이상(78.1명)으로 갈수록 자살률이 증가하는 추세를 보였다. 현재 우리나라는 빠른 속도로 고령화가 진행되고 있고, 65세 이상 고령층 노인의 상대적 빈곤율은 47.2%로 OECD 국가 평균인 12.8%에 비해 월등히 높다. 따라서 노인층으로 갈수록 가난과 질병, 외로움 등 노후 대책 부족으로 자살을 시도할 가능성은 더욱 증가하고 있다.

④ 2016년 사망원인통계에 따르면 악성신생물(암), 심장 질환, 뇌혈관 질환, 폐렴, 자살의 순서로 사망원인 5위로 나타났다. 한편 10~30대에서는 자살이 사망 원인 중 1위로 집계되어 특별한 사회적 관심이 필요하다.

한국형사정책연구원에서 발표한 "한국의 자살 발생의 사회적 요인에 관한 연구(2014)"에서는 자살의 원인을 우울증, 조현병 등의 정신질환, 신체질환, 다양한 원인의 스트레스, 가족 내 갈등, 집단 내 따돌림이나 부적응, 고독감, 소외감, 자살에 대한 미디어 환경 같은 사회 환경적 문제 등으로 설명하였다. 자살률은 취업이나 진학 실패, 경제성장률과 같은 경제적 변수, 사회 양극화 지수, 실업률과는 밀접한 관계가 있다고 하였다.

이와 같이 자살은 어느 하나의 요인으로만 설명하기 보다는, 여러 가지 상황의 상호작용에 의해 발생하므로 자살에 대해서는 상황을 종합적으로 고찰하는 총체적 접근과 각각의 문제 상황에 대한 분석적 접근이 동시에 이루어져야 할 것이다.

3) 의료기관에서 발생하는 환자의 자살

(1) 외래 환자의 자살

2016년 중앙대 이원영 교수(예방의학과)팀이 발표한 '자살 예방정책의 효과성을 극대화하는 데 있어 지역 일차의료기관의 잠재기능성 탐색 연구' 보고서를 보면, 2015년 10~11월 정신과를 제외한 병원과 의원, 보건소 등에서 진료를 받은 환자 1,355명을 대상으로 "최근 2주 이내에 최소 2~3일 이상 '차라리 죽는 것이 더 낫겠다' '자해 하겠다' 등의 생각을 한 적이 있는지?" 자살 의도를 파악한 결과 17.4%~19.6%로 높게 나타났다. 여성 환자 중에는 20.6%~36.4%로 남성의 2배였고, 70대 이상의 자살 의도 유병률은 23.6%로 연령이 높을수록 높았다(그림 15-4).

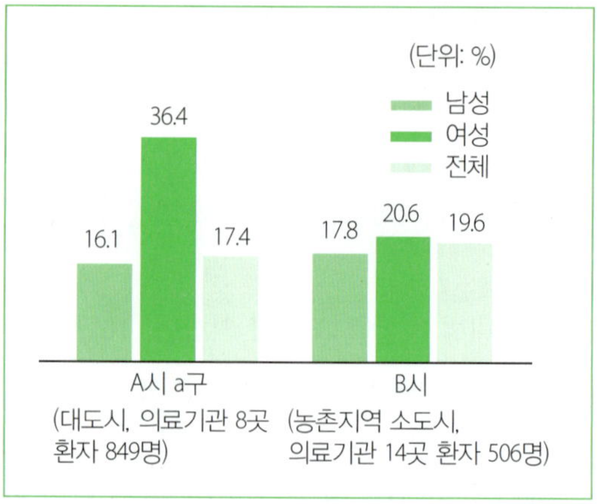

그림 15-4. 1차 의료기관 내원환자의 자살의도 유병률
(출처:한겨레, 황보연 기자, 2016.)

(2) 입원 환자의 자살

2016년 환자안전법 도입 이후에도 약물 오류와 감염, 수술 중 사고, 환자의 자살 및 자해 등 의료진의 과실이나 부주의로 인한 환자안전사고가 끊임없이 발생했다. 병원 입원 환자의 자살이나 자해는 60건으로 전체 안전사고의 1.1%에 해당한다. 의료기관 내에서 잇단 자살 및 자해 사건이 발생하면서 의료기관평가인증원은 2018년 1월 30일 '환자안전 주의경보'를 내렸다. 의료기관평가인증원은 의료기관을 대상으로 병원 내 시설 및 환경 위험요소를 점검하고 필요한 조치를 취할 것을 주문하였다. 이전에는 입원 치료를 받던 환자가 자살을 하더라도 병원의 책임을 물을 수 없었지만 최근에는 심각한 우울증 환자나 자살의 위험이 높은 환자의 자살에도 병원의 책임을 묻는 등 의료인의 책임이 더욱 강화되고 있는 실정이다.

(3) 병원과 노인 자살

노인 인구 및 만성질환은 계속 증가하고 있고, 이는 스트레스와 신체 기능저하로 자살에 영향을 미치게 된다. 고혈압, 당뇨, 관절염 등의 만성질환이 있는 경우, 70%는 1차 의료기관(병원, 의원, 보건의료원)을 방문한다. 또한 자살로 사망하는 노인의 90%는 사망 1년 전 1차 의료기관을 이용하고, 76%가 자살 1달 이내에 1차 의료기관을 방문한다고 한다. 만성질환을 지닌 노인 환자를 자주 접하는 1차 의료기관의 의사가 자살위험성을 인지한다면 자살 고위험군에 대한 선별과 자살 예방에 도움이 될 것이다.

사회 구성원이 조직을 신뢰하지 못하고 자신의 문제를 사회에서 해결할 수 없다고 생각하면 자살을 선택한다. 생명을 스스로 포기하는 사람들이 증가하면 사회의 통합된 가치관을 약화시켜 조직을 불안하게 하므로 자살은 사회의 통합을 저해하는 원인이 되기도 한다. 우리나라는 자살에 대해서 그 죽음의 종류가 떳떳하지 못한 것이라 여기며, 자살한 사람은 기본적으로 나약한 사람이라고 치부하거나, 힘든 상황을 극복하려는 노력이 부족했거나, 자신만 힘든 것도 아닌데 유달리 과잉대처한 사람이라고 여기는 편견이 있다.

그러나 10~30대까지 외인사의 절반이 자살로 인한 사망이고, 40~50대의 사망원인 2위라는 점은 사회 경제의 중추적인 역할을 담당해야 하는 현재와 미래 세대의 위험성을 그대로 보여주므로 더욱 경각심을 가져야 한다. 자살 문제의 심각성을 인식하고 새롭게 시작한 '자살예방 국가 행동계획'을 성공적으로 달성하여 자살률 1위의 오명을 벗고 신뢰와 통합의 사회를 만들어 나가기를 기대한다.

4) 자살의 종합적 대책

우리나라는 자살 시도자가 1년에 약 4만 명에 이르고 있다. 이들이 사회에 복귀할 수 있도록 지원하고 관리할 프로그램을 개발하고 자살 고위험군에 대한 행정적 예방 관리가 절실히 요구된다. 이에 2018년 1월 보건복지부는 자살률 10만명 당 25.6명에서 2022년까지 17명으로 감소시키는 것을 목표로 '자살예방 국가 행동계획'을 밝히고 5단계 사업계획을 발표하였다.

(1) 과학적 근거에 기반한 전략적 접근

지난 5년간 발생한 자살 사망자 7만 명을 전수 조사해 객관적 정보를 확보하고 대응하고, 국가 자살동향 감시체계를 구축해 사망신고와 경찰청 통계를 신속히 확보하고 즉시 대응한다.

(2) 자살 고위험군 발굴을 위한 네트워크 구축

자살 고위험군 발굴을 위해 주변의 자살위험을 신속하게 인지하는 게이트키퍼 100만명을 양성한다. 사회보장서비스 제공 기관 간의 연계를 강화하고 우울증 검진 및 스크리닝도 확대한다.

(3) 적극적 개입을 통한 자살위험 제거

정신건강 복지센터 및 정신건강사례관리 시스템 구축으로 자살 고위험군에 대해 지원한다. 찾아가는 상담도 실시하며, 온라인 상 자살유해정보 등 위험요인을 제거하기 위해 노력한다.

(4) 사후관리 강화를 통한 자살확산 예방

응급실에 내원한 자살 시도자 사후관리를 확대한다. 또, 파급력이 큰 유명인 자살사건에 대한 공동대응 매뉴얼을 마련하고 연예인 정신건강상담도 지원한다.

(5) 대상별 자살예방 추진

노동자 · 실직자, 자살위험이 높은 정신질환자, 특수직 공무원 등 다양한 대상을 위한 자살예방 교육을 강화한다. 노인 · 청장년 · 학생 · 청소년 등 연령별 자살예방 대책도 수립한다.

학습과제

1. 태움의 구체적인 내용에는 어떤 사례들이 있을까? 만약 내가 당사자가 된다면 어떻게 극복할 수 있을지 생각해 보시오.
2. 우울장애를 극복할 수 있는 생활습관은 어떤 것이 있는가?
3. 자살을 암시하는 말과 행동에 대해 연령대별로 어떤 특성과 차이가 있는지 알아보고 그들을 도울 수 있는 방법에 대해 찾아보시오.
4. 대한민국 정부의 5단계 자살예방 국가 행동계획에 대해 구체적으로 조사하시오.

참고문헌

1. 김근주 외. 직장 내 괴롭힘 실태와 제도적 규율 방안. 한국노동연구원. 정책연구. 2017.
2. 김토일 기자. 한국 의료인 수 추이. 연합뉴스. 2017.
3. 숙명여자대학교 산학협력단. 직장 내 괴롭힘 실태 조사. 2017년도 인권상황실태조사 연구용역 보고서. 국가인권위원회.
4. 정부24. 보건복지부. 「간호사 근무환경 및 처우 개선대책」.
5. 정선화. 간호현장 안에 있는 태움의 발생과 지속에 관한 이론. 2018.
6. 세계보건기구(WHO). '세계정신건강관련 보고서'. 2017.
7. 유진영 외. 일부 요양병원 노인 입원환자의 상병양상 및 우울증 발생양상. 보건과 사회과학. 2007.
8. 이대웅 기자. 김충렬 박사의 '우울증'. 크리스천투데이. 2011.
9. 조현주, 임현우, 현명호, 조선진, 지유나, 전태연, 방명희. 일반인의 우울증 태도에 관한 연구. 스트레스 연구. 2008.
10. 질병관리본부 국가건강정보포털 의학정보. 정신질환실태 역학 조사. 질병관리본부 만성질환관리과. 보건복지부. 2016.
11. Walker J, et al. The prevalence of depression in general hospital inpatients: a systematic review and meta-analysis of interview-based studies. Psychol Med. 2018.
12. 두산백과.
13. 강승우 기자. 자살 위험 환자 자살시도…병원 책임 15%. 중앙일보. 2016.
14. 곽은경. 복합만성질환자의 외래이용 현황 분석. 2012.
15. 국가건강정보포털 의학정보. 질병관리본부. http://health.cdc.go.kr/health/Main.do
16. 박형민. 한국의 자살 발생의 사회적 요인에 관한 연구–자살교사, 자살방조. 한국형사정책연구원. 2014.
17. 서민효 외. 만성 신체질환이 자살사고에 미치는 영향. 생물치료정신의학. 2018.
18. 이광자. [한국생명의 전화] 자살예방 상담 프로그램 개발. 온나라정책연구. 2011.
19. 자살예방 국가 행동 계획. 보건복지부 외 관계부처 합동. 2018.
20. 조은희 외. 한국 성인의 성별에 따른 만성질환과 자살 생각의 관련성. 보건교육건강증진학회지. 2018.
21. 사망원인통계. 통계청. 2004–2014.
22. 홍진표. '2016년도 정신질환 실태' 역학 조사. 보건복지부.
23. 황보연 기자. 동네 병 · 의원 환자 5명 중 1명 "자살 고민했다". 한겨레. 2016.
24. Luoma JB, et al. Contact with mental health and primary care providers before suicide: a review of the evidence. Am J Psychiatry. 2002.

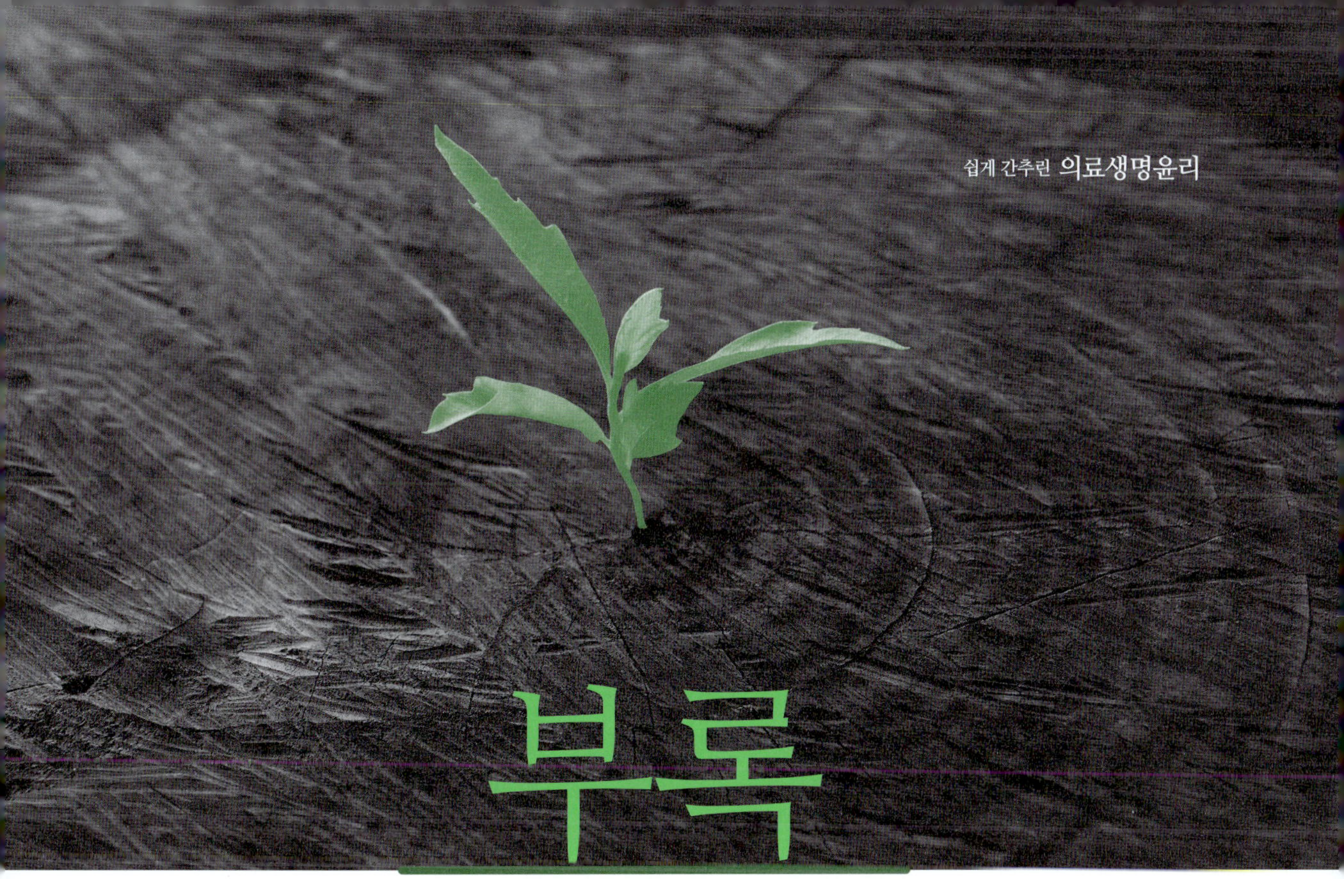

부록

1. 생명윤리 및 안전에 관한 법률
2. 인체조직안전 및 관리 등에 관한 법률
3. 장기등 이식에 관한 법률
4. 호스피스 · 완화의료 및 임종과정에 있는 환자의 연명의료결정에 관한 법률

- 류정숙, 배한익

[시행 2017. 12. 12.] [법률 제15188호, 2017. 12. 12., 일부개정]

1. 생명윤리 및 안전에 관한 법률(약칭: 생명윤리법)

제1장 총 칙

제1조(목적) 이 법은 인간과 인체유래물 등을 연구하거나, 배아나 유전자 등을 취급할 때 인간의 존엄과 가치를 침해하거나 인체에 위해(危害)를 끼치는 것을 방지함으로써 생명윤리 및 안전을 확보하고 국민의 건강과 삶의 질 향상에 이바지함을 목적으로 한다.

제2조(정의) 이 법에서 사용하는 용어의 뜻은 다음과 같다.

1. "인간대상연구"란 사람을 대상으로 물리적으로 개입하거나 의사소통, 대인 접촉 등의 상호작용을 통하여 수행하는 연구 또는 개인을 식별할 수 있는 정보를 이용하는 연구로서 보건복지부령으로 정하는 연구를 말한다.
2. "연구 대상자"란 인간대상연구의 대상이 되는 사람을 말한다.
3. "배아"(胚芽)란 인간의 수정란 및 수정된 때부터 발생학적(發生學的)으로 모든 기관(器官)이 형성되기 전까지의 분열된 세포군(細胞群)을 말한다.
4. "잔여배아"란 체외수정(體外受精)으로 생성된 배아 중 임신의 목적으로 이용하고 남은 배아를 말한다.
5. "잔여난자"란 체외수정에 이용하고 남은 인간의 난자를 말한다.
6. "체세포핵이식행위"란 핵이 제거된 인간의 난자에 인간의 체세포 핵을 이식하는 것을 말한다.
7. "단성생식행위"란 인간의 난자가 수정 과정 없이 세포분열하여 발생하도록 하는 것을 말한다.
8. "체세포복제배아"(體細胞複製胚芽)란 체세포핵이식행위에 의하여 생성된 세포군을 말한다.
9. "단성생식배아"(單性生殖胚芽)란 단성생식행위에 의하여 생성된 세포군을 말한다.
10. "배아줄기세포주"(Embryonic stem cell lines)란 배아, 체세포복제배아, 단성생식배아 등으로부터 유래한 것으로서, 배양 가능한 조건에서 지속적으로 증식(增殖)할 수 있고 다양한 세포로 분화(分化)할 수 있는 세포주(細胞株)를 말한다.
11. "인체유래물"(人體由來物)이란 인체로부터 수집하거나 채취한 조직 · 세포 · 혈액 · 체액 등 인체 구성물 또는 이들로부터 분리된 혈청, 혈장, 염색체, DNA(Deoxyribonucleic acid), RNA(Ribonucleic acid), 단백질 등을 말한다.
12. "인체유래물연구"란 인체유래물을 직접 조사 · 분석하는 연구를 말한다.
13. "인체유래물은행"이란 인체유래물 또는 유전 정보와 그에 관련된 역학정보(疫學情報), 임상정보 등을 수집 · 보존하여 이를 직접 이용하거나 타인에게 제공하는 기관을 말한다.
14. "유전 정보"란 인체유래물을 분석하여 얻은 개인의 유전적 특징에 관한 정보를 말한다.

15. "유전자 검사"란 인체유래물로부터 유전 정보를 얻는 행위로서 개인의 식별 또는 질병의 예방 · 진단 · 치료 등을 위하여 하는 검사를 말한다.

16. "유전자 치료"란 질병의 예방 또는 치료를 목적으로 인체 내에서 유전적 변이를 일으키거나, 유전물질 또는 유전물질이 도입된 세포를 인체로 전달하는 일련의 행위를 말한다.

17. "개인식별정보"란 연구 대상자와 배아 · 난자 · 정자 또는 인체유래물의 기증자(이하 "연구 대상자등"이라 한다)의 성명 · 주민등록번호 등 개인을 식별할 수 있는 정보를 말한다.

18. "개인정보"란 개인식별정보, 유전 정보 또는 건강에 관한 정보 등 개인에 관한 정보를 말한다.

19. "익명화"(匿名化)란 개인식별정보를 영구적으로 삭제하거나, 개인식별정보의 전부 또는 일부를 해당 기관의 고유식별기호로 대체하는 것을 말한다.

제3조(기본 원칙) ① 이 법에서 규율하는 행위들은 인간의 존엄과 가치를 침해하는 방식으로 하여서는 아니 되며, 연구 대상자등의 인권과 복지는 우선적으로 고려되어야 한다.

② 연구 대상자등의 자율성은 존중되어야 하며, 연구 대상자등의 자발적인 동의는 충분한 정보에 근거하여야 한다.

③ 연구 대상자등의 사생활은 보호되어야 하며, 사생활을 침해할 수 있는 개인정보는 당사자가 동의하거나 법률에 특별한 규정이 있는 경우를 제외하고는 비밀로서 보호되어야 한다.

④ 연구 대상자등의 안전은 충분히 고려되어야 하며, 위험은 최소화되어야 한다.

⑤ 취약한 환경에 있는 개인이나 집단은 특별히 보호되어야 한다.

⑥ 생명윤리와 안전을 확보하기 위하여 필요한 국제 협력을 모색하여야 하고, 보편적인 국제기준을 수용하기 위하여 노력하여야 한다.

제4조(적용 범위) ① 생명윤리 및 안전에 관하여는 다른 법률에 특별한 규정이 있는 경우를 제외하고는 이 법에 따른다.

② 생명윤리 및 안전에 관한 내용을 담은 다른 법률을 제정하거나 개정할 경우에는 이 법에 부합하도록 하여야 한다.

제5조(국가와 지방자치단체의 책무) ① 국가와 지방자치단체는 생명윤리 및 안전에 관한 문제에 효율적으로 대처할 수 있도록 필요한 시책을 마련하여야 한다.

② 국가와 지방자치단체는 생명윤리 및 안전 관련 연구와 활동에 대한 행정적 · 재정적 지원방안을 마련하여야 한다.

③ 국가와 지방자치단체는 각급 교육기관 등에서 생명윤리 및 안전에 대한 교육을 할 수 있도록 하여야 하고, 교육 프로그램을 개발하는 등 교육 여건이 조성되도록 지원하여야 한다.

제6조(생명윤리정책연구센터의 지정) ① 보건복지부장관은 생명윤리정책에 관한 전문적인 조사, 연구 및 교육 등을 실시하기 위하여 해당 업무를 수행할 능력이 있다고 인정하는 기관 · 단체 또는 시설을 생명윤리정책연구센터로 지정할 수 있다.

② 제1항에 따른 생명윤리정책연구센터의 지정 및 운영 등에 필요한 사항은 보건복지부령으로 정한다.

제2장 국가생명윤리심의위원회 및 기관생명윤리위원회 등

제1절 국가생명윤리심의위원회

제7조(국가생명윤리심의위원회의 설치 및 기능) ① 생명윤리 및 안전에 관한 다음 각 호의 사항을 심의하기 위하여 대통령 소속으로 국가생명윤리심의위원회(이하 "국가위원회"라 한다)를 둔다.

1. 국가의 생명윤리 및 안전에 관한 기본 정책의 수립에 관한 사항
2. 제12조제1항제3호에 따른 공용기관생명윤리위원회의 업무에 관한 사항
3. 제15조제2항에 따른 인간대상연구의 심의 면제에 관한 사항
4. 제19조제3항에 따른 기록 · 보관 및 정보 공개에 관한 사항
5. 제29조제1항제3호에 따른 잔여배아를 이용할 수 있는 연구에 관한 사항
6. 제31조제2항에 따른 연구의 종류 · 대상 및 범위에 관한 사항
7. 제35조제1항제3호에 따른 배아줄기세포주를 이용할 수 있는 연구에 관한 사항
8. 제36조제2항에 따른 인체유래물연구의 심의 면제에 관한 사항
9. 제50조제1항에 따른 유전자 검사의 제한에 관한 사항
10. 그 밖에 생명윤리 및 안전에 관하여 사회적으로 심각한 영향을 미칠 수 있다고 판단하여 국가위원회의 위원장이 회의에 부치는 사항

② 국가위원회의 위원장은 제1항제1호부터 제9호까지의 규정에 해당하는 사항으로서 재적위원 3분의 1 이상의 위원이 발의한 사항에 관하여는 국가위원회의 회의에 부쳐야 한다.

제8조(국가위원회의 구성) ① 국가위원회는 위원장 1명, 부위원장 1명을 포함한 16명 이상 20명 이하의 위원으로 구성한다.

② 위원장은 위원 중에서 대통령이 임명하거나 위촉하고, 부위원장은 위원 중에서 호선(互選)한다.

③ 국가위원회의 위원은 다음 각 호의 사람이 된다.

1. 교육부장관, 과학 기술정보통신부장관, 법무부장관, 산업통상자원부장관, 보건복지부장관, 여성가족부장관
2. 생명과학 · 의과학(醫科學) · 사회과학 등의 연구 분야에 대한 전문지식과 경험이 풍부한 사람 중에서 대통령이 위촉하는 7명 이내의 사람
3. 종교계 · 윤리학계 · 법조계 · 시민단체(「비영리민간단체 지원법」 제2조에 따른 비영리민간단체를 말한다) 또는 여성계를 대표하는 사람 중에서 대통령이 위촉하는 7명 이내의 사람

④ 제3항제2호 및 제3호에 따른 위원의 임기는 3년으로 하되, 연임할 수 있다. 다만, 위원의 자리가 비게 된 경우에 새로 위촉된 위원의 임기는 전임자 임기의 남은 기간으로 한다.

⑤ 국가위원회에 간사위원 2명을 두되, 간사위원은 과학 기술정보통신부장관과 보건복지부장관으로 하며, 수석 간사위원은 보건복지부장관으로 한다.

⑥ 보건복지부장관은 국가위원회의 사무 처리 등 업무를 지원하기 위하여 보건복지부령으로 정하는 바에 따라 생명윤리 및 안전에 관련한 전문기관 중 하나를 지정하여 그 전문기관으로 하여금 사무국의 기능

을 수행하게 할 수 있다.

제9조(국가위원회의 운영) ① 국가위원회의 효율적인 운영을 위하여 국가위원회에 분야별 전문위원회를 둘 수 있다.

② 국가위원회의 사무는 수석 간사위원이 처리한다.

③ 국가위원회의 회의 등 활동은 독립적이어야 하고, 공개를 원칙으로 한다.

④ 국가위원회는 필요한 경우에 관련 당사자의 출석, 의견 진술 및 자료 제출 등을 요구할 수 있다. 이 경우 해당 요구를 받은 자는 타당한 사유가 없으면 요구에 따라야 한다.

⑤ 이 법에서 정한 사항 외에 국가위원회 및 전문위원회의 구성 · 운영, 그 밖에 필요한 사항은 대통령령으로 정한다.

제2절 기관생명윤리위원회

제10조(기관생명윤리위원회의 설치 및 기능) ① 생명윤리 및 안전을 확보하기 위하여 다음 각 호의 기관은 기관생명윤리위원회(이하 "기관위원회"라 한다)를 설치하여야 한다.

1. 인간대상연구를 수행하는 자(이하 "인간대상연구자"라 한다)가 소속된 교육 · 연구 기관 또는 병원 등
2. 인체유래물연구를 수행하는 자(이하 "인체유래물연구자"라 한다)가 소속된 교육 · 연구 기관 또는 병원 등
3. 제22조제1항에 따라 지정된 배아생성의료기관
4. 제29조제2항에 따라 등록한 배아 연구기관
5. 제31조제3항에 따라 등록한 체세포복제배아등의 연구기관
6. 제41조제1항에 따라 보건복지부장관의 허가를 받은 인체유래물은행
7. 그 밖에 생명윤리 및 안전에 관하여 사회적으로 심각한 영향을 미칠 수 있는 기관으로서 보건복지부령으로 정하는 기관

② 제1항에도 불구하고 보건복지부령으로 정하는 바에 따라 다른 기관의 기관위원회 또는 제12조제1항에 따른 공용기관생명윤리위원회와 제3항 및 제11조제4항에서 정한 기관위원회 업무의 수행을 위탁하기로 협약을 맺은 기관은 기관위원회를 설치한 것으로 본다.

③ 기관위원회는 다음 각 호의 업무를 수행한다.

1. 다음 각 목에 해당하는 사항의 심의
   가. 연구계획서의 윤리적 · 과학적 타당성
   나. 연구 대상자등으로부터 적법한 절차에 따라 동의를 받았는지 여부
   다. 연구 대상자등의 안전에 관한 사항
   라. 연구 대상자등의 개인정보보호 대책
   마. 그 밖에 기관에서의 생명윤리 및 안전에 관한 사항
2. 해당 기관에서 수행 중인 연구의 진행과정 및 결과에 대한 조사 · 감독
3. 그 밖에 생명윤리 및 안전을 위한 다음 각 목의 활동

가. 해당 기관의 연구자 및 종사자 교육

나. 취약한 연구 대상자등의 보호 대책 수립

다. 연구자를 위한 윤리지침 마련

④ 제1항에 따라 기관위원회를 설치한 기관은 보건복지부장관에게 그 기관위원회를 등록하여야 한다.

⑤ 제3항 및 제4항에 따른 기관위원회의 기능 및 등록 등에 필요한 사항은 보건복지부령으로 정한다.

제11조(기관위원회의 구성 및 운영 등) ① 기관위원회는 위원장 1명을 포함하여 5명 이상의 위원으로 구성하되, 하나의 성(性)으로만 구성할 수 없으며, 사회적 · 윤리적 타당성을 평가할 수 있는 경험과 지식을 갖춘 사람 1명 이상과 그 기관에 종사하지 아니하는 사람 1명 이상이 포함되어야 한다.

② 기관위원회의 위원은 제10조제1항 각 호의 기관의 장이 위촉하며, 위원장은 위원 중에서 호선한다.

③ 기관위원회의 심의대상인 연구 · 개발 또는 이용에 관여하는 위원은 해당 연구 · 개발 또는 이용과 관련된 심의에 참여하여서는 아니 된다.

④ 제10조제1항 각 호의 기관의 장은 해당 기관에서 수행하는 연구 등에서 생명윤리 또는 안전에 중대한 위해가 발생하거나 발생할 우려가 있는 경우에는 지체 없이 기관위원회를 소집하여 이를 심의하도록 하고, 그 결과를 보건복지부장관에게 보고하여야 한다.

⑤ 제10조제1항 각 호의 기관의 장은 기관위원회가 독립성을 유지할 수 있도록 하여야 하며, 행정적 · 재정적 지원을 하여야 한다.

⑥ 제10조제1항에 따라 둘 이상의 기관위원회를 설치한 기관은 보건복지부령으로 정하는 바에 따라 해당 기관위원회를 통합하여 운영할 수 있다.

⑦ 제1항부터 제6항까지에서 규정한 사항 외에 기관위원회의 구성 및 운영에 필요한 사항은 보건복지부령으로 정한다.

제12조(공용기관생명윤리위원회의 지정 및 기관위원회의 공동 운영) ① 보건복지부장관은 다음 각 호의 업무를 하게 하기 위하여 제10조제1항에 따라 설치된 기관위원회 중에서 기관 또는 연구자가 공동으로 이용할 수 있는 공용기관생명윤리위원회(이하 "공용위원회"라 한다)를 지정할 수 있다.

1. 제10조제2항에 따라 공용위원회와 협약을 맺은 기관이 위탁한 업무
2. 교육 · 연구 기관 또는 병원 등에 소속되지 아니한 인간대상연구자 또는 인체유래물연구자가 신청한 업무
3. 그 밖에 국가위원회의 심의를 거쳐 보건복지부령으로 정하는 업무

② 둘 이상의 기관이 공동으로 수행하는 연구로서 각각의 기관위원회에서 해당 연구를 심의하는 것이 적절하지 아니하는 경우에 수행 기관은 각각의 소관 기관위원회 중 하나의 기관위원회를 선정하여 해당 연구를 심의하게 할 수 있다.

③ 제1항 및 제2항에 따른 공용위원회의 지정, 기능, 운영 및 기관위원회의 공동 운영 등에 필요한 사항은 보건복지부령으로 정한다.

제13조(기관위원회의 지원 등) ① 보건복지부장관은 기관위원회의 운영을 적절하게 감독 · 지원하기 위하여 다음 각 호의 업무를 수행한다.

1. 기관위원회의 조사

2. 기관위원회 위원의 교육

3. 그 밖에 기관위원회의 감독 및 지원에 필요한 업무로서 보건복지부령으로 정하는 업무

② 기관위원회의 조사 및 교육 지원 등에 필요한 사항은 보건복지부령으로 정한다.

제14조(기관위원회의 평가 및 인증) ① 보건복지부장관은 기관위원회의 구성 및 운영실적 등을 정기적으로 평가하여 인증할 수 있다.

② 보건복지부장관은 제1항에 따라 인증을 받은 기관위원회의 인증 결과를 인터넷 홈페이지 등에 공표할 수 있다.

③ 중앙행정기관의 장은 제1항에 따른 인증 결과에 따라 그 기관에 예산 지원 및 국가 연구비 지원 제한 등의 조치를 할 수 있다.

④ 보건복지부장관은 제1항에 따라 인증을 받은 기관위원회가 다음 각 호의 어느 하나에 해당하면 그 인증을 취소할 수 있다. 다만, 제1호에 해당하는 경우에는 그 인증을 취소하여야 한다.

1. 거짓이나 부정한 방법으로 인증을 받은 경우
2. 기관위원회의 구성 및 운영에 중요한 변동사항이 발생하여 제5항에 따른 인증기준에 맞지 아니하는 경우

⑤ 제1항에 따른 인증의 기준 및 유효기간 등에 관하여 필요한 사항은 대통령령으로 정한다.

제3장 인간대상연구 및 연구 대상자 보호

제15조(인간대상연구의 심의) ① 인간대상연구를 하려는 자는 인간대상연구를 하기 전에 연구계획서를 작성하여 기관위원회의 심의를 받아야 한다.

② 제1항에도 불구하고 연구 대상자 및 공공에 미치는 위험이 미미한 경우로서 국가위원회의 심의를 거쳐 보건복지부령으로 정한 기준에 맞는 연구는 기관위원회의 심의를 면제할 수 있다.

제16조(인간대상연구의 동의) ① 인간대상연구자는 인간대상연구를 하기 전에 연구 대상자로부터 다음 각 호의 사항이 포함된 서면동의(전자문서를 포함한다. 이하 같다)를 받아야 한다.

1. 인간대상연구의 목적
2. 연구 대상자의 참여 기간, 절차 및 방법
3. 연구 대상자에게 예상되는 위험 및 이득
4. 개인정보보호에 관한 사항
5. 연구 참여에 따른 손실에 대한 보상
6. 개인정보 제공에 관한 사항
7. 동의의 철회에 관한 사항
8. 그 밖에 기관위원회가 필요하다고 인정하는 사항

② 제1항에도 불구하고 동의 능력이 없거나 불완전한 사람으로서 보건복지부령으로 정하는 연구 대상자가 참여하는 연구의 경우에는 다음 각 호에서 정한 대리인의 서면동의를 받아야 한다. 이 경우 대리인

의 동의는 연구 대상자의 의사에 어긋나서는 아니 된다.

1. 법정대리인
2. 법정대리인이 없는 경우 배우자, 직계존속, 직계비속의 순으로 하되, 직계존속 또는 직계비속이 여러 사람일 경우 협의하여 정하고, 협의가 되지 아니하면 연장자가 대리인이 된다.

③ 제1항에도 불구하고 다음 각 호의 요건을 모두 갖춘 경우에는 기관위원회의 승인을 받아 연구 대상자의 서면동의를 면제할 수 있다. 이 경우 제2항에 따른 대리인의 서면동의는 면제하지 아니한다.

1. 연구 대상자의 동의를 받는 것이 연구 진행과정에서 현실적으로 불가능하거나 연구의 타당성에 심각한 영향을 미친다고 판단되는 경우
2. 연구 대상자의 동의 거부를 추정할 만한 사유가 없고, 동의를 면제하여도 연구 대상자에게 미치는 위험이 극히 낮은 경우

④ 인간대상연구자는 제1항 및 제2항에 따른 서면동의를 받기 전에 동의권자에게 제1항 각 호의 사항에 대하여 충분히 설명하여야 한다.

제17조(연구 대상자에 대한 안전대책) ① 인간대상연구자는 사전에 연구 및 연구환경이 연구 대상자에게 미칠 신체적 · 정신적 영향을 평가하고 안전대책을 마련하여야 하며, 수행 중인 연구가 개인 및 사회에 중대한 해악(害惡)을 초래할 가능성이 있을 때에는 이를 즉시 소속 기관의 장에게 보고하고 적절한 조치를 하여야 한다.

② 인간대상연구자는 질병의 진단이나 치료, 예방과 관련된 연구에서 연구 대상자에게 의학적으로 필요한 치료를 지연하거나 진단 및 예방의 기회를 박탈하여서는 아니 된다.

제18조(개인정보의 제공) ① 인간대상연구자는 제16조제1항에 따라 연구 대상자로부터 개인정보를 제공하는 것에 대하여 서면동의를 받은 경우에는 기관위원회의 심의를 거쳐 개인정보를 제3자에게 제공할 수 있다.

② 인간대상연구자가 제1항에 따라 개인정보를 제3자에게 제공하는 경우에는 익명화하여야 한다. 다만, 연구 대상자가 개인식별정보를 포함하는 것에 동의한 경우에는 그러하지 아니하다.

제19조(기록의 유지와 정보의 공개) ① 인간대상연구자는 인간대상연구와 관련한 사항을 기록 · 보관하여야 한다.

② 연구 대상자는 자신에 관한 정보의 공개를 청구할 수 있으며, 그 청구를 받은 인간대상연구자는 특별한 사유가 없으면 정보를 공개하여야 한다.

③ 제1항 및 제2항에 따른 기록 · 보관 및 정보 공개에 관한 구체적인 사항은 국가위원회의 심의를 거쳐 보건복지부령으로 정한다.

제4장 배아 등의 생성과 연구

제1절 인간 존엄과 정체성 보호

제20조(인간복제의 금지) ① 누구든지 체세포복제배아 및 단성생식배아(이하 "체세포복제배아등"이라 한

다)를 인간 또는 동물의 자궁에 착상시켜서는 아니 되며, 착상된 상태를 유지하거나 출산하여서는 아니 된다.

② 누구든지 제1항에 따른 행위를 유인하거나 알선하여서는 아니 된다.

제21조(이종 간의 착상 등의 금지) ① 누구든지 인간의 배아를 동물의 자궁에 착상시키거나 동물의 배아를 인간의 자궁에 착상시키는 행위를 하여서는 아니 된다.

② 누구든지 다음 각 호의 행위를 하여서는 아니 된다.

1. 인간의 난자를 동물의 정자로 수정시키거나 동물의 난자를 인간의 정자로 수정시키는 행위. 다만, 의학적으로 인간의 정자의 활동성을 시험하기 위한 경우는 제외한다.
2. 핵이 제거된 인간의 난자에 동물의 체세포 핵을 이식하거나 핵이 제거된 동물의 난자에 인간의 체세포 핵을 이식하는 행위
3. 인간의 배아와 동물의 배아를 융합하는 행위
4. 다른 유전 정보를 가진 인간의 배아를 융합하는 행위

③ 누구든지 제2항 각 호의 어느 하나에 해당하는 행위로부터 생성된 것을 인간 또는 동물의 자궁에 착상시키는 행위를 하여서는 아니 된다.

제2절 배아생성의료기관

제22조(배아생성의료기관의 지정 등) ① 체외수정을 위하여 난자 또는 정자를 채취 · 보존하거나 이를 수정시켜 배아를 생성하려는 의료기관은 보건복지부장관으로부터 배아생성의료기관으로 지정받아야 한다.

② 배아생성의료기관으로 지정받으려는 의료기관은 보건복지부령으로 정하는 시설 및 인력 등을 갖추어야 한다.

③ 배아생성의료기관의 지정 기준 및 절차 등에 관하여 필요한 사항은 보건복지부령으로 정한다.

④ 제1항에 따라 지정을 받은 배아생성의료기관(이하 "배아생성의료기관"이라 한다)이 보건복지부령으로 정하는 중요한 사항을 변경할 경우에는 보건복지부장관에게 그 변경사항을 신고하여야 한다.

⑤ 배아생성의료기관의 장은 휴업하거나 폐업하는 경우에는 보건복지부령으로 정하는 바에 따라 보건복지부장관에게 신고하여야 한다.

⑥ 배아생성의료기관의 장은 휴업하거나 폐업할 때에 보건복지부령으로 정하는 바에 따라 보관 중인 배아, 생식세포 및 관련 서류를 질병관리본부 또는 다른 배아생성의료기관으로 이관하여야 한다.

제23조(배아의 생성에 관한 준수사항) ① 누구든지 임신 외의 목적으로 배아를 생성하여서는 아니 된다.

② 누구든지 배아를 생성할 때 다음 각 호의 어느 하나에 해당하는 행위를 하여서는 아니 된다.

1. 특정의 성을 선택할 목적으로 난자와 정자를 선별하여 수정시키는 행위
2. 사망한 사람의 난자 또는 정자로 수정하는 행위
3. 미성년자의 난자 또는 정자로 수정하는 행위. 다만, 혼인한 미성년자가 그 자녀를 얻기 위하여 수정하는 경우는 제외한다.

③ 누구든지 금전, 재산상의 이익 또는 그 밖의 반대급부(反對給付)를 조건으로 배아나 난자 또는 정자를

제공 또는 이용하거나 이를 유인하거나 알선하여서는 아니 된다.

제24조(배아의 생성 등에 관한 동의) ① 배아생성의료기관은 배아를 생성하기 위하여 난자 또는 정자를 채취할 때에는 다음 각 호의 사항에 대하여 난자 기증자, 정자 기증자, 체외수정 시술대상자 및 해당 기증자 · 시술대상자의 배우자가 있는 경우 그 배우자(이하 "동의권자"라 한다)의 서면동의를 받아야 한다. 다만, 장애인의 경우는 그 특성에 맞게 동의를 구하여야 한다.

1. 배아생성의 목적에 관한 사항
2. 배아 · 난자 · 정자의 보존기간 및 그 밖에 보존에 관한 사항
3. 배아 · 난자 · 정자의 폐기에 관한 사항
4. 잔여배아 및 잔여난자를 연구 목적으로 이용하는 것에 관한 사항
5. 동의의 변경 및 철회에 관한 사항
6. 동의권자의 권리 및 정보보호, 그 밖에 보건복지부령으로 정하는 사항

② 배아생성의료기관은 제1항에 따른 서면동의를 받기 전에 동의권자에게 제1항 각 호의 사항에 대하여 충분히 설명하여야 한다.

③ 제1항에 따른 서면동의를 위한 동의서의 서식 및 보관 등에 필요한 사항은 보건복지부령으로 정한다.

제25조(배아의 보존 및 폐기) ① 배아의 보존기간은 5년으로 한다. 다만, 동의권자가 보존기간을 5년 미만으로 정한 경우에는 이를 보존기간으로 한다.

② 제1항에도 불구하고 항암치료 등 보건복지부령으로 정하는 경우에는 동의권자가 보존기간을 5년 이상으로 정할 수 있다.

③ 배아생성의료기관은 제1항 또는 제2항에 따른 보존기간이 끝난 배아 중 제29조에 따른 연구의 목적으로 이용하지 아니할 배아는 폐기하여야 한다.

④ 배아생성의료기관은 배아의 폐기에 관한 사항을 기록 · 보관하여야 한다.

⑤ 제3항 및 제4항에 따른 배아의 폐기 절차 및 방법, 배아의 폐기에 관한 사항의 기록 · 보관에 필요한 사항은 보건복지부령으로 정한다.

제26조(잔여배아 및 잔여난자의 제공) ① 배아생성의료기관은 연구에 필요한 잔여배아를 제30조제1항에 따라 배아 연구계획서의 승인을 받은 배아 연구기관에 제공하거나 잔여난자를 제31조제4항에 따라 체세포복제배아등 연구계획서의 승인을 받은 체세포복제배아등의 연구기관에 제공하는 경우에는 무상으로 하여야 한다. 다만, 배아생성의료기관은 잔여배아 및 잔여난자의 보존 및 제공에 든 경비의 경우에는 보건복지부령으로 정하는 바에 따라 제공받는 연구기관에 대하여 경비지급을 요구할 수 있다.

② 제1항에 따른 잔여배아 및 잔여난자의 제공 절차, 경비의 산출, 그 밖에 필요한 사항은 보건복지부령으로 정한다.

③ 배아생성의료기관은 잔여배아 및 잔여난자의 보존 및 제공 등에 관한 사항을 보건복지부령으로 정하는 바에 따라 보건복지부장관에게 보고하여야 한다.

제27조(난자 기증자의 보호 등) ① 배아생성의료기관은 보건복지부령으로 정하는 바에 따라 난자를 채취하기 전에 난자 기증자에 대하여 건강검진을 하여야 한다.

② 배아생성의료기관은 보건복지부령으로 정하는 건강 기준에 미치지 못하는 사람으로부터 난자를 채취

하여서는 아니 된다.

③ 배아생성의료기관은 동일한 난자 기증자로부터 대통령령으로 정하는 빈도 이상으로 난자를 채취하여서는 아니 된다.

④ 배아생성의료기관은 난자 기증에 필요한 시술 및 회복에 걸리는 시간에 따른 보상금 및 교통비 등 보건복지부령으로 정하는 항목에 관하여 보건복지부령으로 정하는 금액을 난자 기증자에게 지급할 수 있다.

제28조(배아생성의료기관의 준수사항 등) ① 배아생성의료기관은 다음 각 호의 사항을 준수하여야 한다.

1. 제24조에 따른 동의서에 적힌 내용대로 배아 · 난자 및 정자를 취급할 것
2. 보건복지부령으로 정하는 바에 따라 잔여배아 및 잔여난자의 보존 · 취급 및 폐기 등의 관리를 철저히 할 것
3. 그 밖에 생명윤리 및 안전의 확보를 위하여 필요하다고 인정하여 보건복지부령으로 정하는 사항

② 보건복지부장관은 배아의 생성 등에 관한 동의 등을 적절하게 관리하기 위하여 배아생성의료기관에 관한 표준운영지침을 정하고 배아생성의료기관에게 그 준수를 권장하여야 한다.

제3절 잔여배아 연구 등

제29조(잔여배아 연구) ① 제25조에 따른 배아의 보존기간이 지난 잔여배아는 발생학적으로 원시선(原始線)이 나타나기 전까지만 체외에서 다음 각 호의 연구 목적으로 이용할 수 있다.

1. 난임치료법 및 피임기술의 개발을 위한 연구
2. 근이영양증(筋異營養症), 그 밖에 대통령령으로 정하는 희귀 · 난치병의 치료를 위한 연구
3. 그 밖에 국가위원회의 심의를 거쳐 대통령령으로 정하는 연구

② 제1항에 따라 잔여배아를 연구하려는 자는 보건복지부령으로 정하는 시설 · 인력 등을 갖추고 보건복지부장관에게 배아 연구기관으로 등록하여야 한다.

③ 제2항에 따라 등록한 배아 연구기관(이하 "배아 연구기관"이라 한다)이 보건복지부령으로 정하는 중요한 사항을 변경하거나 폐업할 경우에는 보건복지부장관에게 신고하여야 한다.

제30조(배아 연구계획서의 승인) ① 배아 연구기관은 잔여배아의 연구를 하려면 미리 보건복지부장관에게 배아 연구계획서를 제출하여 승인을 받아야 한다. 배아 연구계획서의 내용 중 대통령령으로 정하는 중요한 사항을 변경하는 경우에도 또한 같다.

② 제1항에 따른 배아 연구계획서에는 기관위원회의 심의 결과에 관한 서류가 첨부되어야 한다

③ 보건복지부장관은 다른 중앙행정기관의 장이 연구비를 지원하는 배아 연구기관으로부터 배아 연구계획서를 제출받았을 때에는 승인 여부를 결정하기 전에 그 중앙행정기관의 장과 협의하여야 한다.

④ 배아 연구계획서의 승인 기준 및 절차, 제출서류, 그 밖에 필요한 사항은 보건복지부령으로 정한다.

제31조(체세포복제배아등의 연구) ① 누구든지 제29조제1항제2호에 따른 희귀 · 난치병의 치료를 위한 연구 목적 외에는 체세포핵이식행위 또는 단성생식행위를 하여서는 아니 된다.

② 제1항에 따른 연구의 종류 · 대상 및 범위는 국가위원회의 심의를 거쳐 대통령령으로 정한다.

③ 체세포복제배아등을 생성하거나 연구하려는 자는 보건복지부령으로 정하는 시설 및 인력 등을 갖추고 보건복지부장관에게 등록하여야 한다.

④ 제3항에 따라 등록한 기관(이하 "체세포복제배아등의 연구기관"이라 한다)은 체세포복제배아등을 생성하거나 연구하려면 보건복지부령으로 정하는 바에 따라 미리 보건복지부장관에게 연구계획서(이하 "체세포복제배아등 연구계획서"라 한다)를 제출하여 승인을 받아야 한다.

⑤ 체세포복제배아등 연구계획서의 승인에 관하여는 제30조를 준용한다. 이 경우 "잔여배아"는 "체세포복제배아등"으로, "배아 연구계획서"는 "체세포복제배아등 연구계획서"로 각각 본다.

제32조(배아 연구기관 등의 준수사항) ① 배아 연구기관 및 체세포복제배아등의 연구기관은 해당 기관에서 수행하는 연구로 인하여 생명윤리 또는 안전에 중대한 위해가 발생하거나 발생할 우려가 있는 경우에는 연구 중단 등 적절한 조치를 하여야 한다.

② 배아 연구기관 및 체세포복제배아등의 연구기관이 잔여배아 및 잔여난자를 제공받은 후 이를 연구의 목적으로 이용하지 아니하려는 경우에는 제25조제3항부터 제5항까지의 규정을 준용한다. 이 경우 "배아"는 "잔여배아 및 잔여난자"로 본다.

③ 배아 연구기관이 잔여배아를 관리하는 경우 및 체세포복제배아등의 연구기관이 잔여난자, 체세포복제배아등을 관리하는 경우에는 제28조를 준용한다.

제4절 배아줄기세포주

제33조(배아줄기세포주의 등록) ① 배아줄기세포주를 수립하거나 수입한 자는 그 배아줄기세포주를 제34조에 따라 제공하거나 제35조에 따라 이용하기 전에 보건복지부령으로 정하는 바에 따라 그 배아줄기세포주를 보건복지부장관에게 등록하여야 한다.

② 보건복지부장관은 배아줄기세포주의 등록을 신청한 자가 다른 중앙행정기관의 장으로부터 과학적 검증을 받은 경우에는 제1항에 따른 등록을 하는 데에 그 검증자료를 활용하여야 한다.

③ 보건복지부장관은 제1항에 따라 배아줄기세포주를 등록한 자에게 배아줄기세포주의 검증 등에 든 비용의 전부 또는 일부를 지원할 수 있다.

제34조(배아줄기세포주의 제공) ① 배아줄기세포주를 수립한 자가 그 배아줄기세포주를 타인에게 제공하려면 보건복지부령으로 정하는 바에 따라 기관위원회의 심의를 거쳐야 한다.

② 제1항에 따라 배아줄기세포주를 제공한 자는 보건복지부령으로 정하는 바에 따라 보건복지부장관에게 배아줄기세포주의 제공현황을 보고하여야 한다.

③ 제1항에 따라 배아줄기세포주를 제공하는 경우에는 무상으로 하여야 한다. 다만, 배아줄기세포주를 제공하는 자는 배아줄기세포주의 보존 및 제공에 든 경비의 경우에는 보건복지부령으로 정하는 바에 따라 이를 제공받는 자에 대하여 경비지급을 요구할 수 있다.

④ 제1항부터 제3항까지의 규정에 따른 배아줄기세포주의 제공 및 보고, 경비의 산출 방법 등에 관하여 필요한 사항은 보건복지부령으로 정한다.

제35조(배아줄기세포주의 이용) ① 제33조제1항에 따라 등록된 배아줄기세포주는 체외에서 다음 각 호의

연구 목적으로만 이용할 수 있다.

1. 질병의 진단·예방 또는 치료를 위한 연구
2. 줄기세포의 특성 및 분화에 관한 기초연구
3. 그 밖에 국가위원회의 심의를 거쳐 대통령령으로 정하는 연구

② 제1항에 따라 배아줄기세포주를 이용하려는 자는 해당 연구계획서에 대하여 보건복지부령으로 정하는 바에 따라 기관위원회의 심의를 거쳐 해당 기관의 장의 승인을 받아야 한다. 승인을 받은 연구계획서의 내용 중 대통령령으로 정하는 중요한 사항을 변경하는 경우에도 또한 같다.

③ 제2항에 따라 승인 또는 변경승인을 받은 자는 보건복지부령으로 정하는 바에 따라 그 사실을 보건복지부장관에게 보고하여야 한다.

④ 제2항에 따라 승인을 받은 자는 배아줄기세포주를 제공한 자에게 제공받은 배아줄기세포주의 이용계획서를 작성하여 제출하여야 한다.

⑤ 제2항에 따라 연구를 승인한 기관의 장은 연구를 하는 자가 연구계획에 적합하게 연구를 하도록 감독하여야 한다.

제5장 인체유래물연구 및 인체유래물은행

제1절 인체유래물연구

제36조(인체유래물연구의 심의) ① 인체유래물연구를 하려는 자는 인체유래물연구를 하기 전에 연구계획서에 대하여 기관위원회의 심의를 받아야 한다.

② 제1항에도 불구하고 인체유래물 기증자 및 공공에 미치는 위험이 미미한 경우로서 국가위원회의 심의를 거쳐 보건복지부령으로 정한 기준에 맞는 연구는 기관위원회의 심의를 면제할 수 있다.

제37조(인체유래물연구의 동의) ① 인체유래물연구자는 인체유래물연구를 하기 전에 인체유래물 기증자로부터 다음 각 호의 사항이 포함된 서면동의를 받아야 한다.

1. 인체유래물연구의 목적
2. 개인정보의 보호 및 처리에 관한 사항
3. 인체유래물의 보존 및 폐기 등에 관한 사항
4. 인체유래물과 그로부터 얻은 유전정보(이하 "인체유래물등"이라 한다)의 제공에 관한 사항
5. 동의의 철회, 동의 철회 시 인체유래물등의 처리, 인체유래물 기증자의 권리, 연구 목적의 변경, 그 밖에 보건복지부령으로 정하는 사항

② 제1항에도 불구하고 인체유래물연구자가 아닌 인체유래물 채취자로부터 인체유래물을 제공받아 연구를 하는 인체유래물연구자의 경우에 그 인체유래물 채취자가 인체유래물 기증자로부터 제1항 각 호의 사항이 포함된 서면동의를 받았을 때에는 제1항에 따른 서면동의를 받은 것으로 본다.

③ 인체유래물연구의 서면동의 면제에 관하여는 제16조제3항을 준용한다. 이 경우 "연구 대상자"는 "인체유래물 기증자"로 본다.

④ 인체유래물연구자는 제1항에 따른 서면동의를 받기 전에 인체유래물 기증자에게 제1항 각 호의 사항에 대하여 충분히 설명하여야 한다.

⑤ 제1항에 따른 서면동의를 위한 동의서의 서식 등에 관하여 필요한 사항은 보건복지부령으로 정한다.

제38조(인체유래물등의 제공) ① 인체유래물연구자는 제37조제1항에 따라 인체유래물 기증자로부터 인체유래물등을 제공하는 것에 대하여 서면동의를 받은 경우에는 기관위원회의 심의를 거쳐 인체유래물등을 인체유래물은행이나 다른 연구자에게 제공할 수 있다.

② 인체유래물연구자가 제1항에 따라 인체유래물등을 다른 연구자에게 제공하는 경우에는 익명화하여야 한다. 다만, 인체유래물 기증자가 개인식별정보를 포함하는 것에 동의한 경우에는 그러하지 아니하다.

③ 제1항에 따라 인체유래물등을 제공할 경우 무상으로 하여야 한다. 다만, 인체유래물연구자가 소속된 기관은 인체유래물등의 보존 및 제공에 든 경비의 경우에는 보건복지부령으로 정하는 바에 따라 인체유래물등을 제공받아 연구하는 자에게 경비지급을 요구할 수 있다.

④ 인체유래물연구자는 제1항에 따라 인체유래물등을 제공하거나 제공받았을 때에는 보건복지부령으로 정하는 바에 따라 인체유래물등의 제공에 관한 기록을 작성 · 보관하여야 한다.

⑤ 인체유래물등의 제공 방법 및 절차, 경비의 산출, 그 밖에 필요한 사항은 보건복지부령으로 정한다.

제39조(인체유래물등의 보존 및 폐기) ① 인체유래물연구자는 동의서에 정한 기간이 지난 인체유래물등을 폐기하여야 한다. 다만, 인체유래물등을 보존하는 중에 인체유래물 기증자가 보존기간의 변경이나 폐기를 요청하는 경우에는 요청에 따라야 한다.

② 인체유래물연구자는 제1항에 따른 인체유래물등의 폐기에 관한 사항을 보건복지부령으로 정하는 바에 따라 기록 · 보관하여야 한다.

③ 인체유래물연구자가 부득이한 사정으로 인하여 인체유래물등을 보존할 수 없는 경우에는 기관위원회의 심의를 거쳐 인체유래물등을 처리하거나 이관하여야 한다.

④ 인체유래물등의 보존, 폐기, 처리 또는 이관 등에 필요한 사항은 보건복지부령으로 정한다.

제40조(인체유래물연구자의 준수사항) 인체유래물연구자의 인체유래물 기증자에 대한 안전대책 및 기록의 유지와 정보 공개에 관하여는 제17조 및 제19조를 각각 준용한다. 이 경우 “인간대상연구”는 “인체유래물연구”로, “연구 대상자”는 “인체유래물 기증자”로 각각 본다.

제2절 인체유래물은행

제41조(인체유래물은행의 허가 및 신고) ① 인체유래물은행을 개설하려는 자는 대통령령으로 정하는 바에 따라 보건복지부장관의 허가를 받아야 한다. 다만, 국가기관이 직접 인체유래물은행을 개설하고자 하는 경우는 제외한다.

② 제1항에도 불구하고 다른 법령에 따라 중앙행정기관의 장으로부터 연구비 지원의 승인을 받아 인체유래물은행을 개설하려는 경우에는 그 중앙행정기관의 장으로부터 연구비 지원의 승인을 받은 후 보건복지부장관에게 신고하면 제1항에 따른 허가를 받은 것으로 본다. 이 경우 그 중앙행정기관의 장은 미리 보건복지부장관과 협의하여야 한다.

③ 제1항 및 제2항에 따라 개설된 인체유래물은행이 대통령령으로 정하는 중요한 사항을 변경하거나 휴업 또는 폐업하려는 경우에는 보건복지부장관에게 신고하여야 한다.

④ 인체유래물은행의 시설 · 장비 기준 및 허가 · 신고 절차, 그 밖에 필요한 사항은 대통령령으로 정한다.

제42조(인체유래물 채취 시의 동의) ① 인체유래물은행은 인체유래물연구에 쓰일 인체유래물을 직접 채취하거나 채취를 의뢰할 때에는 인체유래물을 채취하기 전에 인체유래물 기증자로부터 다음 각 호의 사항이 포함된 서면동의를 받아야 한다.

1. 인체유래물연구의 목적(인체유래물은행이 인체유래물연구를 직접 수행하는 경우만 해당한다)
2. 개인정보의 보호 및 처리에 관한 사항
3. 인체유래물등이 제공되는 연구자 및 기관의 범위에 관한 사항
4. 인체유래물등의 보존, 관리 및 폐기에 관한 사항
5. 동의의 철회, 동의의 철회 시 인체유래물등의 처리, 인체유래물 기증자의 권리나 그 밖에 보건복지부령으로 정하는 사항

② 인체유래물은행은 제1항에 따른 서면동의를 받기 전에 인체유래물 기증자에게 제1항 각 호의 사항에 대하여 충분히 설명하여야 한다.

③ 제1항에 따른 서면동의를 위한 동의서의 서식 등에 관하여 필요한 사항은 보건복지부령으로 정한다.

제43조(인체유래물등의 제공) ① 인체유래물은행의 장은 인체유래물등을 제공받으려는 자로부터 이용계획서를 제출받아 그 내용을 검토하여 제공 여부를 결정하여야 한다.

② 인체유래물은행의 장은 인체유래물등을 타인에게 제공하는 경우에는 익명화하여야 한다. 다만, 인체유래물 기증자가 개인식별정보를 포함하는 것에 동의한 경우에는 그러하지 아니하다.

③ 인체유래물은행의 장은 인체유래물등을 타인에게 제공하는 경우에는 무상으로 하여야 한다. 다만, 인체유래물등의 보존 및 제공에 든 경비를 보건복지부령으로 정하는 바에 따라 인체유래물등을 제공받는 자에게 요구할 수 있다.

④ 기관위원회는 인체유래물등의 제공에 필요한 지침을 마련하고, 지침에 따라 적정하게 제공되고 있는지 정기적으로 심의하여야 한다.

⑤ 인체유래물등 이용계획서의 기재내용 · 제출절차, 제공에 필요한 지침, 기관위원회의 심의, 그 밖에 인체유래물등의 제공 및 관리에 필요한 사항은 보건복지부령으로 정한다.

제44조(인체유래물은행의 준수사항) ① 인체유래물은행의 장 또는 그 종사자는 보존 중인 인체유래물등을 타당한 사유 없이 사용, 폐기, 손상하여서는 아니 된다.

② 인체유래물은행이 제38조제1항 및 제53조제1항에 따라 인체유래물등을 제공받은 경우에는 익명화하여야 한다.

③ 인체유래물은행의 인체유래물등의 보존 및 폐기에 관하여는 제39조를 준용한다.

④ 인체유래물은행의 장은 보건복지부령으로 정하는 바에 따라 인체유래물등의 익명화 방안이 포함된 개인정보보호 지침을 마련하고, 개인정보 관리 및 보안을 담당하는 책임자를 지정하여야 한다.

제45조(인체유래물은행에 대한 지원) 국가나 지방자치단체는 예산의 범위에서 인체유래물은행의 운영에 필요한 비용을 지원할 수 있다.

제6장 유전자 치료 및 검사 등

제46조(유전 정보에 의한 차별 금지 등) ① 누구든지 유전 정보를 이유로 교육 · 고용 · 승진 · 보험 등 사회 활동에서 다른 사람을 차별하여서는 아니 된다.

② 다른 법률에 특별한 규정이 있는 경우를 제외하고는 누구든지 타인에게 유전자 검사를 받도록 강요하거나 유전자 검사의 결과를 제출하도록 강요하여서는 아니 된다.

③ 의료기관은 「의료법」 제21조제3항에 따라 환자 외의 자에게 제공하는 의무기록 및 진료기록 등에 유전 정보를 포함시켜서는 아니 된다. 다만, 해당 환자와 동일한 질병의 진단 및 치료를 목적으로 다른 의료기관의 요청이 있고 개인정보보호에 관한 조치를 한 경우에는 그러하지 아니하다.

제47조(유전자 치료) ① 인체 내에서 유전적 변이를 일으키는 일련의 행위에 해당하는 유전자 치료에 관한 연구는 다음 각 호의 모두에 해당하는 경우에만 할 수 있다.

1. 유전질환, 암, 후천성면역결핍증, 그 밖에 생명을 위협하거나 심각한 장애를 불러일으키는 질병의 치료를 위한 연구
2. 현재 이용 가능한 치료법이 없거나 유전자 치료의 효과가 다른 치료법과 비교하여 현저히 우수할 것으로 예측되는 치료를 위한 연구

② 유전물질 또는 유전물질이 도입된 세포를 인체로 전달하는 일련의 행위에 해당하는 유전자 치료에 관한 연구는 제1항제1호 또는 제2호 중 어느 하나에 해당하는 경우에만 할 수 있다.

③ 유전자 치료는 배아, 난자, 정자 및 태아에 대하여 시행하여서는 아니 된다.

제48조(유전자 치료기관) ① 유전자 치료를 하고자 하는 의료기관은 보건복지부장관에게 신고하여야 한다. 대통령령으로 정하는 중요한 사항을 변경하는 경우에도 또한 같다.

② 제1항에 따라 보건복지부장관에게 신고한 의료기관(이하 "유전자 치료기관"이라 한다)은 유전자 치료를 하고자 하는 환자에 대하여 다음 각 호의 사항에 관하여 미리 설명한 후 서면동의를 받아야 한다.

1. 치료의 목적
2. 예측되는 치료 결과 및 그 부작용
3. 그 밖에 보건복지부령으로 정하는 사항

③ 유전자 치료기관의 신고 요건 및 절차, 동의서의 서식, 그 밖에 필요한 사항은 보건복지부령으로 정한다.

제49조(유전자 검사기관) ① 유전자 검사를 하려는 자는 유전자 검사항목에 따라 보건복지부령으로 정하는 시설 및 인력 등을 갖추고 보건복지부장관에게 신고하여야 한다. 다만, 국가기관이 유전자 검사를 하는 경우에는 그러하지 아니하다.

② 제1항에 따라 신고한 사항 중 대통령령으로 정하는 중요한 사항을 변경하는 경우에도 신고하여야 한다.

③ 보건복지부장관은 제1항에 따라 신고한 유전자 검사기관(이하 "유전자 검사기관"이라 한다)으로 하여금 보건복지부령으로 정하는 바에 따라 유전자 검사의 정확도 평가를 받게 할 수 있고, 그 결과를 공개할 수 있다.

④ 유전자 검사기관은 유전자 검사의 업무를 휴업하거나 폐업하려는 경우에는 보건복지부령으로 정하는

바에 따라 보건복지부장관에게 신고하여야 한다.

⑤ 보건복지부장관은 유전자 검사기관이 「부가가치세법」 제8조에 따라 관할 세무서장에게 폐업신고를 하거나 관할 세무서장이 사업자등록을 말소한 경우에는 신고 사항을 직권으로 말소할 수 있다.

⑥ 보건복지부장관은 제5항의 직권말소를 위하여 필요한 경우 관할 세무서장에게 유전자 검사기관의 폐업여부에 대한 정보 제공을 요청할 수 있다. 이 경우 요청을 받은 관할 세무서장은 「전자정부법」 제36조제1항에 따라 유전자 검사기관의 폐업여부에 대한 정보를 제공하여야 한다.

제50조(유전자 검사의 제한 등) ① 유전자 검사기관은 과학적 증명이 불확실하여 검사대상자를 오도(誤導)할 우려가 있는 신체 외관이나 성격에 관한 유전자 검사 또는 그 밖에 국가위원회의 심의를 거쳐 대통령령으로 정하는 유전자 검사를 하여서는 아니 된다.

② 유전자 검사기관은 근이영양증이나 그 밖에 대통령령으로 정하는 유전질환을 진단하기 위한 목적으로만 배아 또는 태아를 대상으로 유전자 검사를 할 수 있다.

③ 의료기관이 아닌 유전자 검사기관에서는 다음 각 호를 제외한 경우에는 질병의 예방, 진단 및 치료와 관련한 유전자 검사를 할 수 없다.

1. 의료기관의 의뢰를 받은 경우
2. 질병의 예방과 관련된 유전자 검사로 보건복지부장관이 필요하다고 인정하는 경우

④ 유전자 검사기관은 유전자 검사에 관하여 거짓표시 또는 과대광고를 하여서는 아니 된다. 이 경우 거짓표시 또는 과대광고의 판정 기준 및 절차, 그 밖에 필요한 사항은 보건복지부령으로 정한다.

제51조(유전자 검사의 동의) ① 유전자 검사기관이 유전자 검사에 쓰일 검사대상물을 직접 채취하거나 채취를 의뢰할 때에는 검사대상물을 채취하기 전에 검사대상자로부터 다음 각 호의 사항에 대하여 서면동의를 받아야 한다. 다만, 장애인의 경우는 그 특성에 맞게 동의를 구하여야 한다.

1. 유전자 검사의 목적
2. 검사대상물의 관리에 관한 사항
3. 동의의 철회, 검사대상자의 권리 및 정보보호, 그 밖에 보건복지부령으로 정하는 사항

② 유전자 검사기관이 검사대상물을 인체유래물연구자나 인체유래물은행에 제공하기 위하여는 검사대상자로부터 다음 각 호의 사항이 포함된 서면동의를 제1항에 따른 동의와 별도로 받아야 한다.

1. 개인정보의 보호 및 처리에 대한 사항
2. 검사대상물의 보존, 관리 및 폐기에 관한 사항
3. 검사대상물의 제공에 관한 사항
4. 동의의 철회, 동의 철회 시 검사대상물의 처리, 검사대상자의 권리, 그 밖에 보건복지부령으로 정하는 사항

③ 유전자 검사기관 외의 자가 검사대상물을 채취하여 유전자 검사기관에 유전자 검사를 의뢰하는 경우에는 제1항에 따라 검사대상자로부터 서면동의를 받아 첨부하여야 하며, 보건복지부령으로 정하는 바에 따라 개인정보를 보호하기 위한 조치를 하여야 한다.

④ 검사대상자가 동의 능력이 없거나 불완전한 경우의 대리인 동의에 관하여는 제16조제2항을 준용한다. 이 경우 "연구 대상자"는 "검사대상자"로, "연구"는 "검사"로 각각 본다.

⑤ 다음 각 호의 어느 하나에 해당하는 경우에는 동의 없이 유전자 검사를 할 수 있다.

1. 시체 또는 의식불명인 사람이 누구인지 식별하여야 할 긴급한 필요가 있거나 특별한 사유가 있는 경우
2. 다른 법률에 규정이 있는 경우

⑥ 제1항부터 제4항까지의 규정에 따라 서면동의를 받고자 하는 자는 미리 검사대상자 또는 법정대리인에게 유전자 검사의 목적과 방법, 예측되는 유전자 검사의 결과와 의미 등에 대하여 충분히 설명하여야 한다.

⑦ 유전자 검사의 동의 방식, 동의 면제 사항, 그 밖에 필요한 사항은 보건복지부령으로 정한다.

제52조(기록 보관 및 정보의 공개) ① 유전자 검사기관은 다음 각 호의 서류를 보건복지부령으로 정하는 바에 따라 기록 · 보관하여야 한다.

1. 제51조에 따른 동의서
2. 유전자 검사 결과
3. 제53조제2항에 따른 검사대상물의 제공에 관한 기록

② 유전자 검사기관은 검사대상자나 그의 법정대리인이 제1항에 따른 기록의 열람 또는 사본의 발급을 요청하는 경우에는 그 요청에 따라야 한다.

③ 제2항에 따른 기록의 열람 또는 사본의 발급에 관한 신청 절차 및 서식 등에 관하여 필요한 사항은 보건복지부령으로 정한다.

제53조(검사대상물의 제공과 폐기 등) ① 유전자 검사기관은 제51조제2항에 따라 검사대상자로부터 검사대상물의 제공에 대한 서면동의를 받은 경우에는 인체유래물연구자나 인체유래물은행에 검사대상물을 제공할 수 있다.

② 제1항에 따른 검사대상물의 제공에 관하여는 제38조제2항부터 제5항까지의 규정을 준용한다. 이 경우 "인체유래물등"은 "검사대상물"로, "인체유래물 기증자"는 "검사대상자"로 각각 본다.

③ 유전자 검사기관은 제1항에 따라 검사대상물을 제공하는 경우 외에는 검사대상물을 유전자 검사 결과 획득 후 즉시 폐기하여야 한다.

④ 유전자 검사기관은 검사대상물의 폐기에 관한 사항을 기록 · 보관하여야 한다.

⑤ 유전자 검사기관은 휴업 또는 폐업이나 그 밖에 부득이한 사정으로 인하여 검사대상물을 보존할 수 없는 경우에는 보건복지부령으로 정하는 바에 따라 검사대상물을 처리하거나 이관하여야 한다.

⑥ 검사대상물의 폐기, 폐기에 관한 기록 · 보관 및 검사대상물의 처리 또는 이관에 필요한 사항은 보건복지부령으로 정한다.

제7장 감 독

제54조(보고와 조사) ① 보건복지부장관은 생명윤리 및 안전의 확보와 관련하여 필요하다고 인정할 때에는 제10조제1항 각 호의 기관과 유전자 검사기관(이하 "감독대상기관"이라 한다) 및 그 종사자에 대하여 보건복지부령으로 정하는 바에 따라 이 법의 시행에 필요한 보고 또는 자료의 제출을 명할 수 있고, 생명윤리 또는 안전에 중대한 위해가 발생하거나 발생할 우려가 있을 때에는 그 연구 및 연구 성과 이용의 중단을 명하거나 그 밖에 필요한 조치를 할 수 있다.

② 보건복지부장관은 이 법에서 정하고 있는 사항의 이행 또는 위반 여부의 확인을 위하여 필요하다고 인정할 때에는 관계 공무원으로 하여금 감독대상기관 또는 그 사무소 등에 출입하여 그 시설 또는 장비, 관계 장부나 서류, 그 밖의 물건을 검사하게 하거나 관계인에게 질문하게 할 수 있으며, 시험에 필요한 시료(試料)를 최소분량으로 수거하게 할 수 있다. 이 경우 관계 공무원은 그 권한을 표시하는 증표를 지니고 이를 관계인에게 보여주어야 한다.

③ 감독대상기관 또는 그 종사자는 제1항 및 제2항에 따른 명령 · 검사 · 질문 등에 대하여 타당한 사유가 없으면 응하여야 한다.

제55조(폐기 및 개선 명령) ① 보건복지부장관은 감독대상기관 또는 그 종사자와 제33조부터 제35조까지의 규정에 따라 배아줄기세포주를 등록 · 제공 또는 이용한 자에게 다음 각 호의 대상물을 폐기할 것을 명할 수 있다. 이 경우 폐기의 절차 및 방법에 관하여는 제25조제5항, 제39조제4항, 제53조제6항을 각각 준용한다.

1. 제22조제1항부터 제3항까지, 제23조, 제24조제1항, 제25조제3항(제32조제2항에서 준용하는 경우를 포함한다), 제26조제1항, 제27조제1항부터 제3항까지, 제29조제1항 · 제2항, 제30조제1항부터 제3항까지, 제31조제1항 · 제3항 · 제4항, 제33조제1항, 제34조제1항 · 제3항, 제35조제2항을 위반하여 채취 · 생성 · 보존 · 연구 또는 제공된 배아 · 체세포복제배아등 · 배아줄기세포주 또는 난자
2. 제39조제1항, 제41조제1항, 제43조제2항, 제49조제1항, 제50조제1항부터 제3항까지, 제51조제1항 · 제2항 · 제4항, 제53조제1항부터 제3항까지의 규정을 위반하여 채취 · 보존 또는 제공된 검사대상물 및 인체유래물

② 보건복지부장관은 감독대상기관의 시설 · 인력 등이 제22조제2항, 제29조제2항, 제31조제3항 또는 제41조제4항에서 정하는 기준 등에 맞지 아니하여 연구 · 채취 · 보존 또는 배아의 생성 등을 하는 경우에 생명윤리나 안전에 중대한 위해가 발생하거나 발생할 우려가 있다고 인정할 때에는 감독대상기관에 대하여 그 시설의 개선을 명하거나 그 시설의 전부 또는 일부의 사용을 금지할 것을 명할 수 있다.

제56조(등록 등의 취소와 업무의 정지) ① 보건복지부장관은 감독대상기관이 다음 각 호의 어느 하나에 해당할 때에는 그 지정 · 등록 또는 허가를 취소하거나 1년 이내의 기간을 정하여 그 업무의 전부 또는 일부의 정지를 명할 수 있다.

1. 제10조제1항(같은 항 제1호 및 제2호에 해당하는 기관의 경우는 제외한다), 제20조, 제21조, 제22조제1항부터 제3항까지, 제23조, 제24조제1항 · 제2항, 제25조제3항 · 제4항(제32조제2항에서 준용

하는 경우를 포함한다), 제26조제1항 · 제3항, 제27조제1항부터 제3항까지, 제28조(제32조제3항에서 준용하는 경우를 포함한다), 제29조제2항, 제30조제1항, 제31조제1항, 제32조제1항, 제43조제2항, 제44조제1항, 제48조제1항 후단, 제48조제2항, 제50조, 제51조제1항부터 제4항까지, 제52조제1항 · 제2항 및 제53조제2항부터 제5항까지의 규정을 위반하였을 때

2. 제54조제1항 및 제55조에 따른 명령을 이행하지 아니하였을 때
3. 제54조제2항에 따른 검사 · 질문 · 수거에 응하지 아니하였을 때

② 제1항에 따른 행정처분의 세부 기준은 그 위반행위의 유형과 위반 정도 등을 고려하여 보건복지부령으로 정한다.

제57조(청문) 보건복지부장관은 제56조에 따라 기관의 지정 · 등록 또는 허가를 취소하려는 경우에는 청문을 하여야 한다.

제58조(과징금) ① 보건복지부장관은 감독대상기관이 다음 각 호의 어느 하나에 해당하여 업무정지처분을 하여야 할 경우로서 그 업무정지가 해당 사업의 이용자에게 심한 불편을 주거나 그 밖에 공익을 해칠 우려가 있을 때에는 대통령령으로 정하는 바에 따라 그 업무정지처분을 갈음하여 2억원 이하의 과징금을 부과할 수 있다.

1. 제22조제1항부터 제3항까지, 제24조제1항 · 제2항, 제25조제3항 · 제4항(제32조제2항에서 준용하는 경우를 포함한다) 및 제27조제1항부터 제3항까지의 규정을 위반하였을 때
2. 제28조(제32조제3항에서 준용하는 경우를 포함한다) 및 제32조제1항에 따른 준수사항을 위반하였을 때
3. 제54조제1항 및 제55조에 따른 명령을 이행하지 아니하였을 때
4. 제54조제2항에 따른 검사 · 질문 · 수거에 응하지 아니하였을 때

② 제1항에 따라 과징금을 부과하는 위반행위의 종류와 위반 정도 등에 따른 과징금의 금액이나 그 밖에 필요한 사항은 보건복지부령으로 정한다.

③ 보건복지부장관은 제1항에 따른 과징금을 내야 할 자가 납부기한까지 내지 아니하였을 때에는 국세 체납처분의 예에 따라 징수한다.

제59조(수수료) 보건복지부장관은 이 법의 규정에 따라 지정 · 허가 · 등록 · 승인을 받으려 하거나 신고를 하는 자 또는 그 내용을 변경하려는 자로 하여금 보건복지부령으로 정하는 바에 따라 수수료를 내게 할 수 있다.

제8장 보 칙

제60조(국고 보조) 보건복지부장관은 이 법에 따른 생명윤리 및 안전의 확보에 이바지할 수 있는 연구사업 및 교육을 육성 · 지원하기 위하여 대통령령으로 정하는 바에 따라 해당 단체 · 기관 또는 종사자에게 필요한 비용의 전부 또는 일부를 지원할 수 있다.

제61조(위임 및 위탁 등) ① 보건복지부장관은 이 법에 따른 권한의 일부를 대통령령으로 정하는 바에 따

라 소속 기관의 장에게 위임할 수 있다.

② 보건복지부장관은 대통령령으로 정하는 바에 따라 다음 각 호의 어느 하나에 해당하는 업무의 일부를 관계 전문기관 또는 단체에 위탁할 수 있다.

1. 제13조제1항제2호에 따른 기관위원회 위원의 교육에 관한 업무
2. 제14조에 따른 기관위원회의 평가 · 인증에 관한 업무
3. 제49조제3항에 따른 유전자 검사의 정확도 평가에 관한 업무

③ 보건복지부장관은 제2항에 따라 관계 전문기관 또는 단체에 업무를 위탁한 경우에는 필요한 예산을 보조할 수 있다.

④ 제2항에 따른 관계 전문기관 또는 단체에 대한 예산 보조, 보조금 환수(還收), 지원 금지 등에 필요한 사항은 대통령령으로 정한다.

제62조(벌칙 적용 시의 공무원 의제) 보건복지부장관이 제61조에 따라 위탁한 업무에 종사하는 기관, 단체의 임직원은 「형법」 제129조부터 제132조까지의 규정을 적용할 때에는 공무원으로 본다.

제63조(비밀 누설 등의 금지) 감독대상기관 또는 그 종사자나 업무에 종사하였던 사람은 직무상 알게 된 개인정보 등의 비밀을 누설하거나 도용하여서는 아니 된다.

제9장 벌 칙

제64조(벌칙) ① 제20조제1항을 위반하여 체세포복제배아등을 자궁에 착상시키거나 착상된 상태를 유지하거나 출산한 사람은 10년 이하의 징역에 처한다.

② 제1항의 경우 미수범도 처벌한다.

제65조(벌칙) ① 제21조제1항을 위반하여 인간의 배아를 동물의 자궁에 착상시키거나 동물의 배아를 인간의 자궁에 착상시킨 사람 또는 같은 조 제3항을 위반하여 같은 조 제2항 각 호의 어느 하나에 해당하는 행위로부터 생성된 것을 인간 또는 동물의 자궁에 착상시킨 사람은 5년 이하의 징역에 처한다.

② 제1항의 경우 미수범도 처벌한다.

제66조(벌칙) ① 다음 각 호의 어느 하나에 해당하는 사람은 3년 이하의 징역에 처한다.

1. 제20조제2항을 위반하여 체세포복제배아등을 자궁에 착상시키거나 착상된 상태를 유지 또는 출산하도록 유인하거나 알선한 사람
2. 제21조제2항 각 호의 어느 하나에 해당하는 행위를 한 사람
3. 제23조제1항을 위반하여 임신 외의 목적으로 배아를 생성한 사람
4. 제23조제3항을 위반하여 금전, 재산상의 이익 또는 그 밖의 반대급부를 조건으로 배아나 난자 또는 정자를 제공 또는 이용하거나 이를 유인하거나 알선한 사람
5. 제31조제1항을 위반하여 희귀 · 난치병의 치료를 위한 연구 목적 외의 용도로 체세포핵이식행위 또는 단성생식행위를 한 사람
6. 제63조를 위반하여 비밀을 누설하거나 도용한 사람

② 제29조제1항을 위반하여 잔여배아를 이용한 자는 3년 이하의 징역 또는 5천만원 이하의 벌금에 처한다.
③ 제1항제1호 및 제2호의 경우 미수범도 처벌한다.

제67조(벌칙) ① 다음 각 호의 어느 하나에 해당하는 자는 2년 이하의 징역 또는 3천만원 이하의 벌금에 처한다.

1. 배아를 생성할 때 제23조제2항 각 호의 어느 하나에 해당하는 행위를 한 자
2. 제24조제1항을 위반하여 서면동의 없이 난자 또는 정자를 채취한 자
3. 제27조제1항을 위반하여 난자 기증자에 대하여 건강검진을 하지 아니한 자 또는 같은 조 제2항이나 제3항을 위반하여 난자를 채취한 자
4. 제46조제1항부터 제3항까지의 규정을 위반하여 유전 정보를 이유로 다른 사람을 차별한 자, 유전자 검사를 받도록 강요하거나 유전자 검사 결과를 제출하도록 강요한 자 또는 환자 외의 자에게 제공하는 기록 등에 유전 정보를 포함시킨 자
5. 제47조제1항부터 제3항까지를 위반하여 유전자 치료에 관한 연구를 하거나 유전자 치료를 시행한 자
6. 제50조제1항부터 제3항까지의 규정을 위반하여 유전자 검사를 한 자
7. 제55조에 따른 폐기명령 또는 개선명령을 이행하지 아니한 자

② 제22조제6항을 위반하여 배아, 생식세포를 이관하지 아니한 자는 2년 이하의 징역 또는 1천만원 이하의 벌금에 처한다.

제68조(벌칙) 다음 각 호의 어느 하나에 해당하는 자는 1년 이하의 징역 또는 2천만원 이하의 벌금에 처한다.

1. 제22조제1항부터 제3항까지의 규정을 위반하여 배아생성의료기관으로 지정받지 아니하고 인간의 난자 또는 정자를 채취 · 보존하거나 이를 수정시켜 배아를 생성한 자
2. 제25조제3항(제32조제2항에서 준용하는 경우를 포함한다)을 위반하여 배아를 폐기하지 아니한 자
3. 제26조제1항을 위반하여 유상(有償)으로 잔여배아 및 잔여난자를 제공한 자
4. 제26조제3항을 위반하여 보건복지부장관에게 보고하지 아니한 자
5. 제29조제2항을 위반하여 배아 연구기관으로 등록하지 아니하고 잔여배아를 연구한 자
6. 제30조제1항을 위반하여(제31조제5항에서 준용하는 경우를 포함한다) 배아 연구계획서의 승인을 받지 아니하고 배아 연구를 한 자
7. 제31조제3항을 위반하여 보건복지부장관에게 등록하지 아니하고 체세포복제배아등을 생성하거나 연구한 자
8. 제41조제1항을 위반하여 허가를 받지 아니하고 인체유래물은행을 개설한 자
9. 제42조제1항을 위반하여 서면동의 없이 인체유래물을 직접 채취하거나 채취를 의뢰한 자
10. 제50조제4항을 위반하여 유전자 검사에 관하여 거짓표시 또는 과대광고를 한 자
11. 제51조제1항 · 제2항 · 제4항을 위반하여 유전자 검사에 관한 서면동의를 받지 아니하고 검사대상물을 채취한 자 또는 같은 조 제3항을 위반하여 서면동의서를 첨부하지 아니하거나 개인정보를 보호하기 위한 조치를 하지 아니하고 유전자 검사를 의뢰한 자

제69조(양벌규정) ① 법인의 대표자나 법인 또는 개인의 대리인, 사용인, 그 밖의 종업원이 그 법인 또는

개인의 업무에 관하여 제64조부터 제66조까지의 어느 하나에 해당하는 위반행위를 하면 그 행위자를 벌하는 외에 그 법인 또는 개인을 5천만원 이하의 벌금에 처한다. 다만, 법인 또는 개인이 그 위반행위를 방지하기 위하여 해당 업무에 관하여 상당한 주의와 감독을 게을리하지 아니한 경우에는 그러하지 아니하다.

② 법인의 대표자나 법인 또는 개인의 대리인, 사용인, 그 밖의 종업원이 그 법인 또는 개인의 업무에 관하여 제67조 또는 제68조의 위반행위를 하면 그 행위자를 벌하는 외에 그 법인 또는 개인에게도 해당 조문의 벌금형을 과(科)한다. 다만, 법인 또는 개인이 그 위반행위를 방지하기 위하여 해당 업무에 관하여 상당한 주의와 감독을 게을리하지 아니한 경우에는 그러하지 아니하다.

제70조(과태료) ① 다음 각 호의 어느 하나에 해당하는 자에게는 500만원 이하의 과태료를 부과한다.

1. 제10조제1항을 위반하여 기관위원회를 설치하지 아니한 자
2. 제33조제1항을 위반하여 등록하지 아니하고 해당 배아줄기세포주를 제공하거나 이용한 자
3. 제35조제1항을 위반하여 배아줄기세포주를 이용한 자
4. 제38조제2항을 위반하여 인체유래물등을 익명화하지 아니하고 다른 연구자에게 제공한 자
5. 제39조제1항 본문 또는 제3항(제44조제3항에서 준용하는 경우를 포함한다)에 따라 인체유래물을 폐기, 처리하거나 이관하지 아니한 자
6. 제41조제2항에 따른 신고를 하지 아니한 자
7. 제44조제4항을 위반하여 인체유래물등의 익명화 방안이 포함된 개인정보보호 지침을 마련하지 아니하거나 개인정보 관리 및 보안을 담당하는 책임자를 두지 아니한 자
8. 제48조제1항을 위반하여 신고하지 아니하고 유전자 치료를 한 자
9. 제49조제1항 본문에 따른 신고를 하지 아니한 자
10. 제54조제3항을 위반하여 보건복지부장관의 명령 · 검사 · 질문 등에 대하여 타당한 사유 없이 응하지 아니한 감독대상기관 또는 그 종사자

② 다음 각 호의 어느 하나에 해당하는 자에게는 300만원 이하의 과태료를 부과한다.

1. 제22조제4항 또는 제5항, 제29조제3항을 위반하여 보건복지부장관에게 신고하지 아니한 자
2. 제22조제6항을 위반하여 관련 서류를 이관하지 아니한 자

③ 다음 각 호의 어느 하나에 해당하는 자에게는 200만원 이하의 과태료를 부과한다.

1. 제10조제4항을 위반하여 보건복지부장관에게 등록하지 아니한 자
2. 제11조제4항을 위반하여 보건복지부장관에게 보고하지 아니한 자
3. 제34조제3항을 위반하여 유상으로 배아줄기세포주를 제공한 자
4. 제38조제3항을 위반하여 유상으로 인체유래물등을 제공한 자
5. 제41조제3항에 따른 신고를 하지 아니한 자
6. 제49조제2항 또는 제4항에 따른 신고를 하지 아니한 자

④ 제1항부터 제3항까지에 따른 과태료는 대통령령으로 정하는 바에 따라 보건복지부장관이 부과 · 징수한다.

[시행 2016. 5. 5.] [법률 제14029호, 2016. 2. 4., 일부개정]

2. 인체조직안전 및 관리 등에 관한 법률(약칭: 인체조직법)

제1장 총 칙

제1조(목적) 이 법은 사람의 신체적 완전성을 기하고 생리적 기능회복을 위하여 인체조직의 기증 · 관리 및 이식 등에 필요한 사항을 정함으로써 인체조직의 적정한 수급과 안전성을 도모하고 국민보건향상에 이바지함을 목적으로 한다.

제2조(기본이념) ① 인체조직의 기증 · 관리 및 이식은 인도적 정신에 따라 행하여져야 한다.

② 자신의 인체조직 기증에 관하여 표시한 의사는 존중되어야 한다. 이 경우 그 의사는 자발적이어야 한다.

③ 인체조직의 이식을 필요로 하는 사람은 사회적 · 경제적 조건 등에 관계없이 공평하게 이식을 받을 수 있는 기회를 가져야 한다.

④ 인체조직의 기증 · 관리 및 이식은 윤리적으로 타당하고 의학적으로 인정된 방법에 의하여 행하여져야 한다.

제3조(정의) 이 법에서 사용하는 용어의 정의는 다음과 같다.

1. "인체조직"이라 함은 장기등이식에관한법률 제3조제1호의 규정에 의한 장기등에 속하지 아니하는 다음 각목의 1에 해당하는 것(이하 "조직"이라 한다)을 말한다.
   가. 뼈 · 연골 · 근막 · 피부 · 양막 · 인대 및 건
   나. 심장판막 · 혈관
   다. 신체의 일부로서 사람의 건강, 신체회복 및 장애예방을 위하여 채취하여 이식될 수 있는 것으로 대통령령이 정하는 것
2. "조직기증자"란 다른 사람의 기능회복을 위하여 대가 없이 특정한 조직을 제공하는 사람으로서 제7조의2제1항에 따라 조직기증자로 등록한 사람을 말한다.

2의2. "조직기증희망자"란 장래에 사망할 때 조직을 기증할 의사를 가진 사람으로서 제7조의2제1항에 따라 조직기증희망자로 등록한 사람을 말한다.

2의3. "잠재적 조직기증자"란 유족이 제16조의2에 따른 조직기증지원기관(이하 "조직기증지원기관"이라 한다), 「의료법」 제3조에 따른 의료기관(이하 "의료기관"이라 한다)에 조직기증에 관한 정보제공 및 상담을 요청한 사망자, 「장기등 이식에 관한 법률」 제20조에 따른 장기구득기관(이하 "장기구득기관"이라 한다)에 신고된 뇌사추정자 중 가족이 조직기증에 관한 정보 제공 및 상담을 요청하여 조직기증지원기관으로 연계된 자를 말한다.

3. "조직이식"이라 함은 조직기증자로부터 기증된 안전성이 확보된 조직을 환자의 질환치료 등을 목적

으로 이식하는 행위를 말한다.

4. "조직은행"이라 함은 이식을 목적으로 조직의 관리를 위하여 제13조제1항의 규정에 따라 허가받는 기관을 말한다.
5. "조직관리"라 함은 조직을 채취 · 저장 · 처리 · 보관 및 분배하는 행위를 말한다.
6. "살아 있는 자" · "뇌사자" · "가족" 또는 "유족"의 정의는 장기등이식에관한법률 제3조를 준용한다.

제4조(적용범위) 이 법은 사람의 신체의 완전성을 기하고 생리적 기능의 회복을 위하여 이식의 목적으로 살아 있는 자 · 뇌사자 · 사망한 자로부터 기증 · 관리 및 이식 등과 관련하여 국내에서 생산 혹은 외국으로부터 수입된 조직에 적용한다. 다만, 다음 각호의 1은 제외한다.

1. 자가이식용 조직
2. 「약사법」, 「의료기기법」, 그 밖에 다른 법령의 적용을 받는 품목류 또는 품목

제5조(조직의 매매행위 등의 금지) ① 누구든지 금전 또는 재산상의 이익 그 밖의 반대급부를 주고받거나 주고받을 것을 약속하고 다음 각호의 1에 해당하는 행위를 하여서는 아니된다.

1. 뇌사자 또는 사망한 자의 조직을 제3자에게 주거나 제3자에게 주기 위하여 받는 행위 또는 이를 각각 약속하는 행위
2. 자신의 조직을 타인에게 주거나 타인의 조직을 자신에게 이식하기 위하여 받는 행위 또는 이를 각각 약속하는 행위
3. 제1호 또는 제2호의 행위를 알선하는 행위

② 누구든지 제1항의 규정을 위반한 행위가 있음을 인지한 때에는 그 행위와 관련되는 조직을 관리하거나 이식하여서는 아니된다.

제5조의2(국가 등의 책무) 국가와 지방자치단체는 조직의 이식이 필요한 모든 사람에게 이식받을 기회를 공평하게 제공하여야 하며, 조직의 기증 · 관리 및 이식 등이 적정하게 이루어지도록 하여야 한다.

제6조(인체조직안전관리자문위원회) ① 조직의 기증 · 관리 및 이식 등에 관하여 보건복지부장관 및 식품의약품안전처장의 자문에 응하여 다음 각호의 사항을 심의하기 위하여 보건복지부에 인체조직안전관리자문위원회(이하 "위원회"라 한다)를 둔다.

1. 조직의 기증 · 관리 및 이식 등에 관한 기본정책 수립에 관한 사항
2. 조직은행의 허가기준 및 운영에 관한 사항
3. 제16조의3에 따른 공공조직은행(이하 "공공조직은행"이라 한다)의 공적 운영 및 조직분배의 적정성에 관한 사항
4. 수입 조직의 관리방안에 관한 사항
5. 조직품질 · 조직검사 또는 조직관리의 정확도 평가(이하 "정도관리"라 한다)에 관한 사항
6. 그 밖에 조직의 기증 · 관리 및 이식에 관한 조사 · 연구 등에 관하여 보건복지부장관이 부의하는 사항

② 위원회의 구성 및 운영 등에 관하여 필요한 사항은 대통령령으로 정한다.

제6조의2(국립조직기증관리기관) ① 보건복지부장관은 조직의 기증에 관한 사항을 적정하게 관리하기 위하여 조직기증관리기관(이하 "국립조직기증관리기관"이라 한다)을 두되, 「장기등 이식에 관한 법률」 제10조에 따른 국립장기이식관리기관이 그 역할을 수행하도록 한다.

② 국립조직기증관리기관은 다음 각 호의 업무를 수행한다.
   1. 조직기증자 및 조직기증희망자의 등록 및 관리
   2. 제7조의3에 따른 조직기증자등록기관(이하 "등록기관"이라 한다), 조직기증지원기관 및 공공조직은행에 관한 지도 및 감독
   3. 제12조에 따른 조직 분배에 관한 관리
   4. 조직의 기증에 관한 조사 · 연구 · 정보 및 통계의 작성
   5. 그 밖에 조직의 기증에 관하여 대통령령으로 정하는 업무

제2장 조직의 관리

제7조(조직의 기증에 관한 동의) ① 조직 기증에 관한 동의는 「장기등 이식에 관한 법률」 제12조를 준용한다.
② 제1항의 규정에 의한 동의에는 다음 각호의 사항이 포함되어야 한다.
   1. 조직의 보존기간 그 밖의 보관에 관한 사항
   2. 동의의 철회 등 동의자의 권리 및 정보보호에 관한 사항
   3. 조직의 분배 · 이식의 적합성을 결정하기 위한 혈액검사, 병력 및 투약이력의 조사 등에 관한 사항
   4. 그 밖에 보건복지부령이 정하는 사항
③ 조직을 채취하고자 하는 자는 제1항의 규정에 의한 동의를 얻는 때에는 미리 제2항 각호의 사항에 대하여 충분히 설명하여야 한다.
④ 동의서의 서식 및 보존 등에 관하여 필요한 사항은 보건복지부령으로 정한다.

제7조의2(조직기증자 등의 등록 등) ① 조직기증자 또는 조직기증희망자가 되려는 사람은 등록기관에 보건복지부령으로 정하는 바에 따라 등록을 신청하여야 한다. 다만, 조직기증자가 뇌사자 또는 사망한 사람인 경우에는 그 가족 또는 유족 중 1명이 등록을 신청할 수 있다.
② 조직기증자 또는 조직기증희망자의 등록 결정 및 통보, 등록의 철회 및 말소 등에 관하여는 「장기등 이식에 관한 법률」 제14조 및 제15조를 준용한다.

제7조의3(조직기증자등록기관의 지정 등) ① 조직기증자 및 조직기증희망자 등록에 관한 업무를 수행하려는 자는 대통령령으로 정하는 시설 · 인력 등을 갖추고 보건복지부장관으로부터 조직기증자등록기관으로 지정을 받아야 한다. 지정받은 사항 중 보건복지부령으로 정하는 중요 사항을 변경할 때에도 같다.
② 등록기관으로 지정받을 수 있는 자는 다음 각 호와 같다.
   1. 국가 또는 지방자치단체
   2. 의료기관
   3. 조직기증 및 이식과 관련된 사업을 목적으로 설립된 비영리법인
   4. 「공공기관의 운영에 관한 법률」 제4조에 따른 공공기관
③ 등록기관의 업무는 다음 각 호와 같다.
   1. 조직기증자 접수 · 등록 및 그 결과의 국립조직기증관리기관 및 식품의약품안전처장에의 통보

2. 조직기증희망자의 접수 · 등록 및 그 결과의 국립조직기증관리기관에의 통보

3. 조직기증자 또는 조직기증희망자의 개인정보 관리 및 기증 관련 정보 제공

4. 조직기증에 관한 홍보 및 상담

5. 그 밖에 조직기증자 및 조직기증희망자 등록에 관하여 보건복지부령으로 정하는 업무

④ 제1항에도 불구하고 다음 각 호의 어느 하나에 해당하는 자는 별도의 지정 절차 없이 등록기관의 업무를 할 수 있다.

1. 「장기등 이식에 관한 법률」 제13조에 따라 장기이식등록기관으로 지정받은 자

2. 제13조제2항세1호 · 제2호에 따라 조직은행으로 허가받은 자

3. 조직기증지원기관으로 지정받은 자

⑤ 그 밖에 등록기관의 지정 절차 및 운영 등에 필요한 사항은 보건복지부령으로 정한다.

제8조(조직의 채취요건) ① 뇌사자와 사망한 자의 조직은 다음 각호의 1에 해당하는 경우에 한하여 이를 채취할 수 있다.

1. 본인이 뇌사 또는 사망전에 조직의 채취에 동의한 경우. 다만, 그 가족 또는 유족이 조직 등의 채취를 명시적으로 거부하는 경우를 제외한다.

2. 본인이 뇌사 또는 사망전에 조직의 채취에 동의 또는 반대하였다는 사실이 확인되지 아니한 경우로서 그 가족 또는 유족이 조직의 채취에 동의한 경우. 다만, 본인이 16세 미만의 미성년자인 경우에는 그 부모가 조직의 채취에 동의한 경우에 한한다.

② 살아 있는 자로부터 조직을 채취할 경우에는 본인의 동의가 있는 경우에 한한다. 다만, 미성년자의 조직을 채취하고자 하는 경우에는 본인의 동의외에 부모의 동의를 얻어야 한다.

③ 제1항 및 제2항의 규정에 의하여 동의한 자는 조직의 채취를 위한 수술이 시작되기 전까지 언제든지 조직채취에 관한 동의의 의사표시를 철회할 수 있다.

제9조(조직의 분배 · 이식의 금지 등) 다음 각호의 1에 해당하는 조직은 이를 분배하거나 이식하여서는 아니된다.

1. 이식에 적합하지 아니한 B형 또는 C형 간염 · 매독 · 후천성면역결핍증후군 등 전염성 질환에 감염되거나 감염이 의심되는 조직

2. 치매 등 퇴행성 신경질환을 가진 기증자의 조직

3. 사망원인이 분명하지 아니한 기증자의 조직

4. 유해성물질에 노출된 기증자의 조직

5. 암세포의 전이 우려가 있는 조직

6. 제8조제1항 · 제2항, 제13조제1항 또는 제17조제1항을 위반한 조직

7. 그 밖에 제1호부터 제6호까지에 준하는 조직으로 이식대상자의 생명 · 신체에 위해를 가할 우려가 있어 이식에 적합하지 아니하다고 총리령이 정하는 조직

제10조(조직의 안전성확보) ① 식품의약품안전처장은 국내 조직은행에서 처리된 조직과 외국에서 수입되는 조직에 대하여 총리령이 정하는 바에 의하여 이식의 적합성여부를 검사하고 안전성이 확보되지 아니한 조직은 폐기를 명하여야 한다.

② 조직은행은 「국민건강보험법」에 따른 건강보험심사평가원(이하 "심사평가원"이라 한다)에 조직기증자에 대한 병력 및 투약이력의 조사를 요청하여야 한다. 이 경우 심사평가원은 정당한 사유가 없으면 이에 따라야 하며, 그 결과를 통보하여야 한다.

③ 제2항에도 불구하고 제16조의2제7항에 따라 조직기증지원기관으로부터 확인결과를 통보받은 조직은행은 심사평가원에 병력 및 투약이력의 조사를 요청하지 아니할 수 있다.

④ 조직은행은 제2항 또는 제3항에 따른 통보를 받은 경우에는 조직이 제9조 각 호의 어느 하나에 해당하는지 확인하여야 하며, 그 결과 분배 · 이식에 부적합한 조직을 발견하였을 때에는 총리령으로 정하는 바에 따라 폐기처분하고 이를 식품의약품안전처장에게 보고하여야 한다.

⑤ 제1항에 따른 조직이식의 적합성여부에 관한 판정기준, 제2항부터 제4항까지에 따른 확인방법 및 절차 등에 필요한 사항은 총리령으로 정한다.

제11조(조직은행의 정도관리) ① 식품의약품안전처장은 조직은행으로 하여금 정도관리를 받게 할 수 있고, 정도관리 결과를 공개할 수 있다.

② 제1항의 규정에 의한 정도관리의 절차, 정도관리 결과의 공개 그 밖에 정도관리에 필요한 사항은 총리령으로 정한다.

제12조(조직분배의 우선순위) 조직기증자로부터 조직을 채취한 조직은행은 다른 조직은행 또는 조직이식을 행하는 의료기관(이하 "조직이식의료기관"이라 한다)에 조직을 분배하는 경우에 의료적 측면에서 조직이식의 시급성 및 기대효과의 경중을 감안하여 대통령령으로 정하는 바에 따라 분배우선순위를 적용하여 제공하여야 한다.

제13조(조직은행의 허가 등) ① 조직은행을 설립하고자 하는 자는 대통령령이 정하는 시설 · 장비 · 인력 · 품질관리체계 등을 갖추고 총리령으로 정하는 바에 따라 식품의약품안전처장의 허가를 받아야 한다. 허가받은 사항 중 총리령으로 정하는 중요 사항을 변경하려는 경우에도 같다.

② 조직은행으로 허가를 받을 수 있는 자는 다음 각호와 같다. 다만, 제3호 및 제4호에 해당하는 자는 조직의 기증 또는 채취 업무를 할 수 없다.

1. 의료기관
2. 조직에 관련된 사업을 주된 목적으로 하여 설립된 비영리법인
3. 조직가공처리업자
4. 조직수입업자

③ 조직은행의 업무는 다음 각호와 같다.

1. 조직의 채취 · 저장 · 처리 · 보관 및 분배에 관한 업무
2. 조직기증자의 관리 및 조직기증을 위한 홍보 · 상담에 관한 업무
3. 조직기증자의 선별 및 조직의 품질보증에 관한 업무
4. 그 밖에 조직이식의 안전성확보를 위하여 필요한 사항으로서 대통령령이 정하는 업무

제13조의2(의료관리자 등) ① 조직은행의 장은 그 조직은행마다 의사 또는 치과의사 자격을 가진 사람으로서 조직기증자의 병력 검토, 질병 여부 진단 및 조직 채취 행위 등을 관리하는 업무(이하 "의료관리업무"라 한다)를 수행하는 의료관리자를 1명 이상 두어야 한다.

② 제1항에 따른 의료관리자는 의료관리업무를 수행함에 있어 다음 각 호의 사항을 준수하여야 한다.

1. 제9조에 따른 조직의 분배 · 이식 금지 대상 여부를 판정하여 적합한 조직만을 분배승인할 것
2. 사망한 기증자로부터 조직을 채취할 때에는 채취 상황 등을 감안하여 조직이 안전하다고 판단되는 경우에만 채취할 것
3. 그 밖에 총리령으로 정하는 사항

③ 제1항에 따른 의료관리자는 의료기관 등에서 의사 등의 업무를 겸직할 수 있다. 다만, 제13조제2항제1호 또는 제2호에 해당하는 조직은행의 의료관리자가 겸직하고자 하는 경우에는 해당 조직은행의 소재지와 의료기관 등의 소재지가 같아야 한다.

④ 조직은행의 장은 의료관리업무를 방해하여서는 아니 되며, 의료관리자가 업무 수행을 위하여 필요한 사항을 요청하면 정당한 사유 없이 거부하여서는 아니 된다.

제14조(조직은행의 허가갱신) ① 식품의약품안전처장은 허가받은 조직은행에 대하여 3년마다 그 허가의 갱신을 받도록 할 수 있다.

② 제1항에도 불구하고 조직은행이 허가 갱신 이전 3년간 조직 처리 또는 수입 실적이 없으면 식품의약품안전처장은 그 허가의 갱신을 제한할 수 있다.

③ 제1항의 규정에 의한 허가갱신의 기준 · 절차 등에 관하여 필요한 사항은 대통령령으로 정한다.

제15조(조직은행의 준수사항) ① 조직은행의 장은 조직관리 및 품질보증 등 조직의 안전을 위하여 총리령으로 정하는 사항을 준수하여야 한다.

② 조직은행이 다른 조직은행과의 협력을 통하여 각각의 업무를 수행하는 경우 협력관계 및 계약관계를 명확히 하여야 한다. 다만, 조직 채취에 관한 업무는 총리령으로 정하는 바에 따라 다른 조직은행이나 의료기관의 시설을 이용할 수 있다.

③ 조직은행이 다른 조직은행이나 조직이식의료기관에게 시술에 필요한 조직을 제공하는 경우에는 비영리원칙을 준수하여야 한다. 다만, 조직은행은 다음 각 호의 어느 하나에 해당하는 경비를 보건복지부령으로 정하는 바에 따라 다른 조직은행이나 조직이식의료기관에 요구할 수 있다.

1. 기증 · 관리 및 이식 등에 소요된 경비
2. 비영리법인 또는 의료기관인 조직은행에서 생산한 조직이 아닌 경우에 소요된 경비

④ 조직은행에 종사하는 조직 취급관련 의료인 그 밖의 종사자로서 총리령이 정하는 자는 총리령이 정하는 소정의 교육을 받아야 한다.

⑤ 조직은행의 장은 제4항에 따라 해당 조직은행의 교육 대상자가 교육을 받도록 하여야 한다.

⑥ 조직의 제공절차, 조직의 보관규모, 관리책임자 및 관리현황의 보고 그 밖의 필요한 사항은 총리령으로 정한다.

⑦ 조직은행의 장은 이식이 가능하도록 처리 과정이 완료된 조직의 최종 용기나 포장을 총리령으로 정하는 바에 따라 봉함하여야 하며, 봉함된 용기나 포장을 개봉 또는 재포장하여 조직을 분배하여서는 아니 된다.

제15조의2(조직의 표시 및 기재 사항) 조직은행의 장은 조직의 용기나 포장에 다음 각 호에 해당하는 사항을 적어야 한다. 다만, 총리령으로 정하는 바에 따라 일정 용기나 포장에는 다음 각 호에 해당하는 사항

중 그 일부만을 적을 수 있다.

1. 조직은행(수입한 조직의 경우에는 수출국 제조원을 포함한다)의 명칭과 소재지
2. 조직의 명칭 및 세부 명칭
3. 조직의 제조번호와 사용기한
4. 조직의 크기, 중량 및 치수
5. 조직의 보관방법
6. "인체조직"이라는 문자
7. 그 밖에 총리령으로 정하는 사항

제15조의3(첨부문서 기재사항) 조직은행의 장은 다음 각 호에 해당하는 사항을 적어 조직의 용기나 포장에 첨부하여야 한다. 다만, 해당 조직은행이 속한 의료기관에 조직을 분배할 경우에는 생략할 수 있다.

1. 조직의 보관 및 사용 방법
2. 조직 채취 국가명
3. 조직기증자에 대한 검사의 결과
4. 포장 개봉 후 사용시간 제한 등의 사항
5. 개별 포장된 조직은 한 환자에게만 사용가능하다는 사항
6. 그 밖에 총리령으로 정하는 사항

제15조의4(기재상의 주의) ① 제15조의2 및 제15조의3에 규정된 사항은 다른 문자, 기사, 그림 또는 도안보다 쉽게 볼 수 있는 부분에 총리령으로 정하는 바에 따라 한글로 적어야 하며, 필요한 경우 한자 등을 병기할 수 있다.

② 조직은행의 장은 용기나 포장 또는 첨부문서에 다음 각 호의 사항을 적어서는 아니 된다.

1. 해당 조직에 관하여 거짓이나 오해할 우려가 있는 사항
2. 정부기관 또는 특정 단체가 공인 · 추천 · 지도하거나 사용하고 있다는 사항이나 불법적으로 외국상표 · 상호 등을 표시하는 사항

제16조(조직의 채취시 준수사항) ① 조직을 채취하고자 하는 조직은행은 다음 각호의 사항을 준수하여야 한다.

1. 제7조 또는 제8조제1항 · 제2항의 규정에 의한 동의의 사실을 확인할 것
2. 본인 또는 동의권자에게 다음 각목의 사항을 충분히 설명할 것
   가. 조직기증자의 혈액검사, 병력 및 투약이력의 조사 등에 관한 사항
   나. 조직의 채취수술의 내용
   다. 조직기증후의 장례절차에 대한 사전 설명
   라. 그 밖에 조직의 기증과 관련하여 사전에 알아두어야 할 사항

② 제1항의 규정에 의한 본인 또는 동의권자에 대한 설명시 준수하여야 할 세부절차 · 내용 그 밖의 필요한 사항은 보건복지부장관이 정한다.

제16조의2(조직기증지원기관) ① 보건복지부장관은 조직의 안정적 수급을 지원하기 위하여 다음 각 호의 업무를 수행하는 조직기증지원기관을 지정할 수 있다.

1. 조직은행, 의료기관 및 장기구득기관 등 관련 기관과 협력을 통한 잠재적 조직기증자 관리 및 조직기증자 발굴
2. 잠재적 조직기증자의 조직기증 적합성 판단을 위한 의무기록의 열람(이 경우 열람은 「의료법」 제2조의 의료인이 하여야 한다)
3. 조직기증자와 그 유족에 대한 관리 및 지원
4. 조직기증에 관한 조사 · 연구 및 교육
5. 그 밖에 조직기증 활성화를 위하여 보건복지부령으로 정하는 업무

② 조직기증지원기관으로 지정받을 수 있는 기관은 다음 각 호와 같다.
1. 의료기관
2. 조직의 기증 및 이식에 관련된 사업을 주된 목적으로 설립된 비영리법인

③ 조직기증지원기관으로 지정받은 자가 지정받은 사항 중 보건복지부령으로 정하는 사항을 변경하려면 보건복지부장관에게 변경신고를 하여야 한다.

④ 조직기증지원기관으로 지정받으려는 자는 대통령령으로 정하는 시설 및 인력 등을 갖추어야 한다.

⑤ 조직기증지원기관은 심사평가원에 조직기증자에 대한 병력 및 투약이력의 조사를 요청할 수 있다. 이 경우 심사평가원은 정당한 사유가 없으면 이에 따라야 하며, 그 결과를 통보하여야 한다.

⑥ 조직기증지원기관은 제5항에 따른 통보를 받은 경우에는 조직이 제9조 각 호의 어느 하나에 해당하는지 확인할 수 있다. 그 결과 조직기증자의 조직이 분배 · 이식에 부적합한 경우에는 본인 또는 가족 · 유족에게 통보하여야 한다.

⑦ 조직기증지원기관은 조직기증자를 조직은행에 이송한 경우에는 해당 조직은행에 제5항에 따른 확인결과를 통보하여야 한다.

⑧ 제5항부터 제7항까지에 따른 확인방법 및 절차 등에 필요한 사항은 제10조제5항을 준용한다.

⑨ 의료기관의 장은 잠재적 조직기증자의 가족 또는 유족이 조직기증에 관한 정보 제공 및 상담을 신청한 경우 즉시 조직기증지원기관의 장에게 통보하여야 한다.

⑩ 조직기증지원기관의 장은 조직기증 정보 제공 및 상담을 위하여 필요한 경우 장기구득기관의 장에게 뇌사추정자 및 뇌사판정대상자의 이름, 성별, 생년월일과 입원한 의료기관명의 제공을 요청할 수 있다. 이 경우 장기구득기관의 장은 그 정보를 제공하여야 한다.(hjl02@hanmail.net

⑪ 조직기증지원기관의 지정 절차 및 운영 등에 필요한 사항은 보건복지부령으로 정한다.

제16조의3(공공조직은행) ① 보건복지부장관은 조직기증지원기관에서 발굴한 조직의 채취, 가공처리 및 분배 등 조직관리를 공익성, 비영리성의 원칙 아래 수행하기 위하여 공공조직은행을 지정하여 운영하여야 한다.

② 공공조직은행으로 지정받을 수 있는 자는 제13조제2항제1호 및 제2호에 해당하는 조직은행이다.

③ 공공조직은행은 뇌사자 및 사망자에 대한 조직 기증 업무를 수행할 수 없다.

④ 공공조직은행의 장은 보건복지부령으로 정하는 재무 · 회계에 관한 기준에 따라 공공조직은행을 투명하게 운영하여야 한다.

⑤ 공공조직은행의 장은 조직관리 현황을 국립조직기증관리기관의 장에게 보고하여야 하며, 위원회는 정

기적으로 공공조직은행의 조직 분배의 적정성에 대하여 심의하여야 한다.

⑥ 공공조직은행의 지정 절차, 준수사항 및 운영 등에 필요한 사항은 보건복지부령으로 정한다.

제17조(조직의 수입) ① 조직은행외의 자는 조직을 수입하여서는 아니된다.

② 조직을 수입하려는 조직은행의 장은 총리령으로 정하는 바에 따라 조직마다 식품의약품안전처장의 승인을 받아야 한다. 승인받은 사항을 변경하려는 경우에도 같다.

③ 식품의약품안전처장은 외국에서 수입되는 조직의 안전성 확보 등을 위하여 총리령으로 정하는 바에 따라 해당 조직을 처리한 기관 · 법인 · 단체 등 수출국 제조원에 대한 실태조사를 할 수 있다.

④ 조직을 수입하는 조직은행의 장은 조직별로 총리령으로 정하는 사항이 기록된 수입 조직 관리현황 자료를 작성하고 이를 비치하여야 한다.

제18조(해부 또는 검시의 우선) 형사소송법 또는 검역법에 의하여 해부 또는 검시를 하여야 하는 경우에는 그 해부 또는 검시전에 조직의 이식을 위한 조직의 채취를 할 수 없다. 다만, 진료를 담당한 의료인이 채취할 조직과 사망의 원인간에 상관관계가 없고 해부 또는 검시를 기다려서는 채취할 시기를 상실할 우려가 있다고 판단하는 경우에는 관할 지방검찰청 또는 지방검찰지청의 검사, 관할 검역소장의 승인과 유족의 동의를 얻어 조직을 채취할 수 있다.

제19조(기록의 작성 및 보고 등) ① 조직은행은 연 1회 총리령이 정하는 바에 의하여 조직의 기증 · 관리 및 이식에 관한 사항을 작성하고 식품의약품안전처장에게 보고하여야 한다.

② 조직이식의료기관은 이식결과를 총리령이 정하는 바에 의하여 조직은행에 통보하여야 한다. 이를 통보받은 조직은행은 제1항의 규정에 의한 보고시 이를 포함하여 보고하여야 한다.

③ 조직은행 및 조직이식의료기관은 총리령으로 정하는 바에 따라 각 조직마다 분배부터 이식까지 조사 · 기록하는 추적조사를 실시하고, 그 결과 및 부작용 등을 식품의약품안전처장에게 보고하여야 한다.

제20조(기록의 보존) 조직은행 및 조직이식의료기관의 장은 조직의 기증 · 관리 및 이식 등에 관한 기록을 보건복지부장관이 정하는 바에 따라 10년간 보존하여야 한다.

제21조(기록의 열람 등) 조직은행의 장은 조직을 기증한 자나 그 유족이 당해 조직의 채취 또는 이식에 관한 기록의 열람 또는 사본의 교부를 요구하는 경우에 조직기증 제반에 관한 기록 또는 이식에 관한 기록을 열람시키거나 사본을 교부하여야 한다. 다만, 진료를 담당한 의료인이 그 기록의 내용을 조직을 기증하거나 이식받은 자가 알게 되는 경우 그의 치료 또는 회복에 현저한 지장을 초래할 우려가 있다고 판단하는 때에는 이를 거부할 수 있다.

제22조(비밀의 유지) ① 등록기관 · 조직기증지원기관 · 조직은행 · 조직이식의료기관 또는 조직의 기증 · 관리 및 이식 관련업무에 종사하는 자로서 대통령령이 정하는 자는 이 법에 특별히 규정한 경우를 제외하고는 당해 조직기증자 등의 조직 채취 · 이식과 관련된 업무를 담당하는 자외의 자에게 다음 각호의 1에 해당하는 사항을 알려주어서는 아니된다.

1. 조직기증자와 채취한 조직에 관한 사항, 조직기증자의 병력 및 투약이력의 조사결과에 관한 사항, 조직기증자 및 잠재적 조직기증자의 의무기록에 관한 사항, 장기구득기관에서 연계받은 뇌사추정자 및 뇌사판정대상자에 관한 사항
2. 이식대상자와 이식한 조직에 관한 사항

3. 조직 기증희망자에 관한 사항

② 다음 각호의 1에 해당하는 경우에는 제1항의 규정을 적용하지 아니한다.

1. 범죄수사를 위한 수사기관이 조직 등의 채취 또는 이식과 관련된 자료를 요청한 경우
2. 재판과 관련되어 법관이 조직 등의 채취 또는 이식과 관련된 자료를 요청한 경우
3. 「장기등 이식에 관한 법률」에 따라 장기등 기증을 목적으로 요청한 경우

제3장 감 독

제23조(보고 · 조사 등) ① 보건복지부장관, 식품의약품안전처장 또는 국립조직기증관리기관의 장은 조직의 기증 · 관리 및 이식 등과 관련하여 필요하다고 인정하는 경우에는 등록기관 · 조직기증지원기관 · 조직은행 · 조직이식의료기관의 장 및 그 종사자에 대하여 그 업무에 관하여 필요한 명령을 하거나 보고 또는 관계서류의 제출을 명할 수 있다.

② 보건복지부장관, 식품의약품안전처장 또는 국립조직기증관리기관의 장은 제1항에 따른 등록기관 · 조직기증지원기관 · 조직은행 · 조직이식의료기관의 관계 서류 등에 대하여 대통령령으로 정하는 바에 따라 관계공무원으로 하여금 조사하게 할 수 있다. 이 경우 조사를 담당하는 관계공무원은 그 권한을 표시하는 증표를 지니고 이를 관계인에게 내보여야 한다.

③ 등록기관 · 조직기증지원기관 · 조직은행 또는 조직이식의료기관의 장 및 그 종사자는 정당한 사유가 없는 한 제1항 및 제2항의 규정에 의한 명령 또는 조사에 응하여야 한다.

제24조(시정명령) 보건복지부장관, 식품의약품안전처장 또는 국립조직기증관리기관의 장은 등록기관 · 조직기증지원기관 · 조직은행 또는 조직이식의료기관의 장 및 그 종사자가 다음 각호의 1에 해당하는 경우에는 해당기관의 장에게 일정한 기간을 정하여 위반사항의 시정을 명할 수 있다.

1. 제7조의2제2항에 따른 통보를 하지 아니한 경우
2. 제15조제3항에 따른 조직은행의 준수사항을 지키지 아니한 경우
3. 제19조의 규정에 의한 보고를 하지 아니한 경우
4. 제20조의 규정에 의한 기록을 보존하지 아니한 경우

제24조의2(회수 · 폐기 명령 등) ① 식품의약품안전처장은 국민보건에 위해를 주었거나 줄 염려가 있는 조직을 처리 또는 수입하여 분배한 조직은행 또는 조직이식의료기관에 대하여 조직의 사용을 중지하거나 그 밖의 필요한 조치를 명할 수 있다.

② 식품의약품안전처장은 조직으로 인하여 공중위생상 위해가 발생하였거나 발생할 우려가 있다고 인정하면 조직은행 또는 조직이식의료기관에 대하여 보관 중인 조직을 회수 · 폐기하게 하거나 그 밖의 필요한 조치를 명할 수 있다

③ 식품의약품안전처장은 제1항 또는 제2항에 따른 명령을 받은 자가 그 명령을 이행하지 아니하거나 공중위생을 위하여 긴급한 때에는 관계 공무원에게 해당 조직을 폐기하게 하거나 그 밖의 필요한 처분을 하게 할 수 있다.

④ 제2항 및 제3항에 따른 조직의 회수 · 폐기와 그 밖의 조치 등에 필요한 사항은 총리령으로 정한다.

제25조(허가 등의 취소 등) ① 식품의약품안전처장은 조직은행이 다음 각호의 1에 해당하는 경우에는 그 허가를 취소하거나 총리령이 정하는 바에 따라 1년 이내의 기간을 정하여 그 업무의 전부 또는 일부의 정지를 명할 수 있다. 다만, 보건복지부장관은 제6호 및 제7호의 경우에 대하여 식품의약품안전처장에게 허가 취소 또는 1년 이내의 기간을 정하여 그 업무의 전부 또는 일부의 정지를 명하도록 요청할 수 있다.

1. 제10조제2항 전단 또는 같은 조 제4항을 위반하여 조직기증자의 병력 및 투약이력의 조사를 요청하여 그 결과를 확인하지 아니하거나 분배 · 이식에 부적합한 조직을 폐기하지 아니한 경우
2. 제13조제1항의 규정에 의한 시설 · 장비 · 인력 · 품질관리체계 등을 갖추지 아니하게 된 경우
3. 제13조의2를 위반한 경우
4. 제15조 및 제15조의2부터 제15조의4까지를 위반한 경우
5. 제16조제1항에 따른 조직 채취 시 준수사항을 지키지 아니한 경우
6. 제23조제1항의 규정에 의한 명령을 이행하지 아니하거나 동조제2항의 규정에 의한 조사에 불응한 경우
7. 제24조의 규정에 의한 시정명령을 이행하지 아니한 경우
8. 제24조의2제1항 또는 제2항에 따른 명령을 이행하지 아니한 경우

② 보건복지부장관은 등록기관 또는 조직기증지원기관이 다음 각 호의 어느 하나에 해당하는 경우에는 그 지정을 취소하거나 보건복지부령으로 정하는 바에 따라 1년 이내의 기간을 정하여 그 업무의 전부 또는 일부의 정지를 명할 수 있다.

1. 제7조의3제1항 또는 제16조의2제4항에 따른 시설 · 인력 등의 기준에 적합하지 아니하게 된 경우
2. 제16조의2제6항 후단 또는 같은 조 제7항을 위반하여 필요한 조치를 취하지 아니한 경우
3. 제23조제1항에 따른 명령을 이행하지 아니하거나 같은 조 제2항에 따른 조사에 불응한 경우
4. 제24조에 따른 시정명령을 이행하지 아니한 경우

③ 보건복지부장관 또는 식품의약품안전처장은 등록기관, 조직기증지원기관 또는 조직은행이 제1항 및 제2항에 따른 업무의 정지명령을 위반하여 업무를 한 때에는 그 허가 또는 지정을 취소할 수 있다.

④ 제1항부터 제3항까지의 규정에 따라 허가 또는 지정이 취소된 등록기관, 조직기증지원기관 또는 조직은행은 그 허가 또는 지정이 취소된 날부터 1년 이내에 등록기관, 조직기증지원기관 또는 조직은행으로 허가 또는 지정을 받을 수 없다.

⑤ 제1항의 규정에 의한 행정처분의 세부기준은 그 위반행위의 유형과 위반의 정도등을 고려하여 총리령으로 정한다.

⑥ 제2항에 따른 행정처분의 세부기준은 그 위반 행위의 유형과 위반의 정도 등을 고려하여 보건복지부령으로 정한다.

제26조(폐업 등의 신고 및 자료이관) ① 조직은행이 폐업하고자 할 경우 조직기증자 및 처리 · 보관 조직 등에 관한 사항을 식품의약품안전처장에게 신고하여야 한다.

② 등록기관 또는 조직기증지원기관이 폐업하려 하거나 조직기증자 · 조직기증희망자의 등록업무 또는 조직기증자 발굴업무를 끝내려고 하는 경우에는 보건복지부령으로 정하는 바에 따라 보건복지부장관

에게 신고하여야 한다.

③ 제1항의 규정에 의하여 폐업하거나 제25조의 규정에 의하여 허가가 취소된 조직은행의 장은 대통령령이 정하는 바에 따라 관련자료를 식품의약품안전처장에게 이관하여야 한다.

④ 제2항에 따라 폐업하거나 업무를 끝내려는 등록기관 · 조직기증지원기관의 장 또는 제25조에 따라 지정이 취소된 등록기관 · 조직기증지원기관의 장은 대통령령으로 정하는 바에 따라 관련 자료를 보건복지부장관에게 이관하여야 한다.

제4장 보 칙

제27조(조직기증 지원사업 등) ① 국가와 지방자치단체는 조직의 기증과 이식을 활성화하기 위하여 예산의 범위에서 다음 각 호의 사업을 한다.

1. 조직기증자에 대한 지원 정책의 마련 및 추진
2. 조직의 기증 · 이식에 대한 홍보 지원
3. 조직기증희망자 표시(국가와 지방자치단체가 발행하는 운전면허증 등 증명서에 표시하는 것으로서 제7조의2제1항에 따라 조직기증희망자로 등록한 사 중 원하는 자에 한정한다)

② 국가와 지방자치단체는 등록기관, 조직기증지원기관, 조직은행 또는 조직기증자에게 예산의 범위에서 필요한 지원을 할 수 있다.

③ 국가는 조직의 기증 · 관리 및 이식 등과 관련된 정보를 관리하는 전산망시스템을 구축 · 관리할 수 있다.

④ 제3항에 따른 전산망시스템의 구축 · 관리주체 및 운영 등에 필요한 사항은 대통령령으로 정한다.

제28조(권한의 위임) 보건복지부장관 또는 식품의약품안전처장은 이 법에 의한 권한의 일부를 대통령령이 정하는 바에 의하여 소속기관의 장, 특별시장 · 광역시장 · 특별자치시장 · 도지사 · 특별자치도지사 또는 시장 · 군수 · 구청장(자치구의 구청장을 말한다. 이하 같다)에게 위임할 수 있다.

제29조(협조의무) 보건복지부장관, 식품의약품안전처장, 국립조직기증관리기관의 장, 조직기증지원기관의 장 또는 조직은행의 장은 조직기증자 발굴 또는 조직을 안전하고 신속하게 채취 · 운반하거나 이식하기 위하여 필요한 조치를 관계기관의 장에게 요청할 수 있다. 이 경우 관계기관의 장은 정당한 사유가 없는 한 이에 응하여야 한다.

제30조(청문) 보건복지부장관 또는 식품의약품안전처장은 제25조 규정에 의한 취소처분을 하고자 하는 때에는 청문을 실시하여야 한다.

제31조(비용의 부담 등) ① 조직의 채취 및 이식에 소요되는 비용은 해당 조직을 이식받은 자가 부담한다. 다만, 이식받은 자가 부담하는 비용에 대하여 다른 법령이 따로 정하는 경우에는 당해 법령이 정하는 바에 의한다.

② 제1항의 규정에 의한 비용의 산출은 국민건강보험법이 정하는 바에 의한다. 다만, 국민건강보험법이 규정하지 아니한 비용의 산출은 보건복지부령이 정하는 바에 의한다.

제5장 벌 칙

제32조(벌칙) 제9조의 규정을 위반하여 같은 조 각 호(제6호는 제외한다)에 해당하는 조직을 다른 사람에게 이식할 목적으로 분배 또는 이식한 자는 무기징역 또는 2년 이상의 유기징역에 처한다.

제33조(벌칙) ① 금전 등을 주고받거나 주고받을 것을 약속하고 제5조제1항제1호 또는 제3호의 규정을 위반한 자는 7년 이하의 징역에 처한다.

② 금전 등을 주고받거나 주고받을 것을 약속하고 제5조제1항제2호의 규정을 위반한 자는 5년 이하의 징역 또는 3천만원 이하의 벌금에 처하거나 이를 병과할 수 있다.

③ 다음 각 호의 어느 하나에 해당하는 자는 5년 이하의 징역 또는 2천만원 이하의 벌금에 처한다.

1. 제8조제1항 · 제2항에 따른 동의를 받지 아니하고 조직을 채취한 자
2. 제13조제1항에 따른 허가를 받지 아니하고 조직은행을 설립한 자
3. 제17조제1항을 위반하여 조직을 수입한 자

④ 제1항 또는 제2항의 규정을 위반하여 주고받은 금전 또는 재산상의 이익 그 밖의 반대급부는 이를 몰수한다. 다만, 이에 대한 몰수가 불가능할 때에는 그 가액을 추징한다.

제34조(벌칙) 다음 각호의 어느 하나에 해당하는 자는 2년 이하의 징역 또는 1천만원 이하의 벌금에 처한다.

1. 제5조제2항의 규정을 위반하여 조직을 관리하거나 이식한 자
2. 제7조의3제1항 또는 제16조의2제1항 · 제3항을 위반하여 거짓 또는 그 밖의 부정한 방법으로 지정을 받거나 변경신고를 하지 아니하고 변경을 한 자
3. 제10조제2항 전단 또는 같은 조 제4항을 위반하여 조직기증자에 대한 병력 및 투약이력의 조사를 요청 또는 확인을 하지 아니하거나 거짓으로 확인한 자
4. 제10조제4항을 위반하여 부적합한 조직을 폐기처분하지 아니하거나 보고하지 아니한 자
5. 제16조의2제1항제2호 단서를 위반하여 의료인이 아닌 자가 의무기록을 열람한 경우
6. 제16조의2제6항 후단 또는 같은 조 제7항을 위반하여 필요한 조치를 취하지 아니한 자
7. 조직은행의 장으로서 제17조제2항을 위반하여 승인을 받지 아니하거나 변경 승인을 받지 아니하고 조직을 수입한 자
8. 제22조의 규정을 위반하여 조직기증자와 채취한 조직에 관한 사항 등을 알려준 자
9. 제24조의2제1항 또는 제2항에 따른 명령을 이행하지 아니한 자

제35조(자격정지의 병과) 이 법에 위반한 자를 유기징역에 처할 경우에는 10년 이하의 자격정지를 병과할 수 있다.

제36조(양벌규정) 법인의 대표자나 법인 또는 개인의 대리인 · 사용인 그 밖의 종업원이 그 법인 또는 개인의 업무에 관하여 제33조제2항 · 제3항 또는 제34조의 위반행위를 하면 그 행위자를 벌하는 외에 그 법인 또는 개인에 대하여도 각 해당 조문의 벌금형을 과(科)한다. 다만, 법인 또는 개인이 그 위반행위를 방지하기 위하여 해당 업무에 관하여 상당한 주의와 감독을 게을리하지 아니한 경우에는 그러하지 아니하다.

제37조(과태료) ① 다음 각호의 1에 해당하는 자는 500만원 이하의 과태료에 처한다.

1. 제16조제1항의 규정을 위반하여 동의사실을 확인하지 아니하거나 충분한 설명을 하지 아니한 자
2. 제18조 본문의 규정을 위반하여 조직을 채취한 자

② 다음 각호의 1에 해당하는 자는 300만원 이하의 과태료에 처한다.

1. 제14조제1항에 따른 허가의 갱신을 받지 아니한 조직은행의 장
2. 제15조제5항을 위반하여 교육 대상자가 교육을 받지 아니한 조직은행의 장

2의2. 제17조제4항을 위반하여 자료 작성 및 비치를 하지 아니한 자

3. 제19조의 규정을 위반하여 작성 또는 보고하지 아니한 자
4. 제20조의 규정을 위반하여 기록을 보존하지 아니한 자
5. 제21조 본문의 규정을 위반하여 기록의 열람 또는 사본의 교부요구에 응하지 아니한 자
6. 제23조제1항의 규정에 의한 명령을 이행하지 아니한 자
7. 제24조의 규정에 의한 명령을 이행하지 아니한 자
8. 제26조의 규정을 위반하여 신고 또는 자료이관을 하지 아니한 자

③ 제1항 및 제2항에 따른 과태료는 대통령령으로 정하는 바에 따라 보건복지부장관, 식품의약품안전처장, 그 소속기관의 장, 특별시장·광역시장·특별자치시장·도지사·특별자치도지사 또는 시장·군수·구청장이 부과·징수한다.

제38조 삭제

[시행 2018. 4. 25.] [법률 제14928호, 2017. 10. 24., 일부개정]

3. 장기등 이식에 관한 법률(약칭: 장기이식법)

제1장 총 칙

제1조(목적) 이 법은 장기등의 기증에 관한 사항과 사람의 장기등을 다른 사람의 장기등의 기능회복을 위하여 적출(摘出)하고 이식(移植)하는 데에 필요한 사항을 규정하여 장기등의 적출 및 이식을 적정하게 하고 국민보건을 향상시키는 데에 이바지하는 것을 목적으로 한다.

제2조(기본이념) ① 장기등의 적출 및 이식은 인도적 정신에 따라 이루어져야 한다.

② 장기등을 기증하려는 사람이 자신의 장기등의 기증에 관하여 표시한 의사는 존중되어야 한다. 이 경우 장기등을 기증하려는 사람의 의사는 자발적인 것이어야 한다.

③ 장기등을 이식받을 기회는 장기등의 이식이 필요한 모든 사람에게 공평하게 주어져야 한다.

④ 장기등의 적출 및 이식은 윤리적으로 타당하고 의학적으로 인정된 방법으로 이루어져야 한다.

제3조(장기등기증자의 존중) ① 장기등기증자의 이웃 사랑과 희생정신은 언제나 존중되어야 한다.

② 누구든지 장기등 기증을 이유로 장기등기증자를 차별대우하여서는 아니 된다.

③ 국가 또는 지방자치단체는 제2항을 위반하여 장기등기증자에게 불이익을 주거나 차별대우를 한 것으로 인정되는 자에 대하여 시정을 요구할 수 있다.

제4조(정의) 이 법에서 사용하는 용어의 뜻은 다음과 같다.

1. "장기등"이란 사람의 내장이나 그 밖에 손상되거나 정지된 기능을 회복하기 위하여 이식이 필요한 조직으로서 다음 각 목의 어느 하나에 해당하는 것을 말한다.
   가. 신장 · 간장 · 췌장 · 심장 · 폐
   나. 골수 · 안구
   다. 그 밖에 사람의 내장 또는 조직 중 기능회복을 위하여 적출 · 이식할 수 있는 것으로서 대통령령으로 정하는 것
2. "장기등기증자"란 다른 사람의 장기등의 기능회복을 위하여 대가 없이 자신의 특정한 장기등을 제공하는 사람으로서 제14조에 따라 등록한 사람을 말한다.
3. "장기등기증희망자"란 본인이 장래에 뇌사 또는 사망할 때 장기등을 기증하겠다는 의사표시를 한 사람으로서 제15조에 따라 등록한 사람을 말한다.
4. "장기등이식대기자"란 자신의 장기등의 기능회복을 목적으로 다른 사람의 장기등을 이식받기 위하여 제14조에 따라 등록한 사람을 말한다.
5. "살아 있는 사람"이란 사람 중에서 뇌사자를 제외한 사람을 말하고, "뇌사자"란 이 법에 따른 뇌사

판정기준 및 뇌사판정절차에 따라 뇌 전체의 기능이 되살아날 수 없는 상태로 정지되었다고 판정된 사람을 말한다.

6. "가족" 또는 "유족"이란 살아 있는 사람 · 뇌사자 또는 사망한 자의 다음 각 목의 어느 하나에 해당하는 사람을 말한다. 다만, 14세 미만인 사람은 제외한다.
   가. 배우자
   나. 직계비속
   다. 직계존속
   라. 형제자매
   마. 가목부터 라목까지에 해당하는 가족 또는 유족이 없는 경우에는 4촌 이내의 친족

제5조(적용범위) 이 법은 다른 사람의 장기등의 기능회복을 위하여 이식할 목적으로 살아 있는 사람 등으로부터 적출 · 이식되는 장기등에 적용한다.

제6조(국가 및 지방자치단체의 의무) ① 국가와 지방자치단체는 장기등의 이식이 필요한 모든 사람에게 이식받을 기회를 공평하게 보장하여야 하고, 장기등의 적출 · 이식이 적정하게 이루어지도록 하여야 한다.

② 국가와 지방자치단체는 장기등의 기증 · 이식을 활성화하기 위하여 예산의 범위에서 다음 각 호의 사업을 하여야 한다.

1. 운전면허증 등 국가와 지방자치단체가 발행하는 증명서에 장기등기증희망자임을 표시(제15조에 따라 장기등기증희망자로 등록한 사람 중 원하는 사람에 한정한다)
2. 장기등의 기증 및 이식에 대한 각종 홍보 및 홍보사업에 대한 지원
3. 장기등기증자에 대한 지원정책의 마련 및 추진
4. 의료인 및 의료기관 종사자를 대상으로 한 장기등의 기증 · 이식 관련 교육

제6조의2(생명나눔 주간 지정 및 공원 조성 등) ① 장기등기증자의 이웃사랑과 희생정신을 기리고, 생명나눔문화를 확산하기 위하여 매년 9월 중 두 번째 월요일부터 1주간을 생명나눔 주간으로 한다.

② 국가와 지방자치단체는 생명나눔 주간의 취지에 적합한 기념행사를 실시할 수 있다.

③ 국가와 지방자치단체는 장기등기증자의 이웃사랑과 희생정신을 기리고, 생명나눔문화 확산을 위한 교육의 장으로 활용하기 위하여 공원을 조성하거나 조형물을 건립할 수 있다.

제7조(장기등의 매매행위 등 금지) ① 누구든지 금전 또는 재산상의 이익, 그 밖의 반대급부를 주고 받거나 주고 받을 것을 약속하고 다음 각 호의 어느 하나에 해당하는 행위를 하여서는 아니 된다.

1. 다른 사람의 장기등을 제3자에게 주거나 제3자에게 주기 위하여 받는 행위 또는 이를 약속하는 행위
2. 자신의 장기등을 다른 사람에게 주거나 다른 사람의 장기등을 자신에게 이식하기 위하여 받는 행위 또는 이를 약속하는 행위
3. 제1호 또는 제2호의 행위를 교사 · 알선 · 방조하는 행위

② 누구든지 제1항제1호 또는 제2호의 행위를 교사 · 알선 · 방조하여서는 아니 된다.

③ 누구든지 제1항 또는 제2항을 위반하는 행위가 있음을 알게 된 경우에는 그 행위와 관련되는 장기등을 적출하거나 이식하여서는 아니 된다.

제2장 장기등이식윤리위원회 및 장기이식관리기관

제8조(장기등이식윤리위원회) ① 장기등의 적출 및 이식과 뇌사판정 등에 관한 보건복지부장관의 자문에 응하게 하기 위하여 보건복지부에 장기등이식윤리위원회(이하 "위원회"라 한다)를 둔다.

② 위원회는 다음 각 호의 사항을 심의한다.

1. 뇌사판정 기준에 관한 사항
2. 장기등을 이식받을 사람(이하 "이식대상자"라 한다)의 선정기준에 관한 사항
3. 제13조제1항에 따른 장기이식등록기관, 제19조제1항에 따른 뇌사판정대상자관리전문기관, 제20조제1항에 따른 장기구득기관 및 제25조제1항에 따른 장기이식의료기관의 지정기준에 관한 사항
4. 그 밖에 장기등의 적출 및 이식 등에 관하여 보건복지부장관이 회의에 부치는 사항

제9조(위원회의 구성과 운영) ① 위원회는 위원장을 포함한 15명 이상 20명 이하의 위원으로 구성하고, 위원은 의사 또는 변호사 자격을 가진 사람, 판사, 검사, 공무원, 그 밖에 학식과 사회적 덕망이 풍부한 사람 중에서 보건복지부장관이 임명하거나 위촉한다.

② 위원장은 위원 중에서 호선한다.

③ 위원회는 위원회를 효율적으로 운영하기 위하여 분야별로 전문위원회를 둘 수 있다.

④ 위원회와 전문위원회의 구성 및 운영 등에 관하여 필요한 사항은 대통령령으로 정한다.

제10조(국립장기이식관리기관) ① 장기등의 이식에 관한 사항을 적정하게 관리하기 위하여 장기이식관리기관(이하 "국립장기이식관리기관"이라 한다)을 두되, 국립장기이식관리기관은 보건복지부 소속 기관 중에서 보건복지부령으로 정하는 기관으로 한다.

② 국립장기이식관리기관의 업무는 다음 각 호와 같다.

1. 이식대상자의 선정
2. 장기등기증희망자의 등록 및 관리, 장기등기증자 및 장기등이식대기자의 인적사항과 신체검사결과에 관한 자료의 관리
3. 제13조에 따른 장기이식등록기관, 제16조에 따른 뇌사판정기관, 제19조에 따른 뇌사판정대상자관리전문기관, 제20조에 따른 장기구득기관 및 제25조에 따른 장기이식의료기관에 대한 지도 · 감독
4. 장기등의 적출 및 이식에 관한 조사 · 연구, 정보 · 통계의 관리 및 홍보
5. 그 밖에 장기등의 적출 및 이식에 관하여 대통령령으로 정하는 업무

③ 국립장기이식관리기관의 운영 등에 필요한 사항은 대통령령으로 정한다.

제3장 장기등의 적출 및 이식 등

제1절 통 칙

제11조(장기등의 적출 · 이식의 금지 등) ① 다음 각 호의 어느 하나에 해당하는 장기등은 이를 적출하거나

이식하여서는 아니 된다.

1. 장기등을 이식하기에 적합하지 아니한 감염성병원체에 감염된 장기등
2. 암세포가 침범한 장기등
3. 그 밖에 이식대상자의 생명 · 신체에 위해를 가할 우려가 있는 것으로서 대통령령으로 정하는 장기등

② 이식대상자가 정하여지지 아니한 경우에는 장기등을 적출하여서는 아니 된다. 다만, 안구 등 상당한 기간이 지난 후에도 이식이 가능한 장기등으로서 대통령령으로 정하는 장기등의 경우에는 그러하지 아니하다.

③ 살아 있는 사람으로서 다음 각 호의 어느 하나에 해당하는 사람의 장기등은 적출하여서는 아니 된다. 다만, 제1호에 해당하는 사람의 경우에는 골수에 한정하여 적출할 수 있다.

1. 16세 미만인 사람
2. 임신한 여성 또는 해산한 날부터 3개월이 지나지 아니한 사람
3. 정신질환자 · 지적(知的)장애인. 다만, 정신건강의학과전문의가 본인 동의 능력을 갖춘 것으로 인정하는 사람은 그러하지 아니하다.
4. 마약 · 대마 또는 향정신성 의약품에 중독된 사람

④ 살아 있는 사람으로서 16세 이상인 미성년자의 장기등(골수는 제외한다)은 배우자 · 직계 존비속 · 형제자매 또는 4촌 이내의 친족에게 이식하는 경우가 아니면 적출할 수 없다.

⑤ 살아 있는 사람으로부터 적출할 수 있는 장기등은 다음 각 호의 것에 한정한다.

1. 신장은 정상인 것 2개 중 1개
2. 간장 · 골수 및 대통령령으로 정하는 장기등은 의학적으로 인정되는 범위에서 그 일부

제12조(장기등의 기증에 관한 동의) ① 이 법에 따른 장기등기증자 · 장기등기증희망자 본인 및 가족 · 유족의 장기등의 기증에 관한 동의는 다음 각 호에 따른 것이어야 한다.

1. 본인의 동의: 본인이 서명한 문서에 의한 동의 또는 「민법」의 유언에 관한 규정에 따른 유언의 방식으로 한 동의
2. 가족 또는 유족의 동의: 제4조제6호 각 목에 따른 가족 또는 유족의 순서에 따른 선순위자 1명의 서면 동의. 다만, 선순위자 1명이 미성년자이면 그 미성년자와 미성년자가 아닌 다음 순서의 가족 또는 유족 1명이 함께 동의한 것이어야 하고, 선순위자가 행방불명이거나 그 밖에 대통령령으로 정하는 부득이한 사유로 동의를 할 수 없으면 그 다음 순위자가 동의할 수 있다.

② 제22조제3항제1호 단서에 따른 뇌사자 또는 사망한 자의 장기등의 적출에 관한 그 가족 또는 유족의 거부의 의사표시는 제4조제6호 각 목에 따른 가족 또는 유족의 순위에 따른 선순위자 1명이 하여야 한다.

③ 제1항제2호 및 제2항에 따른 선순위자 1명을 확정할 때 선순위자에 포함되는 사람이 2명 이상이면 그 중 촌수 · 연장자순(촌수가 우선한다)에 따른 1명으로 한다.

제2절 장기등기증희망자 · 장기등기증자 및 장기등이식대기자의 등록

제13조(장기이식등록기관) ① 장기등기증자, 장기등기증희망자, 장기등이식대기자의 등록에 관한 업무를

수행하려는 자는 대통령령으로 정하는 시설 · 인력 등을 갖추고 보건복지부장관으로부터 장기이식등록기관(이하 "등록기관"이라 한다)으로 지정받아야 한다. 이 경우 보건복지부장관은 대통령령으로 정하는 바에 따라 해당 등록기관이 등록받을 수 있는 장기등의 종류를 정하여 지정할 수 있다.

② 등록기관으로 지정받을 수 있는 자는 다음 각 호와 같다.

1. 국가 또는 지방자치단체
2. 「대한적십자사 조직법」에 따라 설립된 대한적십자사
3. 「의료법」 제3조에 따른 의료기관(이하 "의료기관"이라 한다)
4. 장기등의 기증 및 이식에 관련된 사업을 주된 목적으로 설립한 비영리법인
5. 「공공기관의 운영에 관한 법률」 제4조에 따른 공공기관(이하 "공공기관"이라 한다)

③ 등록기관의 업무는 다음 각 호와 같다. 다만, 장기등이식대기자의 등록에 관한 업무는 제25조에 따른 이식의료기관에서 수행한다.

1. 장기등기증희망자 · 장기등기증자 또는 장기등이식대기자의 접수 및 등록에 관한 업무
2. 장기등기증자 또는 장기등이식대기자로 등록하려는 사람의 신체검사에 관한 업무
3. 장기등기증희망자 · 장기등기증자 또는 장기등이식대기자의 접수 · 등록 결과를 국립장기이식관리기관에 통보하는 업무
4. 장기등의 기증 활성화를 위한 홍보 및 상담
5. 그 밖에 제1항에 따른 접수 · 등록에 관하여 대통령령으로 정하는 업무

④ 등록에 관한 서식 및 보존에 관한 사항은 보건복지부령으로 정한다.

제14조(장기등기증자 등의 등록) ① 장기등기증자 또는 장기등이식대기자로 등록하려는 사람은 보건복지부령으로 정하는 바에 따라 등록기관에 등록을 신청하여야 한다. 다만, 장기등기증자가 뇌사자 또는 사망한 자의 경우에는 그 가족 또는 유족 중 1명이 등록을 신청할 수 있다.

② 등록기관의 장은 제1항에 따른 신청을 받으면 다음 각 호의 기준에 따라 등록 여부를 결정하여야 한다.

1. 장기등기증자의 경우: 제12조 및 제22조에 따른 본인이나 가족 또는 유족의 동의 여부와 등록기관의 장이 실시하는 신체검사(등록기관이 의료기관이 아닌 경우에는 등록기관의 장이 지정하는 의료기관에서 실시하는 신체검사를 말한다. 이하 같다) 결과 장기등기증자로 적합한지 여부. 다만, 장기등기증자로 적합한지 확인할 수 있는 신체검사 결과가 있으면 신체검사를 생략할 수 있다.
2. 장기등이식대기자의 경우: 등록기관의 장이 실시하는 신체검사 결과 장기등이식대기자로 적합한지 여부

③ 등록기관의 장은 제2항에 따라 등록을 결정하면 그 등록을 하고, 지체 없이 그 결과를 신청인 및 국립장기이식관리기관의 장에게 알려야 한다.

④ 제2항에 따른 신체검사의 항목 및 방법, 그 밖에 신체검사의 실시에 관하여 필요한 사항은 국립장기이식관리기관의 장이 보건복지부장관의 승인을 받아 정한다.

⑤ 등록기관의 장은 등록한 사람이 장기등의 기증 등에 관한 의사표시를 철회하면 즉시 그 등록을 말소하여야 한다.

제15조(장기등기증희망자의 등록) ① 본인이 뇌사 또는 사망할 때 장기등을 기증하려는 사람은 보건복지부령으로 정하는 바에 따라 등록기관에 장기등기증희망등록신청을 할 수 있다.

② 등록기관의 장은 제1항에 따라 장기등기증희망등록신청을 받은 경우에는 본인 동의 여부를 확인한 후 그 등록을 하고 지체 없이 그 결과를 신청인 및 국립장기이식관리기관의 장에게 알려야 한다.

③ 등록기관 중 국가, 지방자치단체 또는 공공기관은 보건복지부령으로 정하는 바에 따라 장기등기증희망자 등록에 관한 신청만을 접수하고, 그 밖의 장기등기증희망자 등록 및 사후관리 등에 관한 업무는 국립장기이식관리기관의 장이 수행하도록 할 수 있다.

④ 제3항에 따라 국립장기이식관리기관의 장이 장기등기증희망자의 등록 및 사후관리 등에 관한 업무를 수행하도록 하려는 경우 국가, 지방자치단체 및 공공기관은 신청 접수 결과를 보건복지부령으로 정하는 바에 따라 국립장기이식관리기관의 장에게 알려야 한다.

⑤ 국립장기이식관리기관의 장은 제4항에 따라 접수 결과를 통보받고 그 등록을 한 경우에는 지체 없이 등록 결과를 신청인에게 알려야 한다.

⑥ 등록기관 또는 국립장기이식관리기관의 장은 제2항 및 제5항에 따라 등록한 사람이 장기등기증희망등록에 관한 의사표시를 철회하면 즉시 그 등록을 말소하여야 한다.

제3절 뇌사의 판정

제16조(뇌사판정의료기관 및 뇌사판정위원회) ① 장기등의 적출 및 이식을 위한 뇌사판정업무를 하려는 의료기관은 보건복지부령으로 정하는 바에 따라 국립장기이식관리기관의 장에게 알려야 한다.

② 뇌사판정업무를 하려는 의료기관은 제1항에 따른 통보 전까지 보건복지부령으로 정하는 시설 · 장비 · 인력 등을 갖추고, 해당 의료기관에 뇌사판정위원회를 설치하여야 한다.

③ 제2항에 따른 뇌사판정위원회는 대통령령으로 정하는 바에 따라 전문의사 2명 이상과 「의료법」 제2조 제1항에 따른 의료인(이하 "의료인"이라 한다)이 아닌 위원 1명 이상을 포함한 4명 이상 6명 이하의 위원으로 구성한다.

④ 제1항에 따라 통보한 의료기관(이하 "뇌사판정기관"이라 한다)이 아니면 장기등의 적출 및 이식을 위한 뇌사판정업무를 할 수 없다. 다만, 뇌사판정기관이 아닌 의료기관에서 뇌사판정을 수행하고자 할 때는 제2항에 따른 뇌사판정위원회를 활용하여 업무를 수행할 수 있다.

⑤ 제4항 단서에 따라 뇌사판정기관이 아닌 의료기관에서 뇌사판정을 수행하기 위하여 제2항에 따른 뇌사판정위원회를 활용하는 경우 뇌사조사서 작성 및 뇌사판정서, 회의록 제출 등 뇌사판정 절차에 관한 구체적 사항은 대통령령으로 정한다.

⑥ 뇌사판정위원회의 운영 등에 관하여 필요한 사항은 대통령령으로 정한다.

제17조(뇌사추정자의 신고 및 뇌사판정의 신청) ① 뇌사로 추정되는 사람(이하 "뇌사추정자"라 한다)을 진료한 의료기관의 장은 제20조에 따른 장기구득기관의 장에게 알려야 하고, 통보를 받은 장기구득기관의 장은 국립장기이식관리기관의 장에게 그 사실을 신고하여야 한다.

② 뇌사추정자의 장기등을 기증하기 위하여 뇌사판정을 받으려는 사람은 보건복지부령으로 정하는 바에

따라 뇌사추정자의 검사기록 및 진료담당의사의 소견서를 첨부하여 뇌사판정기관의 장에게 뇌사판정 신청을 하여야 한다.

③ 제2항에 따라 뇌사판정을 신청할 수 있는 사람은 다음 각 호의 어느 하나에 해당하는 사람으로 한다.

1. 뇌사추정자의 가족
2. 뇌사추정자의 가족이 없는 경우에는 법정대리인 또는 진료담당의사. 이 경우 뇌사추정자가 제15조의 장기등기증희망자인 경우로 한정한다.

④ 제1항에 따라 통보하여야 하는 뇌사추정자의 기준 및 장기구득기관의 장이 국립장기이식관리기관의 장에게 신고하는 데 필요한 절차 및 방법 등은 보건복지부령으로 정한다.

제18조(뇌사판정 등) ① 뇌사판정기관의 장은 제17조제2항에 따른 뇌사판정 신청을 받으면 지체 없이 현장에 출동하여 뇌사판정 신청이 된 뇌사추정자(이하 "뇌사판정대상자"라 한다)의 상태를 파악한 후 보건복지부령으로 정하는 바에 따라 전문의사 2명 이상과 진료담당의사가 함께 작성한 뇌사조사서를 첨부하여 뇌사판정위원회에 뇌사판정을 요청하여야 한다.

② 제1항에 따라 뇌사판정의 요청을 받은 뇌사판정위원회는 전문의사인 위원 2명 이상과 의료인이 아닌 위원 1명 이상을 포함한 과반수의 출석과 출석위원 전원의 찬성으로 뇌사판정을 한다. 이 경우 뇌사판정의 기준은 대통령령으로 정한다.

③ 뇌사판정위원회는 뇌사판정을 위하여 필요하다고 인정하면 뇌사조사서를 작성한 전문의사와 진료담당의사를 뇌사판정위원회에 출석시켜 의견을 진술하게 할 수 있다.

④ 뇌사판정위원회는 제2항에 따라 뇌사판정을 한 경우에는 대통령령으로 정하는 바에 따라 출석위원 전원이 서명하거나 기명날인한 뇌사판정서 및 회의록을 작성하여 뇌사판정기관의 장에게 제출하여야 한다.

⑤ 뇌사판정기관의 장은 제4항에 따라 뇌사판정서 및 회의록을 제출받으면 그 사본과 보건복지부령으로 정하는 자료를 국립장기이식관리기관의 장에게 보내야 하고, 뇌사판정 신청자에게는 뇌사판정서 사본을 보내야 한다.

제19조(뇌사판정대상자관리전문기관) ① 국립장기이식관리기관의 장은 뇌사판정대상자에 대하여 장기등기증, 뇌사판정, 장기등 적출 · 이식 등에 관한 일련의 업무를 통합하여 수행할 수 있는 뇌사판정대상자관리전문기관을 지정할 수 있다.

② 제1항에 따라 뇌사판정대상자관리전문기관으로 지정될 수 있는 기관은 다음 각 호의 요건을 모두 갖추어야 한다.

1. 제13조제1항에 따라 지정된 등록기관일 것
2. 제16조에 따라 통보된 뇌사판정기관일 것
3. 제25조에 따라 지정된 장기이식의료기관일 것
4. 보건복지부령으로 정하는 시설 · 장비 및 인력 등을 갖출 것

③ 뇌사판정대상자관리전문기관의 지정 절차 · 업무, 그 밖에 필요한 사항은 보건복지부령으로 정한다.

제20조(장기구득기관) ① 보건복지부장관은 뇌사추정자 및 뇌사판정대상자의 파악과 관리, 뇌사판정 및 장기 적출 절차의 진행 지원, 장기등 기증 설득 및 장기등기증자에 대한 지원 등의 업무를 수행하는 장기구득기관을 지정할 수 있다.

② 장기구득기관으로 지정받을 수 있는 기관은 다음 각 호와 같다.

1. 의료기관
2. 장기등의 기증 및 이식에 관련된 사업을 주된 목적으로 설립된 비영리법인

③ 장기구득기관은 다음 각 호의 사항을 준수하여야 한다.

1. 뇌사추정자 통보를 받으면 신속하게 현장에 출동하는 등 장기구득을 위한 적절한 조치를 취할 것
2. 장기등 기증을 유도하기 위하여 뇌사자의 가족에게 거짓된 사실을 알리거나 장기등 기증을 강요하지 아니할 것
3. 그 밖에 보건복지부령으로 정하는 사항

④ 장기구득기관은 관할 지역이 설정되어야 하고, 해당 관할 지역의 뇌사판정기관과 잠재 뇌사자를 발굴하기 위하여 협약을 맺어야 한다. 이 경우 장기구득기관의 관할 지역은 보건복지부령으로 정한다.

⑤ 장기구득기관은 뇌사판정대상자를 관리할 수 있는 장기구득 전문 의료인을 두어야 한다. 이 경우 장기구득 전문 의료인의 자격 등에 관한 내용은 대통령령으로 정한다.

⑥ 제5항에 따른 장기구득 전문 의료인은 제17조제1항에 따라 통보받은 뇌사추정자 및 뇌사판정대상자에 한하여 의무기록을 열람하고 대통령령으로 정하는 검사와 처치 업무를 수행할 수 있다.

⑦ 장기구득기관으로 지정받으려는 자는 대통령령으로 정하는 시설 · 장비 및 인력 등을 갖추어야 한다.

⑧ 장기구득기관의 지정 절차, 업무, 그 밖에 필요한 사항은 보건복지부령으로 정한다.

제21조(뇌사자의 사망원인 및 사망시각) ① 뇌사자가 이 법에 따른 장기등의 적출로 사망한 경우에는 뇌사의 원인이 된 질병 또는 행위로 인하여 사망한 것으로 본다.

② 뇌사자의 사망시각은 뇌사판정위원회가 제18조제2항에 따라 뇌사판정을 한 시각으로 한다.

제4절 장기등의 적출 및 이식

제22조(장기등의 적출 요건) ① 살아 있는 사람의 장기등은 본인이 동의한 경우에만 적출할 수 있다. 다만, 16세 이상인 미성년자의 장기등과 16세 미만인 미성년자의 골수를 적출하려는 경우에는 본인과 그 부모(부모가 없고 형제자매에게 골수를 이식하기 위하여 적출하려는 경우에는 법정대리인)의 동의를 함께 받아야 한다.

② 제1항 단서의 경우 부모 중 1명이 행방불명, 그 밖에 대통령령으로 정하는 부득이한 사유로 동의할 수 없으면 부모 중 나머지 1명과 제4조제6호 각 목에 따른 가족 또는 유족의 순서에 따른 선순위자 1명의 동의를 받아야 한다.

③ 뇌사자와 사망한 자의 장기등은 다음 각 호의 어느 하나에 해당하는 경우에만 적출할 수 있다.

1. 본인이 뇌사 또는 사망하기 전에 장기등의 적출에 동의한 경우. 다만, 그 가족 또는 유족이 장기등의 적출을 명시적으로 거부하는 경우는 제외한다.
2. 본인이 뇌사 또는 사망하기 전에 장기등의 적출에 동의하거나 반대한 사실이 확인되지 아니한 경우로서 그 가족 또는 유족이 장기등의 적출에 동의한 경우. 다만, 본인이 16세 미만의 미성년자인 경우에는 그 부모(부모 중 1명이 사망 · 행방불명, 그 밖에 대통령령으로 정하는 부득이한 사유로 동의

할 수 없으면 부모 중 나머지 1명)가 장기등의 적출에 동의한 경우로 한정한다.

④ 제1항부터 제3항까지에 따라 동의한 사람은 장기등을 적출하기 위한 수술이 시작되기 전까지는 언제든지 장기등의 적출에 관한 동의의 의사표시를 철회할 수 있다.

제23조(장기등의 적출 시 준수사항) 장기등을 적출하려는 의사는 다음 각 호의 사항을 준수하여야 한다.

1. 제22조에 따른 동의 및 제26조제3항 후단에 따른 승인 사실을 확인할 것
2. 장기등기증자가 살아 있는 사람인 경우에는 본인 여부를 확인하고 본인과 그 가족에게 다음 각 목의 사항을 충분히 설명할 것
   가. 장기등기증자의 건강상태
   나. 장기등 적출수술의 내용과 건강에 미치는 영향
   다. 장기등을 적출한 후의 치료계획
   라. 그 밖에 장기등기증자가 장기등의 적출과 관련하여 미리 알아야 할 사항

제24조(해부 또는 검시의 우선) 「형사소송법」 또는 「검역법」에 따라 해부 또는 검시를 하여야 하는 경우에는 그 해부 또는 검시를 하기 전에는 이식을 위하여 장기등을 적출할 수 없다. 다만, 진료담당의사가 적출할 장기등이 사망원인과 상관관계가 없고 해부 또는 검시가 끝날 때까지 기다리면 적출 시기를 놓칠 우려가 있다고 판단하는 경우에는 관할 지방검찰청 또는 지방검찰청지청의 검사, 관할 검역소장의 승인과 유족의 동의를 받아 장기등을 적출할 수 있다.

제25조(장기이식의료기관) ① 장기등의 이식을 위하여 장기등을 적출하거나 이식하려는 의료기관은 보건복지부장관으로부터 장기이식의료기관(이하 "이식의료기관"이라 한다)으로 지정받아야 한다.

② 이식의료기관으로 지정받으려는 의료기관은 대통령령으로 정하는 시설 · 장비 · 인력 등을 갖추어야 한다.

③ 이식의료기관이 아니면 장기등의 이식을 위하여 장기등을 적출하거나 이식할 수 없다. 다만, 이식의료기관이 아닌 의료기관에서도 보건복지부령으로 정하는 시설 · 인력 · 장비 등을 갖춘 경우에는 장기등을 적출할 수 있다.

제26조(이식대상자 선정 등) ① 국립장기이식관리기관의 장은 제14조제3항에 따라 장기등기증자의 등록결과를 통보받으면 대통령령으로 정하는 장기등 이식대상자의 선정기준에 따라 장기등이식대기자 중에서 이식대상자를 선정하여야 한다. 이 경우 국립장기이식관리기관의 장은 이를 장기등기증자 또는 이식대상자가 등록된 등록기관의 장에게 알려야 하고 등록기관의 장은 선정사실을 등록된 장기등기증자 또는 이식대상자와 그 가족 · 유족에게 즉시 알려야 한다.

② 제1항에도 불구하고 안구의 경우와 이식대상자의 선정을 기다리면 이식 시기를 놓칠 현저한 우려가 있는 경우 등 대통령령으로 정하는 부득이한 사유가 있으면 이식의료기관의 장이 이식대상자를 선정할 수 있다. 이 경우 이식의료기관의 장은 선정한 사유 및 선정결과를 국립장기이식관리기관의 장에게 알리고, 등록기관의 장 · 장기등기증자 · 이식대상자와 그 가족 · 유족에게 선정결과를 알려야 한다.

③ 제1항에도 불구하고 살아 있는 사람으로서 제11조제4항에 따른 16세 이상의 장기등기증자와 20세 미만인 사람 중 골수를 기증하려는 사람은 자신의 장기등의 이식대상자를 선정할 수 있다. 이 경우 본인 또는 배우자의 가족에게 골수를 기증하려는 경우 외에는 보건복지부령으로 정하는 기준과 절차에 따

라 미리 국립장기이식관리기관의 장의 승인을 받아야 한다.

④ 이식대상자 선정은 제2항 및 제3항과 제11조제4항에 해당되는 경우 외에는 제1항에 따라 국립장기이식관리기관의 이식대상자 선정절차를 거쳐야 한다.

제27조(뇌사판정 의사의 장기등의 적출 등 금지) 다음 각 호의 어느 하나에 해당하는 자는 해당 뇌사자의 장기등을 적출하거나 이식하는 수술에 참여하여서는 아니 된다.

1. 해당 뇌사자의 뇌사조사서를 작성한 전문의사와 진료담당의사
2. 해당 뇌사자에 대하여 뇌사판정을 한 뇌사판정위원회에 출석한 위원인 의사

제5절 기록의 작성 및 열람 등

제28조(기록의 작성 및 장기등의 적출사실 통보 등) ① 장기등을 적출하거나 이식한 의사는 보건복지부령으로 정하는 바에 따라 적출 · 이식 및 장기등을 이식받은 사람의 사후 경과에 관한 기록을 작성하여 해당 장기등을 적출하거나 이식한 의료기관의 장에게 제출하여야 한다.

② 제1항에 따라 기록을 제출받은 의료기관의 장은 보건복지부령으로 정하는 바에 따라 그 내용을 이식 후 1년이 경과하기 전에는 6개월마다, 1년이 경과한 후에는 매년 국립장기이식관리기관의 장에게 제출하여야 한다. 다만, 진료 거부 등 기록 작성 및 제출이 어려운 경우로서 보건복지부령으로 정하는 경우에는 그러하지 아니하다.

③ 뇌사자의 장기등을 적출한 의료기관의 장은 그 사실을 지체 없이 관할 지방검찰청 또는 지방검찰청지청의 장에게 서면으로 알려야 한다.

제29조(기록의 보존) ① 뇌사판정기관의 장은 제18조제4항에 따른 뇌사판정서 및 회의록, 그 밖에 보건복지부령으로 정하는 뇌사판정에 관련된 자료를 15년 동안 보존하여야 한다.

② 의료기관의 장은 제28조제1항에 따른 장기등의 적출 · 이식 및 장기등을 이식받은 사람의 사후 경과에 관한 기록을 보건복지부령으로 정하는 바에 따라 보존하여야 한다.

③ 국립장기이식관리기관의 장은 데이터베이스를 구축하여 제28조제2항에 따라 제출받은 기록을 체계적으로 관리하여야 한다.

제30조(기록의 열람 등) 의료기관의 장은 다음 각 호의 어느 하나에 해당하는 경우에는 장기등의 적출 또는 이식에 관한 기록을 열람하게 하거나 사본을 내주어야 한다. 다만, 진료담당의사가 장기등을 기증하거나 이식받은 사람 본인이 그 기록의 내용을 알게 되면 그의 치료 또는 회복에 현저한 지장을 초래할 우려가 있다고 판단하는 경우에는 이를 거부할 수 있다.

1. 장기등을 기증한 사람 또는 그 가족 · 유족이 해당 장기등의 적출에 관한 기록의 열람 또는 사본의 제공을 요구하는 경우
2. 장기등을 이식받은 사람 또는 그 가족이 해당 장기등의 이식에 관한 기록의 열람 또는 사본의 제공을 요구하는 경우

제31조(비밀의 유지) ① 국립장기이식관리기관 · 등록기관 · 뇌사판정기관(제16조제5항에 따른 의료기관을 포함한다) · 이식의료기관(제25조제3항 단서에 따른 의료기관을 포함한다) · 뇌사판정대상자관리전문

기관 · 장기구득기관에 종사하는 사람으로서 대통령령으로 정하는 사람은 이 법에서 특별히 규정한 경우 외에는 해당 장기등기증자 등의 등록, 뇌사판정대상자 관리, 장기구득 또는 장기등의 적출 · 이식과 관련된 업무를 담당하는 사람 외의 사람에게 다음 각 호의 어느 하나에 해당하는 행위를 하여서는 아니 된다.

1. 장기등기증자와 적출한 장기등에 관한 사항을 알려주는 행위
2. 이식대상자와 이식한 장기등에 관한 사항을 알려주는 행위
3. 장기등기증희망자 및 장기등이식대기자에 관한 사항을 알려주는 행위

② 다음 각 호의 어느 하나에 해당하는 경우에는 제1항을 적용하지 아니한다.

1. 범죄수사를 위하여 수사기관이 장기등의 적출 또는 이식에 관련된 자료를 요청한 경우
2. 재판과 관련하여 법관이 장기등의 적출 또는 이식과 관련된 자료의 제출명령을 한 경우
3. 제6조제2항제1호에 따라 장기등기증희망자임을 표시하기 위하여 해당 증명서의 발급기관에 장기등기증희망자의 명단을 제공하는 경우
4. 장기기증 홍보사업 등 공익 목적을 위하여 장기등기증자 또는 장기등이식대기자 본인이 정보제공에 동의한 경우

제4장 장기등기증자 등에 대한 지원

제32조(장기등기증자 등에 대한 지원 등) ① 국가는 다음 각 호의 어느 하나에 해당하는 자에게 예산의 범위에서 장제비 · 진료비 등을 지급할 수 있다.

1. 장기등기증자
2. 장기등기증자의 가족 또는 유족
3. 장기등기증자인 근로자(「근로기준법」 제2조제1항제1호에 따른 근로자를 말한다. 이하 이 조에서 같다)의 사용자

② 근로자인 장기등기증자가 장기등을 기증하기 위한 신체검사 또는 적출 등에 필요한 입원기간에 대하여는 공무원인 근로자의 소속 기관의 장은 그 기간을 병가로 처리하고, 공무원 외의 근로자의 사용자는 그 기간을 유급휴가로 처리하여야 한다.

③ 국가는 장기등기증자 및 그 유족에 대한 추모 및 예우 사업을 실시할 수 있다.

④ 제1항에 따른 지급의 범위 및 절차, 제3항에 따른 사업의 내용 등에 관하여 필요한 사항은 보건복지부령으로 정한다.

제33조(국립장기이식관리기관 등에 대한 지원) 국가나 지방자치단체는 국립장기이식관리기관 · 등록기관 · 뇌사판정기관 · 뇌사판정대상자관리전문기관 · 장기구득기관 및 이식의료기관에 대하여 필요한 예산 등을 지원할 수 있다.

제5장 감 독

제34조(보고 · 조사 등) ① 보건복지부장관 또는 국립장기이식관리기관의 장은 장기등의 기증 · 적출 또는 이식 등과 관련하여 필요하다고 인정하면 등록기관 · 뇌사판정기관 · 뇌사판정대상자관리전문기관 · 장기구득기관 또는 이식의료기관의 장 및 그 종사자에게 그 업무에 관하여 필요한 명령을 하거나, 보고 또는 관계 서류의 제출을 명할 수 있다.

② 보건복지부장관 또는 국립장기이식관리기관의 장은 제1항에 따라 등록기관 등의 관계 서류 등을 관계 공무원에게 조사하게 할 수 있다. 이 경우 조사를 담당하는 관계 공무원은 그 권한을 표시하는 증표를 지니고 이를 내보여야 한다.

③ 제1항 및 제2항의 경우에 등록기관 · 뇌사판정기관 · 뇌사판정대상자관리전문기관 · 장기구득기관 또는 이식의료기관의 장 및 그 종사자는 정당한 사유가 없으면 이에 따라야 한다.

제35조(시정명령) 보건복지부장관 또는 국립장기이식관리기관의 장은 등록기관 · 뇌사판정기관 · 뇌사판정대상자관리전문기관 · 장기구득기관 또는 이식의료기관의 장 및 그 종사자가 다음 각 호의 어느 하나에 해당하면 일정한 기간을 정하여 해당 기관의 장에게 위반된 사항을 시정할 것을 명할 수 있다.

1. 제14조제3항에 따라 장기등기증자 등의 등록결과를 알리지 아니한 경우
2. 제15조제2항 및 제4항에 따라 장기등기증희망자 등록 및 접수 결과를 알리지 아니한 경우
3. 제18조제1항에 따라 지체 없이 현장에 출동하여 뇌사판정대상자의 상태를 파악하지 아니한 경우
4. 제18조제5항에 따라 뇌사판정서 및 회의록의 사본 등을 국립장기이식관리기관의 장에게 보내지 아니한 경우
5. 제20조제3항에 따른 준수사항을 지키지 아니한 경우
6. 제28조제1항에 따라 장기등의 적출 · 이식 및 장기등을 이식받은 사람의 사후 경과에 관한 기록을 작성하지 아니한 경우
7. 제28조제2항 또는 제3항에 따른 통보를 하지 아니한 경우

제36조(지정취소 등) ① 보건복지부장관은 등록기관, 장기구득기관 또는 이식의료기관이 다음 각 호의 어느 하나에 해당하면 그 지정을 취소하거나 1년 이내의 기간을 정하여 장기등기증자 · 장기등기증희망자 등의 등록업무, 장기구득에 관한 업무, 장기등의 적출 또는 이식에 관한 업무의 정지를 명할 수 있다.

1. 제13조제1항 전단, 제20조제7항 또는 제25조제2항에 따른 시설 · 장비 · 인력 등을 갖추지 아니한 경우
2. 제13조제1항 후단에 따라 등록받을 수 있는 장기등이 아닌 장기등에 대한 등록업무를 한 경우
3. 제34조제1항에 따른 명령을 이행하지 아니하거나 같은 조 제2항에 따른 조사에 응하지 아니한 경우

② 국립장기이식관리기관의 장은 뇌사판정기관이 다음 각 호의 어느 하나에 해당하면 3년 이내의 기간을 정하여 뇌사판정업무의 정지를 명할 수 있다.

1. 제16조제2항에 따른 시설 · 장비 · 인력 등을 갖추지 아니한 경우
2. 제16조제2항에 따른 뇌사판정위원회를 설치하지 아니한 경우

3. 제18조를 위반하여 뇌사판정업무를 한 경우
4. 제34조제1항에 따른 명령을 이행하지 아니하거나 같은 조 제2항에 따른 조사에 응하지 아니한 경우
5. 제35조에 따른 시정명령을 이행하지 아니한 경우
6. 제37조제2항에 따른 뇌사판정업무 종료 신고를 하지 아니한 경우
7. 그 밖에 이 법 또는 이 법에 따른 명령을 위반한 경우

③ 국립장기이식관리기관의 장은 뇌사판정대상자관리전문기관이 다음 각 호의 어느 하나에 해당하면 그 지정을 취소하거나 1년 이내의 기간을 정하여 뇌사판정대상자 관리업무의 정지를 명할 수 있다.

1. 제19조제2항에 따른 요건을 갖추지 못한 경우
2. 제34조제1항에 따른 명령을 이행하지 아니하거나 같은 조 제2항에 따른 조사에 응하지 아니한 경우
3. 제35조에 따른 시정명령을 이행하지 아니한 경우
4. 제37조제1항에 따른 폐업신고 또는 업무종료 신고를 하지 아니한 경우

④ 보건복지부장관 또는 국립장기이식관리기관의 장은 등록기관 · 뇌사판정대상자관리전문기관 · 장기구득기관 또는 이식의료기관이 제1항 또는 제3항에 따른 업무정지명령을 위반하여 업무를 하면 그 지정을 취소할 수 있다.

⑤ 제1항 · 제3항 및 제4항에 따라 지정이 취소된 등록기관 · 뇌사판정대상자관리전문기관 · 장기구득기관 또는 이식의료기관은 그 지정이 취소된 날부터 1년 이내에 등록기관 · 뇌사판정대상자관리전문기관 · 장기구득기관 또는 이식의료기관으로 지정받을 수 없다.

제37조(폐업 등의 신고 · 통보 및 자료이관) ① 등록기관 · 뇌사판정대상자관리전문기관 · 장기구득기관 또는 이식의료기관이 폐업하려 하거나 장기등기증자 · 장기등기증희망자 등의 등록업무, 뇌사판정대상자 관리업무, 장기구득에 관한 업무 또는 장기등의 적출 · 이식 업무를 끝내려고 하는 경우에는 보건복지부령으로 정하는 바에 따라 보건복지부장관 또는 국립장기이식관리기관의 장에게 신고하여야 한다.

② 뇌사판정기관이 뇌사판정업무를 끝내려면 그 사실을 국립장기이식관리기관의 장에게 알려야 한다.

③ 제1항 및 제2항에 따라 폐업하거나 업무를 끝내려는 등록기관 · 뇌사판정기관 · 뇌사판정대상자관리전문기관 · 장기구득기관 또는 이식의료기관의 장, 제36조에 따라 업무정지명령을 받거나 지정이 취소된 등록기관 · 뇌사판정기관 · 뇌사판정대상자관리전문기관 · 장기구득기관의 장은 대통령령으로 정하는 바에 따라 관련 자료를 국립장기이식관리기관의 장에게 이관하여야 한다.

제6장 보 칙

제38조(협조의무) 보건복지부장관 또는 국립장기이식관리기관의 장은 장기등을 안전하고 신속하게 적출 · 운반하거나 이식하기 위하여 필요한 조치를 관계 기관의 장에게 요청할 수 있다. 이 경우 관계 기관의 장은 정당한 사유가 없으면 요청에 따라야 한다.

제39조(국립장기이식관리기관 등의 명칭 사용금지) 이 법에 따른 국립장기이식관리기관, 등록기관, 뇌사판정기관, 뇌사판정대상자관리전문기관, 장기구득기관 또는 이식의료기관이 아니면 각각 해당 명칭을 사용

하지 못한다.

제40조(권한의 위임) 이 법에 따른 보건복지부장관의 권한은 그 일부를 대통령령으로 정하는 바에 따라 소속 기관의 장이나 특별시장 · 광역시장 · 도지사 · 특별자치도지사 또는 시장 · 군수 · 구청장(자치구의 구청장을 말한다. 이하 같다)에게 위임할 수 있다.

제41조(청문) 보건복지부장관 또는 국립장기이식관리기관의 장은 제36조제1항 · 제3항 및 제4항에 따른 취소처분을 하려면 청문을 하여야 한다.

제42조(장기등의 적출 · 이식 비용의 부담 등) ① 장기등의 적출 및 이식에 드는 비용은 해당 장기등을 이식받은 사람이 부담한다. 다만, 이식받은 사람이 부담하는 비용에 대하여 다른 법령에서 따로 정하는 경우에는 해당 법령에서 정하는 바에 따른다.

② 제1항에 따른 비용은 「국민건강보험법」에서 정하는 바에 따라 산출한다. 다만, 「국민건강보험법」에서 규정하지 아니한 비용은 보건복지부령으로 정하는 바에 따라 산출한다.

제43조(수수료) ① 장기등이식대기자로 등록하려는 사람은 등록기관의 장에게 수수료를 내야 한다.

② 제1항에 따른 수수료의 금액 등에 관하여 필요한 사항은 보건복지부령으로 정한다.

제7장 벌 칙

제44조(벌칙) ① 다음 각 호의 어느 하나에 해당하는 자는 무기징역 또는 2년 이상의 유기징역에 처한다.

1. 제11조제1항을 위반하여 감염성병원체에 감염된 장기등, 암세포가 침범한 장기등 또는 이식대상자의 생명 · 신체에 위해를 줄 우려가 있는 장기등을 적출하거나 이식한 자
2. 제11조제2항을 위반하여 이식대상자가 정하여지지 아니한 장기등을 적출한 자
3. 제11조제3항을 위반하여 같은 항 각 호의 어느 하나에 해당하는 사람으로부터 장기등을 적출한 자
4. 제11조제4항을 위반하여 16세 이상인 미성년자의 장기등을 적출한 자
5. 제11조제5항을 위반하여 살아 있는 사람으로부터 적출할 수 없는 장기등을 적출한 자
6. 제18조에 따른 뇌사판정을 받지 아니한 뇌사추정자의 장기등을 적출한 자
7. 제18조제2항을 위반하여 뇌사판정을 한 자
8. 제22조제1항 또는 제2항을 위반하여 본인 등의 동의를 받지 아니하고 장기등을 적출한 자
9. 제22조제3항을 위반하여 뇌사자로부터 장기등을 적출한 자

② 제1항 각 호의 어느 하나를 위반하여 사람을 사망에 이르게 한 자는 사형 · 무기징역 또는 5년 이상의 유기징역에 처한다.

제45조(벌칙) ① 제7조제1항제1호 또는 제3호를 위반하여 장기등을 주고 받거나 주고 받을 것을 약속하거나, 이를 교사 · 알선 · 방조하는 자 또는 같은 조 제3항을 위반하여 장기등을 적출하거나 이식한 자는 2년 이상의 유기징역에 처한다.

② 제7조제1항제2호를 위반하여 장기등을 주고 받거나 주고 받을 것을 약속하거나, 같은 조 제2항을 위반하여 같은 조 제1항제1호 및 제2호의 행위를 교사 · 알선 · 방조하는 자는 10년 이하의 징역 또는 1억원

이하의 벌금에 처한다. 이 경우 징역과 벌금은 병과(併科)할 수 있다.

③ 제26조제1항부터 제3항까지의 규정에 따른 이식대상자의 선정 또는 선정 승인과 관련하여 금전, 재산상의 이익, 그 밖의 대가적 급부를 받은 자는 7년 이하의 징역 또는 7천만원 이하의 벌금에 처한다. 이 경우 징역과 벌금은 병과할 수 있다.

④ 제1항부터 제3항까지의 죄를 범하여 얻은 금전이나 재산상의 이익은 몰수한다. 다만, 몰수할 수 없으면 그 가액(價額)을 추징한다.

제46조(벌칙) ① 제18조제1항에 따른 전문의사 또는 진료담당의사가 뇌사조사서를 거짓으로 작성하여 뇌사자가 아닌 사람에게 뇌사판정을 하게 한 경우에는 1년 이상의 유기징역에 처한다.

② 제1항의 죄를 범하여 사람을 상해(傷害)에 이르게 한 경우에는 2년 이상의 유기징역에 처한다.

③ 제1항의 죄를 범하여 사람을 사망에 이르게 한 경우에는 사형 · 무기징역 또는 5년 이상의 유기징역에 처한다.

제47조(벌칙) ① 제18조제1항에 따른 전문의사 또는 진료담당의사가 업무상 과실로 뇌사조사서를 사실과 다르게 작성하여 뇌사자가 아닌 사람에게 뇌사판정을 하게 한 경우에는 5년 이하의 금고 또는 5천만원 이하의 벌금에 처한다.

② 제1항의 죄를 범하여 사람을 상해에 이르게 한 경우에는 7년 이하의 금고 또는 7천만원 이하의 벌금에 처한다.

③ 제1항의 죄를 범하여 사람을 사망에 이르게 한 경우에는 10년 이하의 금고 또는 1억원 이하의 벌금에 처한다.

제48조(벌칙) 다음 각 호의 어느 하나에 해당하는 자는 5년 이하의 징역 또는 5천만원 이하의 벌금에 처한다.

1. 제16조제1항을 위반하여 국립장기이식관리기관의 장에게 알리지 아니하고 뇌사판정업무를 하거나 제36조제2항에 따른 뇌사판정업무의 정지기간 중에 뇌사판정업무를 한 의료기관의 장
2. 제16조제2항 및 제3항에 따른 시설 · 장비 · 인력 등을 갖추지 아니하거나 뇌사판정위원회를 설치하지 아니하고 뇌사판정업무를 한 의료기관의 장. 다만, 뇌사판정기관에 설치된 뇌사판정위원회가 제16조제4항 단서에 따라 뇌사판정업무를 하는 경우는 제외한다.
3. 제22조제3항을 위반하여 사망한 자로부터 장기등을 적출한 자
4. 제25조제3항을 위반하여 장기등을 적출하거나 이식한 자
5. 제26조제1항 전단을 위반하여 이식대상자의 선정기준에 따르지 아니하고 이식대상자를 선정한 자
6. 제26조제4항을 위반하여 이식대상자를 선정하거나 그 장기등을 이식한 자
7. 제27조를 위반하여 뇌사자의 장기등의 적출 또는 이식수술에 참여한 자

제49조(벌칙) 다음 각 호의 어느 하나에 해당하는 자는 3년 이하의 징역 또는 3천만원 이하의 벌금에 처한다.

1. 제26조제2항 후단을 위반하여 이식대상자를 선정한 사유 및 선정결과를 국립장기이식관리기관의 장에게 알리지 아니한 자
2. 제28조제3항을 위반하여 뇌사자의 장기등을 적출한 사실을 관할 지방검찰청 또는 지방검찰청지청

의 장에게 서면으로 알리지 아니한 자

3. 제31조를 위반하여 같은 조 제1항 각 호의 어느 하나에 해당하는 행위를 한 자

제50조(벌칙) 다음 각 호의 어느 하나에 해당하는 자는 2년 이하의 징역 또는 2천만원 이하의 벌금에 처한다.

1. 업무상 과실로 제11조제1항을 위반하여 감염성병원체에 감염된 장기등, 암세포가 침범한 장기등 또는 이식에 적합하지 아니한 장기등을 적출하거나 이식한 자
2. 제13조제1항을 위반하여 등록기관으로 지정받지 아니하고 장기등기증자 등의 등록업무를 수행한 자
3. 제18조제5항을 위반하여 뇌사판정서 및 회의록의 사본과 해당 자료를 국립장기이식관리기관의 장에게 보내지 아니한 자
4. 제24조를 위반하여 장기등을 적출한 자
5. 제26조제3항을 위반하여 국립장기이식관리기관의 장의 승인을 받지 아니하고 이식대상자를 선정하여 장기등을 기증한 자
6. 제28조제1항을 위반하여 장기등의 적출 · 이식에 관한 기록을 작성하지 아니하거나 거짓으로 작성한 자
7. 제29조제1항을 위반하여 뇌사판정서 등 뇌사판정에 관련된 자료를 15년 동안 보존하지 아니한 자
8. 제29조제2항을 위반하여 장기등의 적출 · 이식에 관한 기록을 보존하지 아니한 자

제51조(자격정지의 병과) 이 법을 위반한 자를 유기징역에 처할 경우에는 10년 이하의 자격정지를 병과할 수 있다.

제52조(양벌규정) 법인의 대표자나 법인 또는 개인의 대리인, 사용인, 그 밖의 종업원이 그 법인 또는 개인의 업무에 관하여 제45조제2항 · 제3항, 제47조부터 제50조까지의 어느 하나에 해당하는 위반행위를 하면 그 행위자를 벌하는 외에 그 법인 또는 개인에게도 해당 조문의 벌금형을 과(科)한다. 다만, 법인 또는 개인이 그 위반행위를 방지하기 위하여 해당 업무에 관하여 상당한 주의와 감독을 게을리하지 아니한 경우에는 그러하지 아니하다.

제53조(과태료) ① 다음 각 호의 어느 하나에 해당하는 자에게는 500만원 이하의 과태료를 부과한다.

1. 제3조제3항을 위반하여 시정요구를 따르지 아니한 자
2. 제28조제1항을 위반하여 사후 경과에 관한 기록을 작성하지 아니하거나 거짓으로 작성한 자
3. 제29조제2항을 위반하여 사후 경과에 관한 기록을 보존하지 아니한 자

② 다음 각 호의 어느 하나에 해당하는 자에게는 300만원 이하의 과태료를 부과한다.

1. 제14조제3항, 제15조제2항을 위반하여 등록결과를 국립장기이식관리기관의 장에게 알리지 아니한 자
2. 제17조제1항을 위반하여 뇌사추정자를 알리지 아니하거나 신고하지 아니한 자
3. 제23조를 위반하여 동의 및 승인 사실 또는 본인 여부를 확인하지 아니하거나 필요한 설명을 하지 아니한 자
4. 제26조제1항 후단 또는 제2항 후단을 위반하여 이식대상자의 선정사실을 장기등기증자, 이식대상자와 그 가족 · 유족에게 알리지 아니한 자
5. 제37조제3항을 위반하여 국립장기이식관리기관의 장에게 관련 자료를 이관하지 아니한 자

③ 다음 각 호의 어느 하나에 해당하는 자에게는 200만원 이하의 과태료를 부과한다.

1. 제34조제1항에 따른 명령을 이행하지 아니하거나 같은 조 제2항에 따른 조사를 거부 · 방해 또는 기피한 자
2. 제39조를 위반하여 국립장기이식관리기관 · 등록기관 · 뇌사판정기관 · 뇌사판정대상자관리전문기관 · 장기구득기관 또는 이식의료기관이라는 명칭을 사용한 자

④ 다음 각 호의 어느 하나에 해당하는 자에게는 100만원 이하의 과태료를 부과한다.

1. 제14조제5항 또는 제15조제6항을 위반하여 등록을 말소하지 아니한 자
2. 제30조를 위반하여 기록의 열람 또는 사본의 제공 요구에 따르지 아니한 자
3. 제37조제1항 또는 제2항에 따른 신고 또는 통보를 하지 아니한 자

제54조(과태료의 부과 · 징수절차) 제53조에 따른 과태료는 대통령령으로 정하는 바에 따라 보건복지부장관 또는 그 소속 기관의 장이 부과 · 징수한다.

[시행 2018. 3. 27.] [법률 제15542호, 2018. 3. 27., 일부개정]

4. 호스피스 · 완화의료 및 임종과정에 있는 환자의 연명의료결정에 관한 법률(약칭: 연명의료결정법)

제1장 총 칙

제1조(목적) 이 법은 호스피스 · 완화의료와 임종과정에 있는 환자의 연명의료와 연명의료중단등결정 및 그 이행에 필요한 사항을 규정함으로써 환자의 최선의 이익을 보장하고 자기결정을 존중하여 인간으로서의 존엄과 가치를 보호하는 것을 목적으로 한다.

제2조(정의) 이 법에서 사용하는 용어의 뜻은 다음과 같다.

1. "임종과정"이란 회생의 가능성이 없고, 치료에도 불구하고 회복되지 아니하며, 급속도로 증상이 악화되어 사망에 임박한 상태를 말한다.
2. "임종과정에 있는 환자"란 제16조에 따라 담당의사와 해당 분야의 전문의 1명으로부터 임종과정에 있다는 의학적 판단을 받은 자를 말한다.
3. "말기환자(末期患者)"란 적극적인 치료에도 불구하고 근원적인 회복의 가능성이 없고 점차 증상이 악화되어 보건복지부령으로 정하는 절차와 기준에 따라 담당의사와 해당 분야의 전문의 1명으로부터 수개월 이내에 사망할 것으로 예상되는 진단을 받은 환자를 말한다.
   가. 삭제
   나. 삭제
   다. 삭제
   라. 삭제
   마. 삭제
4. "연명의료"란 임종과정에 있는 환자에게 하는 심폐소생술, 혈액 투석, 항암제 투여, 인공호흡기 착용 및 그 밖에 대통령령으로 정하는 의학적 시술로서 치료 효과 없이 임종과정의 기간만을 연장하는 것을 말한다.
5. "연명의료중단등결정"이란 임종과정에 있는 환자에 대한 연명의료를 시행하지 아니하거나 중단하기로 하는 결정을 말한다.
6. "호스피스 · 완화의료"(이하 "호스피스"라 한다)란 다음 각 목의 어느 하나에 해당하는 질환으로 말기환자로 진단을 받은 환자 또는 임종과정에 있는 환자(이하 "호스피스대상환자"라 한다)와 그 가족에게 통증과 증상의 완화 등을 포함한 신체적, 심리사회적, 영적 영역에 대한 종합적인 평가와 치료를 목적으로 하는 의료를 말한다.
   가. 암

나. 후천성면역결핍증

다. 만성 폐쇄성 호흡기질환

라. 만성 간경화

마. 그 밖에 보건복지부령으로 정하는 질환

7. "담당의사"란 「의료법」에 따른 의사로서 말기환자 또는 임종과정에 있는 환자(이하 "말기환자등"이라 한다)를 직접 진료하는 의사를 말한다.
8. "연명의료계획서"란 말기환자등의 의사에 따라 담당의사가 환자에 대한 연명의료중단등결정 및 호스피스에 관한 사항을 계획하여 문서(전자문서를 포함한다)로 작성한 것을 말한다.
9. "사전연명의료의향서"란 19세 이상인 사람이 자신의 연명의료중단등결정 및 호스피스에 관한 의사를 직접 문서(전자문서를 포함한다)로 작성한 것을 말한다.

[시행일: 2019. 3. 28.] 제2조제3호, 제2조제4호, 제2조제6호, 제2조제7호

제3조(기본 원칙) ① 호스피스와 연명의료 및 연명의료중단등결정에 관한 모든 행위는 환자의 인간으로서의 존엄과 가치를 침해하여서는 아니 된다.

② 모든 환자는 최선의 치료를 받으며, 자신이 앓고 있는 상병(傷病)의 상태와 예후 및 향후 본인에게 시행될 의료행위에 대하여 분명히 알고 스스로 결정할 권리가 있다.

③ 「의료법」에 따른 의료인(이하 "의료인"이라 한다)은 환자에게 최선의 치료를 제공하고, 호스피스와 연명의료 및 연명의료중단등결정에 관하여 정확하고 자세하게 설명하며, 그에 따른 환자의 결정을 존중하여야 한다.

제4조(다른 법률과의 관계) 이 법은 호스피스와 연명의료, 연명의료중단등결정 및 그 이행에 관하여 다른 법률에 우선하여 적용한다.

제5조(국가 및 지방자치단체의 책무) ① 국가와 지방자치단체는 환자의 인간으로서의 존엄과 가치를 보호하는 사회적 · 문화적 토대를 구축하기 위하여 노력하여야 한다.

② 국가와 지방자치단체는 환자의 최선의 이익을 보장하기 위하여 호스피스 이용의 기반 조성에 필요한 시책을 우선적으로 마련하여야 한다.

제6조(호스피스의 날 지정) ① 삶과 죽음의 의미와 가치를 널리 알리고 범국민적 공감대를 형성하며 호스피스를 적극적으로 이용하고 연명의료에 관한 환자의 의사를 존중하는 사회 분위기를 조성하기 위하여 매년 10월 둘째 주 토요일을 "호스피스의 날"로 한다.

② 국가와 지방자치단체는 호스피스의 날의 취지에 부합하는 행사와 교육 · 홍보를 실시하도록 노력하여야 한다.

제7조(종합계획의 시행 · 수립) ① 보건복지부장관은 호스피스와 연명의료 및 연명의료중단등결정의 제도적 확립을 위하여 제8조에 따른 국가호스피스연명의료위원회의 심의를 거쳐 호스피스와 연명의료 및 연명의료중단등결정에 관한 종합계획(이하 "종합계획"이라 한다)을 5년마다 수립 · 추진하여야 한다.

② 종합계획에는 다음 각 호의 사항이 포함되어야 한다.

1. 호스피스와 연명의료 및 연명의료중단등결정의 제도적 확립을 위한 추진방향 및 기반조성
2. 호스피스와 연명의료 및 연명의료중단등결정 관련 정보제공 및 교육의 시행 · 지원

3. 제14조에 따른 의료기관윤리위원회의 설치 · 운영에 필요한 지원
4. 말기환자등과 그 가족의 삶의 질 향상을 위한 교육프로그램 및 지침의 개발 · 보급
5. 제25조에 따른 호스피스전문기관의 육성 및 전문 인력의 양성
6. 다양한 호스피스 사업의 개발
7. 호스피스와 연명의료 및 연명의료중단등결정에 관한 조사 · 연구에 관한 사항
8. 그 밖에 호스피스와 연명의료 및 연명의료중단등결정의 제도적 확립을 위하여 필요한 사항

③ 보건복지부장관은 종합계획을 수립할 때 생명윤리 및 안전에 관하여 사회적으로 심각한 영향을 미칠 수 있는 사항에 대하여는 미리 「생명윤리 및 안전에 관한 법률」 제7조에 따른 국가생명윤리심의위원회와 협의하여야 한다.

④ 보건복지부장관은 종합계획에 따라 매년 시행계획을 수립 · 시행하고 그 추진실적을 평가하여야 한다.

⑤ 보건복지부장관은 종합계획을 수립하거나 주요 사항을 변경한 경우 지체 없이 국회에 보고하여야 한다.

제8조(국가호스피스연명의료위원회) ① 보건복지부는 종합계획 및 시행계획을 심의하기 위하여 보건복지부장관 소속으로 국가호스피스연명의료위원회(이하 "위원회"라 한다)를 둔다.

② 위원회는 위원장을 포함한 15인 이내의 위원으로 구성한다.

③ 위원장은 보건복지부차관이 된다.

④ 위원은 말기환자 진료, 호스피스 및 임종과정에 관한 학식과 경험이 풍부한 다양한 분야의 전문가들 중에서 보건복지부장관이 임명 또는 위촉한다.

⑤ 그 밖에 위원회의 조직 및 운영에 필요한 사항은 대통령령으로 정한다.

제2장 연명의료중단등결정의 관리체계

제9조(국립연명의료관리기관) ① 보건복지부장관은 연명의료, 연명의료중단등결정 및 그 이행에 관한 사항을 적정하게 관리하기 위하여 국립연명의료관리기관(이하 "관리기관"이라 한다)을 둔다.

② 관리기관의 업무는 다음 각 호와 같다.

1. 제10조에 따라 등록된 연명의료계획서 및 제12조에 따라 등록된 사전연명의료의향서에 대한 데이터베이스의 구축 및 관리
2. 제11조에 따른 사전연명의료의향서 등록기관에 대한 관리 및 지도 · 감독
3. 제17조제2항에 따른 연명의료계획서 및 사전연명의료의향서 확인 조회 요청에 대한 회답
4. 연명의료, 연명의료중단등결정 및 그 이행의 현황에 대한 조사 · 연구, 정보수집 및 관련 통계의 산출
5. 그 밖에 연명의료, 연명의료중단등결정 및 그 이행과 관련하여 대통령령으로 정하는 업무

③ 관리기관의 운영 등에 필요한 사항은 대통령령으로 정한다.

제10조(연명의료계획서의 작성 · 등록 등) ① 담당의사는 말기환자등에게 연명의료중단등결정, 연명의료계획서 및 호스피스에 관한 정보를 제공할 수 있다.

② 말기환자등은 의료기관(「의료법」 제3조에 따른 의료기관 중 의원 · 한의원 · 병원 · 한방병원 · 요양병원

및 종합병원을 말한다. 이하 같다)에서 담당의사에게 연명의료계획서의 작성을 요청할 수 있다.

③ 제2항에 따른 요청을 받은 담당의사는 해당 환자에게 연명의료계획서를 작성하기 전에 다음 각 호의 사항에 관하여 설명하고, 환자로부터 내용을 이해하였음을 확인받아야 한다. 이 경우 해당 환자가 미성년자인 때에는 환자 및 그 법정대리인에게 설명하고 확인을 받아야 한다.

1. 환자의 질병 상태와 치료방법에 관한 사항
2. 연명의료의 시행방법 및 연명의료중단등결정에 관한 사항
3. 호스피스의 선택 및 이용에 관한 사항
4. 연명의료계획서의 작성 · 등록 · 보관 및 통보에 관한 사항
5. 연명의료계획서의 변경 · 철회 및 그에 따른 조치에 관한 사항
6. 그 밖에 보건복지부령으로 정하는 사항

④ 연명의료계획서는 다음 각 호의 사항을 포함하여야 한다.

1. 환자의 연명의료중단등결정 및 호스피스의 이용에 관한 사항
2. 제3항 각 호의 설명을 이해하였다는 환자의 서명, 기명날인, 녹취, 그 밖에 이에 준하는 대통령령으로 정하는 방법으로의 확인
3. 담당의사의 서명 날인
4. 작성 연월일
5. 그 밖에 보건복지부령으로 정하는 사항

⑤ 환자는 연명의료계획서의 변경 또는 철회를 언제든지 요청할 수 있다. 이 경우 담당의사는 이를 반영한다.

⑥ 의료기관의 장은 작성된 연명의료계획서를 등록 · 보관하여야 하며, 연명의료계획서가 등록 · 변경 또는 철회된 경우 그 결과를 관리기관의 장에게 통보하여야 한다.

⑦ 연명의료계획서의 서식 및 연명의료계획서의 작성 · 등록 · 통보 등에 필요한 사항은 보건복지부령으로 정한다.

제11조(사전연명의료의향서 등록기관) ① 보건복지부장관은 대통령령으로 정하는 시설 · 인력 등 요건을 갖춘 다음 각 호의 기관 중에서 사전연명의료의향서 등록기관(이하 "등록기관"이라 한다)을 지정할 수 있다.

1. 「지역보건법」 제2조에 따른 지역보건의료기관
2. 의료기관
3. 사전연명의료의향서에 관한 사업을 수행하는 비영리법인 또는 비영리단체(「비영리민간단체 지원법」 제4조에 따라 등록된 비영리민간단체를 말한다)
4. 「공공기관의 운영에 관한 법률」 제4조에 따른 공공기관

② 등록기관의 업무는 다음 각 호와 같다.

1. 사전연명의료의향서 등록에 관한 업무
2. 사전연명의료의향서에 관한 설명 및 작성 지원
3. 사전연명의료의향서에 관한 상담, 정보제공 및 홍보
4. 관리기관에 대한 사전연명의료의향서의 등록 · 변경 · 철회 등의 결과 통보

5. 그 밖에 사전연명의료의향서에 관하여 보건복지부령으로 정하는 업무

③ 등록기관의 장은 제2항에 따른 업무 수행의 결과를 기록 · 보관하고, 관리기관의 장에게 보고하여야 한다.

④ 국가와 지방자치단체는 등록기관의 운영 및 업무 수행에 필요한 행정적 · 재정적 지원을 할 수 있다.

⑤ 등록기관의 장은 등록기관의 업무를 폐업 또는 1개월 이상 휴업하거나 운영을 재개하는 경우 보건복지부장관에게 신고하여야 한다.

⑥ 등록기관의 장은 등록기관의 업무를 폐업 또는 1개월 이상 휴업하는 경우 보건복지부령으로 정하는 바에 따라 관련 기록을 관리기관의 장에게 이관하여야 한다. 다만, 휴업하려는 등록기관의 장이 휴업 예정일 전일까지 관리기관의 장의 허가를 받은 경우에는 관련 기록을 직접 보관할 수 있다.

⑦ 등록기관의 지정 절차, 업무 수행 결과 기록 · 보관 및 보고, 폐업 등의 신고절차에 관하여 필요한 사항은 보건복지부령으로 정한다.

제12조(사전연명의료의향서의 작성 · 등록 등) ① 사전연명의료의향서를 작성하고자 하는 사람(이하 "작성자"라 한다)은 이 조에 따라서 직접 작성하여야 한다.

② 등록기관은 작성자에게 그 작성 전에 다음 각 호의 사항을 충분히 설명하고, 작성자로부터 내용을 이해하였음을 확인받아야 한다.

1. 연명의료의 시행방법 및 연명의료중단등결정에 대한 사항
2. 호스피스의 선택 및 이용에 관한 사항
3. 사전연명의료의향서의 효력 및 효력 상실에 관한 사항
4. 사전연명의료의향서의 작성 · 등록 · 보관 및 통보에 관한 사항
5. 사전연명의료의향서의 변경 · 철회 및 그에 따른 조치에 관한 사항
6. 그 밖에 보건복지부령으로 정하는 사항

③ 사전연명의료의향서는 다음 각 호의 사항을 포함하여야 한다.

1. 연명의료중단등결정
2. 호스피스의 이용
3. 작성 연월일
4. 그 밖에 보건복지부령으로 정하는 사항

④ 등록기관의 장은 사전연명의료의향서를 제출받을 때 본인의 작성 여부를 확인한 후 작성된 사전연명의료의향서를 등록 · 보관하여야 한다.

⑤ 등록기관의 장은 제4항에 따른 등록 결과를 관리기관의 장에게 통보하여야 한다.

⑥ 사전연명의료의향서를 작성한 사람은 언제든지 그 의사를 변경하거나 철회할 수 있다. 이 경우 등록기관의 장은 지체 없이 사전연명의료의향서를 변경하거나 등록을 말소하여야 한다.

⑦ 등록기관의 장은 제6항에 따라 사전연명의료의향서가 변경 또는 철회된 경우 그 결과를 관리기관의 장에게 통보하여야 한다.

⑧ 사전연명의료의향서는 다음 각 호의 어느 하나에 해당하는 경우 그 효력이 없다. 다만, 제4호의 경우에는 그 때부터 효력을 잃는다.

1. 본인이 직접 작성하지 아니한 경우

2. 본인의 자발적 의사에 따라 작성되지 아니한 경우

3. 제2항 각 호의 사항에 관한 설명이 제공되지 아니하거나 작성자의 확인을 받지 아니한 경우

4. 사전연명의료의향서 작성 · 등록 후에 연명의료계획서가 다시 작성된 경우

⑨ 사전연명의료의향서의 서식 및 사전연명의료의향서의 작성 · 등록 · 보관 · 통보 등에 필요한 사항은 보건복지부령으로 정한다.

제13조(등록기관의 지정 취소) ① 보건복지부장관은 등록기관이 다음 각 호의 어느 하나에 해당하는 경우 그 지정을 취소할 수 있다. 다만, 제1호에 해당하는 경우에는 그 지정을 취소하여야 한다.

1. 거짓이나 그 밖의 부정한 방법으로 지정을 받은 경우
2. 제11조제1항에 따른 지정기준에 미달하는 경우
3. 제11조제2항 각 호의 업무를 정당한 사유 없이 이행하지 아니한 경우
4. 정당한 사유 없이 제34조제3항에 따른 명령 · 조사에 응하지 아니한 자

② 제1항에 따라 지정이 취소된 등록기관은 지정이 취소된 날부터 2년 이내에 등록기관으로 지정받을 수 없다.

③ 등록기관의 장은 제1항에 따라 지정이 취소된 경우 대통령령으로 정하는 바에 따라 보관하고 있는 기록을 관리기관의 장에게 이관하여야 한다.

제14조(의료기관윤리위원회의 설치 및 운영 등) ① 연명의료중단등결정 및 그 이행에 관한 업무를 수행하려는 의료기관은 보건복지부령으로 정하는 바에 따라 해당 의료기관에 의료기관윤리위원회(이하 "윤리위원회"라 한다)를 설치하고 이를 보건복지부장관에게 등록하여야 한다.

② 윤리위원회는 다음 각 호의 활동을 수행한다.

1. 연명의료중단등결정 및 그 이행에 관하여 임종과정에 있는 환자와 그 환자가족 또는 의료인이 요청한 사항에 관한 심의
2. 제19조제3항에 따른 담당의사의 교체에 관한 심의
3. 환자와 환자가족에 대한 연명의료중단등결정 관련 상담
4. 해당 의료기관의 의료인에 대한 의료윤리교육
5. 그 밖에 보건복지부령으로 정하는 사항

③ 윤리위원회의 위원은 위원장 1명을 포함하여 5명 이상으로 구성하되, 해당 의료기관에 종사하는 사람으로만 구성할 수 없으며, 의료인이 아닌 사람으로서 종교계 · 법조계 · 윤리학계 · 시민단체 등의 추천을 받은 사람 2명 이상을 포함하여야 한다.

④ 윤리위원회 위원은 해당 의료기관의 장이 위촉하고, 위원장은 위원 중에서 호선한다.

⑤ 제1항에도 불구하고 보건복지부령으로 정하는 바에 따라 다른 의료기관의 윤리위원회 또는 제6항에 따른 공용윤리위원회와 제2항 각 호의 업무의 수행을 위탁하기로 협약을 맺은 의료기관은 윤리위원회를 설치한 것으로 본다.

⑥ 보건복지부장관은 의료기관이 제2항 각 호의 업무의 수행을 위탁할 수 있도록 공용윤리위원회를 지정할 수 있다.

⑦ 그 밖에 윤리위원회 및 공용윤리위원회의 구성 및 운영 등에 필요한 사항은 보건복지부령으로 정한다.

제3장 연명의료중단등결정의 이행

제15조(연명의료중단등결정 이행의 대상) 담당의사는 임종과정에 있는 환자가 다음 각 호의 어느 하나에 해당하는 경우에만 연명의료중단등결정을 이행할 수 있다.

1. 제17조에 따라 연명의료계획서, 사전연명의료의향서 또는 환자가족의 진술을 통하여 환자의 의사로 보는 의사가 연명의료중단등결정을 원하는 것이고, 임종과정에 있는 환자의 의사에도 반하지 아니하는 경우
2. 제18조에 따라 연명의료중단등결정이 있는 것으로 보는 경우

제16조(환자가 임종과정에 있는지 여부에 대한 판단) 담당의사는 환자에 대한 연명의료중단등결정을 이행하기 전에 해당 환자가 임종과정에 있는지 여부를 해당 분야의 전문의 1명과 함께 판단하고 그 결과를 보건복지부령으로 정하는 바에 따라 기록(전자문서로 된 기록을 포함한다)하여야 한다.

제16조(환자가 임종과정에 있는지 여부에 대한 판단) ① 담당의사는 환자에 대한 연명의료중단등결정을 이행하기 전에 해당 환자가 임종과정에 있는지 여부를 해당 분야의 전문의 1명과 함께 판단하고 그 결과를 보건복지부령으로 정하는 바에 따라 기록(전자문서로 된 기록을 포함한다)하여야 한다.

② 제1항에도 불구하고 제25조에 따른 호스피스전문기관에서 호스피스를 이용하는 말기환자가 임종과정에 있는지 여부에 대한 판단은 담당의사의 판단으로 갈음할 수 있다.

[시행일: 2019. 3. 28.] 제16조제2항

제17조(환자의 의사 확인) ① 연명의료중단등결정을 원하는 환자의 의사는 다음 각 호의 어느 하나의 방법으로 확인한다.

1. 의료기관에서 작성된 연명의료계획서가 있는 경우 이를 환자의 의사로 본다.
2. 담당의사가 사전연명의료의향서의 내용을 환자에게 확인하는 경우 이를 환자의 의사로 본다. 담당의사 및 해당 분야의 전문의 1명이 다음 각 목을 모두 확인한 경우에도 같다.
   가. 환자가 사전연명의료의향서의 내용을 확인하기에 충분한 의사능력이 없다는 의학적 판단
   나. 사전연명의료의향서가 제2조제4호의 범위에서 제12조에 따라 작성되었다는 사실
3. 제1호 또는 제2호에 해당하지 아니하고 19세 이상의 환자가 의사를 표현할 수 없는 의학적 상태인 경우 환자의 연명의료중단등결정에 관한 의사로 보기에 충분한 기간 동안 일관하여 표시된 연명의료중단등에 관한 의사에 대하여 환자가족(19세 이상인 자로서 다음 각 목의 어느 하나에 해당하는 사람을 말한다) 2명 이상의 일치하는 진술(환자가족이 1명인 경우에는 그 1명의 진술을 말한다)이 있으면 담당의사와 해당 분야의 전문의 1명의 확인을 거쳐 이를 환자의 의사로 본다. 다만, 그 진술과 배치되는 내용의 다른 환자가족의 진술 또는 보건복지부령으로 정하는 객관적인 증거가 있는 경우에는 그러하지 아니하다.
   가. 배우자
   나. 직계비속
   다. 직계존속

라. 가목부터 다목까지에 해당하는 사람이 없는 경우 형제자매

② 담당의사는 제1항제1호 및 제2호에 따른 연명의료계획서 또는 사전연명의료의향서 확인을 위하여 관리기관에 등록 조회를 요청할 수 있다.

③ 제1항제2호나 제3호에 따라 환자의 의사를 확인한 담당의사 및 해당 분야의 전문의는 보건복지부령으로 정하는 바에 따라 확인 결과를 기록(전자문서로 된 기록을 포함한다)하여야 한다.

제18조(환자의 의사를 확인할 수 없는 경우의 연명의료중단등결정) ① 제17조에 해당하지 아니하여 환자의 의사를 확인할 수 없고 환자가 의사표현을 할 수 없는 의학적 상태인 경우 다음 각 호의 어느 하나에 해당할 때에는 해당 환자를 위한 연명의료중단등결정이 있는 것으로 본다. 다만, 담당의사 또는 해당 분야 전문의 1명이 환자가 연명의료중단등결정을 원하지 아니하였다는 사실을 확인한 경우는 제외한다.

1. 미성년자인 환자의 법정대리인(친권자에 한정한다)이 연명의료중단등결정의 의사표시를 하고 담당의사와 해당 분야 전문의 1명이 확인한 경우
2. 환자가족(행방불명자 등 대통령령으로 정하는 사유에 해당하는 사람은 제외한다) 전원의 합의로 연명의료중단등결정의 의사표시를 하고 담당의사와 해당 분야 전문의 1명이 확인한 경우

② 제1항제1호 · 제2호에 따라 연명의료중단등결정을 확인한 담당의사 및 해당 분야의 전문의는 보건복지부령으로 정하는 바에 따라 확인 결과를 기록(전자문서로 된 기록을 포함한다)하여야 한다.

제19조(연명의료중단등결정의 이행 등) ① 담당의사는 제15조 각 호의 어느 하나에 해당하는 환자에 대하여 즉시 연명의료중단등결정을 이행하여야 한다.

② 연명의료중단등결정 이행 시 통증 완화를 위한 의료행위와 영양분 공급, 물 공급, 산소의 단순 공급은 시행하지 아니하거나 중단되어서는 아니 된다.

③ 담당의사가 연명의료중단등결정의 이행을 거부할 때에는 해당 의료기관의 장은 윤리위원회의 심의를 거쳐 담당의사를 교체하여야 한다. 이 경우 의료기관의 장은 연명의료중단등결정의 이행 거부를 이유로 담당의사에게 해고나 그 밖에 불리한 처우를 하여서는 아니 된다.

④ 담당의사는 연명의료중단등결정을 이행하는 경우 그 과정 및 결과를 기록(전자문서로 된 기록을 포함한다)하여야 한다.

⑤ 의료기관의 장은 제1항에 따라 연명의료중단등결정을 이행하는 경우 그 결과를 지체 없이 보건복지부령으로 정하는 바에 따라 관리기관의 장에게 통보하여야 한다.

제20조(기록의 보존) 의료기관의 장은 연명의료중단등결정 및 그 이행에 관한 다음 각 호의 기록을 연명의료중단등결정 이행 후 10년 동안 보존하여야 한다.

1. 제10조에 따라 작성된 연명의료계획서
2. 제16조에 따라 기록된 임종과정에 있는 환자 여부에 대한 담당의사와 해당 분야 전문의 1명의 판단 결과
3. 제17조제1항제1호 및 제2호에 따른 연명의료계획서 또는 사전연명의료의향서에 대한 담당의사 및 해당 분야 전문의의 확인 결과
4. 제17조제1항제3호에 따른 환자가족의 진술에 대한 자료 · 문서 및 그에 대한 담당의사와 해당 분야 전문의의 확인 결과

5. 제18조제1항제1호 · 제2호에 따른 의사표시에 대한 자료 · 문서 및 그에 대한 담당의사와 해당 분야 전문의의 확인 결과
6. 제19조제4항에 따라 기록된 연명의료중단등결정 이행의 결과
7. 그 밖에 연명의료중단등결정 및 그 이행에 관한 중요한 기록으로서 대통령령으로 정하는 사항

제4장 호스피스·완화의료

제21조(호스피스사업) ① 보건복지부장관은 호스피스를 위하여 다음 각 호의 사업을 실시하여야 한다.

1. 말기환자등의 적정한 통증관리 등 증상 조절을 위한 지침 개발 및 보급
2. 입원형, 자문형, 가정형 호스피스의 설치 및 운영, 그 밖에 다양한 호스피스 유형의 정책개발 및 보급
3. 호스피스의 발전을 위한 연구 · 개발 사업
4. 제25조에 따른 호스피스전문기관의 육성 및 호스피스 전문 인력의 양성
5. 말기환자등과 그 가족을 위한 호스피스 교육프로그램의 개발 및 보급
6. 호스피스 이용 환자의 경제적 부담능력 등을 고려한 의료비 지원사업
7. 말기환자, 호스피스의 현황과 관리실태에 관한 자료를 지속적이고 체계적으로 수집 · 분석하여 통계를 산출하기 위한 등록 · 관리 · 조사 사업(이하 "등록통계사업"이라 한다)
8. 호스피스에 관한 홍보
9. 그 밖에 보건복지부장관이 필요하다고 인정하는 사업

② 보건복지부장관은 제1항 각 호에 따른 사업을 대통령령으로 정하는 바에 따라 관계 전문기관 및 단체에 위탁할 수 있다.

제22조(자료제공의 협조 등) 보건복지부장관은 제21조제1항제7호에 따른 등록통계사업에 필요한 경우 관계 기관 또는 단체에 자료의 제출이나 의견의 진술 등을 요구할 수 있다. 이 경우 자료의 제출 등을 요구받은 자는 정당한 사유가 없으면 이에 따라야 한다.

제23조(중앙호스피스센터의 지정 등) ① 보건복지부장관은 다음 각 호의 업무를 수행하게 하기 위하여 보건복지부령으로 정하는 기준을 충족하는 「의료법」 제3조제2항제3호마목에 따른 종합병원(이하 "종합병원"이라 한다)을 중앙호스피스센터(이하 "중앙센터"라 한다)로 지정할 수 있다. 이 경우 국공립 의료기관을 우선하여 지정한다.

1. 말기환자의 현황 및 진단 · 치료 · 관리 등에 관한 연구
2. 호스피스사업에 대한 정보 · 통계의 수집 · 분석 및 제공
3. 호스피스사업 계획의 작성
4. 호스피스에 관한 신기술의 개발 및 보급
5. 호스피스대상환자에 대한 호스피스 제공
6. 호스피스사업 결과의 평가 및 활용
7. 그 밖에 말기환자 관리에 필요한 사업으로서 보건복지부령으로 정하는 사업

② 보건복지부장관은 중앙센터가 제1항 각 호의 사업을 하지 아니하거나 잘못 수행한 경우에는 시정을 명할 수 있다.

③ 보건복지부장관은 중앙센터가 다음 각 호의 어느 하나에 해당하는 경우에는 그 지정을 취소할 수 있다.

1. 제1항에 따른 지정 기준에 미달한 경우
2. 제1항 각 호의 사업을 하지 아니하거나 잘못 수행한 경우
3. 제2항에 따른 시정명령을 따르지 아니한 경우

④ 제1항 및 제3항에 따른 중앙센터 지정 및 지정취소의 기준 · 방법 · 절차 및 운영에 관하여 필요한 사항은 보건복지부령으로 정한다.

[시행일: 2019. 3. 28.] 제23조제1항제5호

제24조(권역별호스피스센터의 지정 등) ① 보건복지부장관은 다음 각 호의 업무를 수행하게 하기 위하여 보건복지부령으로 정하는 기준을 충족하는 종합병원을 권역별호스피스센터(이하 "권역별센터"라 한다)로 지정할 수 있다. 이 경우 국공립 의료기관을 우선하여 지정한다.

1. 말기환자의 현황 및 진단 · 치료 · 관리 등에 관한 연구
2. 해당 권역의 호스피스사업의 지원
3. 해당 권역의 호스피스전문기관들에 관한 의료 지원 및 평가
4. 호스피스대상환자의 호스피스 제공
5. 해당 권역의 호스피스사업에 관련된 교육 · 훈련 및 지원 업무
6. 해당 권역의 호스피스에 관한 홍보
7. 말기환자 등록통계자료의 수집 · 분석 및 제공
8. 그 밖에 말기환자 관리에 필요한 사업으로서 보건복지부령으로 정하는 사업

② 보건복지부장관은 권역별센터가 제1항 각 호의 사업을 하지 아니하거나 잘못 수행한 경우에는 시정을 명할 수 있다.

③ 보건복지부장관은 권역별센터가 다음 각 호의 어느 하나에 해당하는 경우에는 그 지정을 취소할 수 있다.

1. 제1항에 따른 지정 기준에 미달한 경우
2. 제1항 각 호의 사업을 하지 아니하거나 잘못 수행한 경우
3. 제2항에 따른 시정명령을 따르지 아니한 경우

④ 제1항 및 제3항에 따른 권역별센터 지정 및 지정취소의 기준 · 방법 · 절차 및 운영에 관하여 필요한 사항은 보건복지부령으로 정한다.

[시행일: 2019. 3. 28.] 제24조제1항제4호

제25조(호스피스전문기관의 지정 등) ① 보건복지부장관은 호스피스대상환자를 대상으로 호스피스전문기관을 설치 · 운영하려는 의료기관 중 보건복지부령으로 정하는 시설 · 인력 · 장비 등의 기준을 충족하는 의료기관을 입원형, 자문형, 가정형으로 구분하여 호스피스전문기관으로 지정할 수 있다.

② 제1항에 따라 지정을 받으려는 의료기관은 보건복지부령으로 정하는 바에 따라 보건복지부장관에게 신청하여야 한다.

③ 보건복지부장관은 제1항에 따라 지정받은 호스피스전문기관(이하 "호스피스전문기관"이라 한다)에 대하여 제29조에 따른 평가결과를 반영하여 호스피스사업에 드는 비용의 전부 또는 일부를 차등 지원할 수 있다.

④ 제1항 및 제2항에서 규정한 사항 외에 호스피스전문기관의 지정에 필요한 사항은 보건복지부령으로 정한다.

[시행일: 2019. 3. 28.] 제25조제1항

제26조(변경 · 폐업 등 신고) ① 호스피스전문기관의 장은 보건복지부령으로 정하는 인력 · 시설 · 장비 등 중요한 사항을 변경하려는 경우 보건복지부장관에게 그 변경사항을 신고하여야 한다.

② 호스피스전문기관의 장은 호스피스사업을 폐업 또는 휴업하려는 경우 보건복지부장관에게 미리 신고하여야 한다.

③ 제1항 및 제2항에 따른 신고의 절차 등에 필요한 사항은 보건복지부령으로 정한다.

제27조(의료인의 설명의무) ① 호스피스전문기관의 의료인은 호스피스대상환자나 그 가족 등에게 호스피스의 선택과 이용 절차에 관하여 설명하여야 한다.

② 호스피스전문기관의 의사 또는 한의사는 호스피스를 시행하기 전에 치료 방침을 호스피스대상환자나 그 가족에게 설명하여야 하며, 호스피스대상환자나 그 가족이 질병의 상태에 대하여 알고자 할 때에는 이를 설명하여야 한다.

[시행일: 2019. 3. 28.] 제27조제1항, 제27조제2항

제28조(호스피스의 신청) ① 호스피스대상환자가 호스피스전문기관에서 호스피스를 이용하려는 경우에는 호스피스 이용동의서(전자문서로 된 동의서를 포함한다)와 의사가 발급하는 호스피스대상환자임을 나타내는 의사소견서(전자문서로 된 소견서를 포함한다)를 첨부하여 호스피스전문기관에 신청하여야 한다.

② 호스피스대상환자가 의사결정능력이 없을 때에는 미리 지정한 지정대리인이 신청할 수 있고 지정대리인이 없을 때에는 제17조제1항제3호 각 목의 순서대로 신청할 수 있다.

③ 호스피스대상환자는 언제든지 직접 또는 대리인을 통하여 호스피스의 신청을 철회할 수 있다.

④ 호스피스의 신청 및 철회 등에 필요한 사항은 보건복지부령으로 정한다.

[시행일: 2019. 3. 28.] 제28조

제29조(호스피스전문기관의 평가) ① 보건복지부장관은 호스피스의 질을 향상시키기 위하여 호스피스전문기관에 대하여 다음 각 호의 사항을 평가할 수 있다.

1. 시설 · 인력 및 장비 등의 질과 수준
2. 호스피스 질 관리 현황
3. 그 밖에 보건복지부령으로 정하는 사항

② 호스피스전문기관의 평가 시기 · 범위 · 방법 · 절차 등에 필요한 사항은 보건복지부령으로 정한다.

③ 보건복지부장관은 제1항에 따른 평가결과를 보건복지부령으로 정하는 바에 따라 공개할 수 있으며, 지원 및 감독에 반영할 수 있다.

④ 보건복지부장관은 제1항에 따른 평가업무를 대통령령으로 정하는 바에 따라 관계 전문기관 또는 단체에 위탁할 수 있다.

제30조(호스피스전문기관의 지정 취소 등) ① 보건복지부장관은 호스피스전문기관이 다음 각 호의 어느 하나에 해당하는 경우 그 지정을 취소하거나, 6개월 이내의 기간을 정하여 호스피스 업무의 정지를 명할 수 있다. 다만, 제1호에 해당하는 경우에는 그 지정을 취소하여야 한다.

1. 거짓이나 그 밖의 부정한 방법으로 지정을 받은 경우
2. 제25조제1항에 따른 지정 기준에 미달한 경우
3. 정당한 사유 없이 제29조에 따른 평가를 거부한 경우

② 제1항에 따른 호스피스전문기관 지정 취소의 기준 · 방법 · 절차 및 운영에 필요한 사항은 보건복지부령으로 정한다.

③ 제1항에 따라 지정이 취소된 호스피스전문기관은 지정이 취소된 날부터 2년 이내에는 호스피스전문기관으로 지정받을 수 없다.

제5장 보 칙

제31조(민감정보 및 고유식별정보의 처리) 관리기관, 등록기관, 의료기관, 중앙센터, 권역별센터, 호스피스전문기관, 담당의사 및 해당 분야 전문의는 이 법에서 정한 연명의료의 결정 및 호스피스에 관한 사무를 수행하기 위하여 불가피한 경우 「개인정보보호법」 제23조에 따른 건강에 관한 정보 및 같은 법 제24조에 따른 고유식별정보가 포함된 자료를 처리할 수 있다.

제32조(정보 유출 금지) 관리기관, 등록기관, 의료기관, 중앙센터, 권역별센터 및 호스피스전문기관에 종사하거나 종사하였던 사람은 연명의료중단등결정 및 그 이행 또는 호스피스 업무상 알게 된 정보를 유출하여서는 아니 된다.

제33조(기록 열람 등) ① 환자가족(이 조에서는 연령을 제한하지 아니한다)은 보건복지부령으로 정하는 바에 따라 관리기관의 장 또는 해당 의료기관의 장에게 환자의 연명의료중단등결정 또는 그 이행에 관한 기록의 열람을 요청할 수 있으며, 이 경우 요청을 받은 자는 정당한 사유가 없으면 사본을 교부하거나 그 내용을 확인할 수 있도록 하여야 한다.

② 제1항에 따른 기록 열람의 범위와 절차 및 열람 거부 등에 관하여 필요한 사항은 보건복지부령으로 정한다.

제34조(보고 · 조사 등) ① 보건복지부장관 또는 관리기관의 장은 연명의료중단등결정의 이행 또는 호스피스 등과 관련하여 필요하다고 인정하는 경우 등록기관 또는 의료기관의 장 및 그 종사자에게 그 업무에 관하여 필요한 명령을 하거나, 보고 또는 관련 서류의 제출을 명할 수 있다.

② 보건복지부장관 또는 관리기관의 장은 제1항에 따른 관련 서류 등을 관계 공무원에게 조사하게 할 수 있다. 이 경우 조사를 담당하는 관계 공무원은 그 권한을 표시하는 증표를 지니고 이를 내보여야 한다.

③ 등록기관 또는 의료기관의 장 및 그 종사자는 제1항 및 제2항에 따른 명령 · 조사에 정당한 사유가 없으면 응하여야 한다.

제35조(청문) 보건복지부장관은 다음 각 호의 어느 하나에 해당하는 처분을 하고자 하는 경우에는 청문

을 하여야 한다.

1. 제13조에 따른 등록기관의 지정 취소
2. 제30조에 따른 호스피스전문기관의 지정 취소

제36조(유사명칭의 사용금지) 이 법에 따른 관리기관, 등록기관, 중앙센터, 권역별센터 또는 호스피스전문기관이 아니면 국립연명의료관리기관, 사전연명의료의향서 등록기관, 중앙호스피스센터, 권역별호스피스센터, 호스피스전문기관 또는 이와 유사한 명칭을 사용하지 못한다.

제37조(보험 등의 불이익 금지) 이 법에 따른 연명의료중단등결정 및 그 이행으로 사망한 사람과 보험금수령인 또는 연금수급자를 보험금 또는 연금급여 지급 시 불리하게 대우하여서는 아니 된다.

제38조(연명의료결정 등 비용의 부담) 제10조에 따른 연명의료계획서 작성, 제16조에 따른 임종과정에 있는 환자인지 여부에 대한 판단 및 제28조에 따른 호스피스의 신청을 위한 의사소견서 발급 및 호스피스의 이용 등에 따른 비용은 「국민건강보험법」에서 정하는 바에 따른다. 다만, 「국민건강보험법」에서 규정하지 아니한 비용은 보건복지부령으로 정하는 바에 따른다.

제6장 벌 칙

제39조(벌칙) 다음 각 호의 어느 하나에 해당하는 자는 3년 이하의 징역 또는 3천만원 이하의 벌금에 처한다.

1. 삭제
2. 제20조 각 호에 따른 기록을 허위로 기록한 자
3. 제32조를 위반하여 정보를 유출한 자

제40조(벌칙) ① 다음 각 호의 어느 하나에 해당하는 자는 1년 이하의 징역 또는 1천만원 이하의 벌금에 처한다.

1. 제11조제1항을 위반하여 보건복지부장관으로부터 지정받지 아니하고 사전연명의료의향서의 등록에 관한 업무를 한 자
2. 임종과정에 있는 환자에 대하여 제17조에 따른 환자의 의사 또는 제18조에 따른 연명의료중단등결정에 반하여 연명의료를 시행하지 아니하거나 중단한 자

② 제20조 각 호에 따른 기록을 보존하지 아니한 자는 300만원 이하의 벌금에 처한다.

제41조(자격정지의 병과) 이 법을 위반한 자를 유기징역에 처할 경우에는 7년 이하의 자격정지를 병과할 수 있다.

제42조(양벌규정) 법인의 대표자나 법인 또는 개인의 대리인, 사용인, 그 밖의 종업원이 그 법인 또는 개인의 업무에 관하여 제39조 또는 제40조의 어느 하나에 해당하는 위반행위를 하면 그 행위자를 벌하는 외에 그 법인 또는 개인에게도 해당 조문의 벌금형을 과(科)한다. 다만, 법인 또는 개인이 그 위반행위를 방지하기 위하여 해당 업무에 관하여 상당한 주의와 감독을 게을리하지 아니한 경우에는 그러하지 아니하다.

제43조(과태료) ① 다음 각 호의 어느 하나에 해당하는 자에게는 500만원 이하의 과태료를 부과한다.

1. 제14조제1항을 위반하여 윤리위원회를 설치하지 아니한 자
2. 제19조제5항을 위반하여 연명의료중단등결정의 이행 결과를 관리기관의 장에게 알리지 아니한 자

② 다음 각 호의 어느 하나에 해당하는 자에게는 300만원 이하의 과태료를 부과한다.

1. 제11조제3항을 위반하여 업무 수행 결과를 기록 · 보관 또는 보고하지 아니한 자
2. 제34조제3항에 따른 명령에 정당한 사유 없이 응하지 아니한 자

③ 다음 각 호의 어느 하나에 해당하는 자에게는 200만원 이하의 과태료를 부과한다.

1. 제11조제5항 및 제26조를 위반하여 폐업 또는 휴업 등의 변경 사항을 신고하지 아니한 자
2. 제11조제6항 및 제13조제3항에 따른 기록이관 의무를 하지 아니한 자
3. 제36조를 위반하여 국립연명의료관리기관, 사전연명의료의향서 등록기관, 중앙호스피스센터, 권역별호스피스센터, 호스피스전문기관 또는 이와 유사한 명칭을 사용한 자

④ 제1항부터 제3항까지의 규정에 따른 과태료는 대통령령으로 정하는 바에 따라 보건복지부장관이 부과 · 징수한다.

찾아보기

한글

ㄱ

ㄴ

ㄷ

ㅁ

ㅂ

ㅅ

ㅇ

ㅈ

영문

C

D

E

F

G

H

I

J

K

L

M

N

저자소개

배한익 경북대학교 의과대학 병리학 교수
- 한국인체자원은행 협의회장, 칠곡경북대병원 IRB 위원(장)
- 대한병리학회 · 대한세포병리학회 윤리위원장 역임

곽혜원 대경대학교 간호학과 조교수
- 대한간호협회 교육국 과장 역임, 생명윤리 교육

권소희 경북대학교 간호대학 부교수
- 한국 호스피스완화 간호사회 · 한국호스피스완화의료학회 국제이사 겸 교육이사
- 칠곡경북내병원 윤리위원회 위원

권순일 대구보건대학교 임상병리과 교수
- 대한의생명과학회 부회장

김수원 경운대학교 임상병리학과 조교수, 생명윤리 교육

김용진 경북대학교 의과대학 병리학 교수
- 경북대병원 IRB · 대구 공동 IRB 위원장
- 대한기관윤리기구협의회(KAIRB) 이사

류정숙 칠곡경북대학교병원 호스피스병동 수간호사
- 호스피스센터 · 연명의료 실무책임자, 윤리위원회 간사

방설영 창신대학교 간호학과 교수
- 창신대 IRB 전문간사 역임, 생명윤리 교육

배한동 경북대학교 사범대학 윤리교육과 명예교수
- 한국윤리도덕교육학회 회장 역임
- KIRD 연구윤리 전국책임 강사

이수경 계명대학교 간호대학 간호학과 조교수
- 한국호스피스 · 완화의료학회, 한국간호윤리학회 정회원
- 윤리학 교육

정창록 경북대학교 사범대학 윤리교육과
- 가톨릭대 성심교정, 연세대 약학대학원 · 보건대학원 · 의과대학 연구교수(전)
- 건강보험심사평가원 · 국립환경과학원 IRB 전문위원, 미래의료인문사회과학회 조직이사(현)

쉽게 간추린 의료생명윤리

발 행 일 2018년 11월 10일 초판 인쇄
2018년 11월 20일 초판 발행
저 자 배한익 곽혜원 권소희 권순일 김수원 김용진
류정숙 방설영 배한동 이수경 정창록
발 행 인 김재민
발 행 처 J M K(제이엠케이)
서울특별시 마포구 백범로 104, 봉화빌딩 4층
출판등록 2011년 1월 19일 제 313-2011-35호
전 화 02)713 0421~3
팩 스 02)704 6265
전자우편 jmk@jmkp.co.kr
홈페이지 www.jungmunkag.co.kr

정 가 25,000원

ISBN 979-11-6260-024-5 93510

도서출판 JMK는 정문각 출판사의 자회사입니다.